U0396515

HEALTH COMMUNICATION MESSAGE DESIGN
THEORY AND PRACTICE

健康传播信息设计
理论与实践

[美] 曹贤伊（Hyunyi Cho）主编

芮　牮　译

华南理工大学出版社
SOUTH CHINA UNIVERSITY OF TECHNOLOGY PRESS
·广州·

著作权合同登记号 图字：19－2020－111

图书在版编目（CIP）数据

健康传播信息设计：理论与实践/（美）曹贤伊（Hyunyi Cho）主编；芮筚
译．—广州：华南理工大学出版社，2023.8
ISBN 978－7－5623－7036－9

I.①健…　II.①曹…②芮…　III.①健康－传播学－信息技术　IV.①R193

中国版本图书馆 CIP 数据核字（2022）第 065073 号

健康传播信息设计：理论与实践

[美]曹贤伊（Hyunyi Cho）主编；芮　筚　译

出 版 人：柯　宁

出版发行：华南理工大学出版社

（广州五山华南理工大学 17 号楼，邮编 510640）

http://hg.cb.scut.edu.cn　E-mail：scutc13@ scut.edu.cn

营销部电话：020－87113487　87111048（传真）

责任编辑：李　璟　吴翠微

特邀编辑：李玙桥

责任校对：盛美珍

印 刷 者：广州市新怡印务股份有限公司

开　　本：787mm×1092mm　1/16　印张：14.5　字数：282 千

版　　次：2023 年 8 月第 1 版　印次：2023 年 8 月第 1 次印刷

定　　价：68.00 元

前　言

　　健康信息在健康传播中居于核心主导地位。健康传播从业者正是通过信息来告知、说服和激励受众，进而改变他们的行为。健康传播的这些目标激励着健康传播的学生、从业者和研究人员。然而，事实证明，实现这些目标往往是具有挑战性的。

　　《健康传播信息设计：理论与实践》的目标正是迎接这一挑战。本书描述了有效的健康传播信息设计所必须遵循的传播原则和过程。为此，本书运用了两种相互关联的信息设计方法：以理论为基础和以受众为中心的健康传播信息设计。

　　第一部分——基于理论的信息设计，解释了如何将社会心理学上抽象的行为改变理论转化为具体的健康传播信息。一般来说，基于理论的信息设计知易行难。本书所提供的具体、系统的指导，将促进基于理论的信息设计的发展，使之在实践中行之有效。

　　第二部分——以受众为中心的信息设计，阐述了对受众的清晰理解是如何推动并指导信息设计过程的。本部分以最新的理论和实证为基础，针对不同的受众，富有创造性地提出了信息设计的建议，并对受众多样性的现有假设和方法提出了挑战。

　　本书的教学特色包括每章结尾处的"推荐阅读""理论与实践问题"，以及本书结尾处的"词汇表"。"推荐阅读"旨在拓展读者对每章主题的理解；"理论与实践问题"则鼓励读者对每章内容进行批判性思考；"词汇表"便于读者对书中涉及的关键概念、定义进行快捷查询。

　　基于研究和实践的目标、方法和优势，本书可作为研究生和高年级本科生健康传播、健康宣教运动、社会营销和公共健康课程的教材。本书侧重于理论联系实践，旨在为健康传播领域内的专业人士提供一本参考用书。另外，本书介绍的理论和研究进展对健康传播的研究人员亦具有重要意义。

致　谢

首先，我要感谢各位撰稿人。这本书代表了他们在推进信息设计科学方面的集体经验和见解。我要感谢 SAGE Publications 的前编辑托德·阿姆斯特朗（Todd Armstrong），他和我一起启动了这个项目。现任编辑马特·拜尔尼（Matt Byrnie）监督了该项目的继续和完成。内森·戴维逊（Nathan Davidson）在整个过程中一直与我在一起，提供必要和及时的帮助。贝丝·伯德斯（Beth Borders）的大力帮助促成了本项目的完成。普渡大学传播系是一个开放的、激发人们思考的环境。在这里，约翰·格林尼（John Greene）的鼓励和建议使本书的问世成为可能。我还要感谢史蒂夫·威尔逊（Steve Wilson）和帕特利斯·布扎内尔（Patrice Buzzanell）帮助我启动了这个项目。查理·阿姆斯特朗（Charlie Armstrong）为本书简章提供了有益的评论。乔迪·阿巴唐吉洛－格雷（Jodie Abbatangelo-Gray）对本书简章的反馈意见则帮助我清晰地界定了本书的重点。我要感谢以下的同行审稿人，他们对本书的介绍和章节草稿提出了意见，提高了本书对课堂和健康传播运动前沿的价值：斯隆－卡特灵癌症中心的斯密塔·C. 巴讷吉（Smita C. Banerjee）；亚利桑那大学的琳达·伯格斯玛（Lynda Bergsma）；南加州大学的苔丝·博雷·克鲁兹（Tess Boley Cruz）；俄勒冈州立大学的唐纳·钱博（Donna Champeau）；东肯塔基大学的凯瑟琳·纪辽姆·桑德福德（Katherine Gilliam Sandford）；普渡大学的苏珊·E. 摩根（Susan E. Morgan）；埃默里大学的茱莉亚·E. 佩恩特（Julia E. Painter）；阿卡迪亚大学的大卫·波尔克（David Paulk）；海德拉巴大学的乌莎·拉曼（Usha Raman）和萨洛季尼·奈杜（Sarojini Naidu）；德雷塞尔大学的苏珊·E. 斯泰因（Susan E. Stein）；北卡罗来纳大学夏洛特分校的阿什莉·Q. 斯托克斯（Ashli Q. Stokes）；南乔治亚大学的阿什莉·D. 沃克（Ashley D. Walker）；新墨西哥大学的奥拉夫·维德（Olaf Werder）。

最后，我要感谢洪东成，他对我付出的所有努力都给予了坚定的支持。

目录

第一部分　基于理论的信息设计

目录

目录

第二部分　以受众为中心的信息设计

目录

绪论
健康传播信息设计理论研究

为个人与社会做出积极改变的愿望激励着许多健康传播领域的学生、从业者和研究人员。本书的所有观点都基于这样一个前提，即信息是健康传播干预和宣教运动的核心。

信息是我们用来实现这些改变的工具。通过信息，我们与受众建立联系；通过信息，我们与受众一同构建、修正并维护健康的意义。这些意义在激励受众的同时，也对他们提出了挑战，要求他们为自己和他人的健康采取行动。除此之外，信息不仅影响个体，还影响社会团体、组织和机构。通过社会影响，信息能改变规范和政策（Hornik，2002；Yanovitzky，& Stryker，2001）。因此，信息的质量对健康传播干预和宣传至关重要。

理论为健康信息设计提供了指导方向。理论是通过实证研究获得和提炼的知识，能够降低错误的概率，提升健康传播成功的可能性。正如科特·卢因（Kurt Lewin）指出的那样，理论的好坏取决于它的实际效用。

因此，《健康传播信息设计：理论与实践》一书的目标，是提出实用的健康信息设计理论。本书主要通过完成两项任务来实现这一目标。首先，本书将阐述如何将社会心理学上抽象的行为改变理论转化为具体的健康传播信息。这是本书第一部分"基于理论的信息设计"中各章节的重点。

健康传播信息成功的关键是对受众多样性的认知。所以，本书的另一项任 务是阐明对受众的理解应如何指导信息设计的原则和过程。这是第二部分"以受众为中心的信息设计"中各章节的重点。

这两项任务并非相互排斥，而是相互补充。例如，第一部分强调，将行为改变理论转化为健康传播信息的一项主要依据就是对受众的理解；第二部分则告诉读者，在信息设计中应全方位地考虑并适应受众特征，这需要理论的支持；已有的和新兴的受众理论与概念为这些内容提供了指导。

一、基于理论的信息设计

第一部分的章节以关于行为改变的社会心理学理论为基础。该部分内容阐明了将行为改变理论转化为健康传播信息的路径，这点不但必要而且十分重要，原因有二：首先，如果要了解健康传播信息如何施加影响，特别是这一过程中认知、情感和社会过程发挥的作用，那么行为改变理论是必要的知识来源。其次，对于如何将社会心理学概念转化为促进认知、情感和社会过程的符号实体，行为改变理论并没有提供充分的见解。社会心理学理论在健康信息设计方面的不足，是本书关注的核心问题。对此，奥基夫（O'Keefe）在第一章中进行了说明。具体来说，在收益/损失信息框架这一话题的研究上，心理学理论的预测与实证效果研究之间缺乏一致性。这说明，我们必须非常谨慎地对待心理学理论，因为它们并不总能转化为有效的健康传播信息。本章中阐述的心理学理论和信息效应证据之间的差异，揭示了信息设计理论的必要性。

在这一基本认识的基础上，"基于理论的信息设计"的其他章节阐述了从行为改变的社会心理学理论到健康传播信息的路径。伊泽（Yzer）以第二章作为本系列的开篇，阐述了将行为预测综合模型运用于健康传播信息设计的原理。伊泽提供了一个使用该模型的三步法，揭示了如何开发健康信息，使这些信息能迎合不同的行为，适应不同群体的特征。

关于风险及其预防的信息常被认为是健康传播干预的核心。在第三章中，贝西尔（Basil）和威特（Witte）描述了在扩展平行过程模型的基础上开发健康风险信息的五步过程。此外，从社会营销的角度，贝西尔和威特讨论了使健康风险信息的预期效果最大化和非预期效果最小化所必需的背景因素。

第三章讨论了恐惧在减少风险行为中的作用。第四章中特纳（Turner）解释了如何利用其他情绪诉求（如内疚、愤怒和幽默）来促进健康行为。特纳提供了对每一种情绪的理解，解释了影响其效果的机制，以及与每一种情绪诉求相对应的健康传播语境。

这一部分的前几章侧重于设计说服受众实施健康行为的信息。而由伊万诺夫（Ivanov）执笔的第五章则把重心转移到了抵制说服上，即如何将推销不健康产品、倡导不健康行为的媒体信息对受众的影响降到最低。伊万诺夫提供了如何设计和传播讯息的逐步指导，以保护受众免受不健康的影响。

第二章至第五章关注行为改变的社会心理学理论和健康信息设计理论，以及如何将这些理论应用于信息设计。第六章则主要讨论一种特殊的信息类型

——叙事。越来越多的研究表明，叙事是一种极富潜力的、强有力的信息类型，能够激励行为改变。第六章中，拉基（Larkey）和希尔（Hill）描述了一个基于叙事的健康促进模型，并阐释了应如何使用该模型进行叙事信息设计。拉基和希尔还指出，叙事可以传达特定文化的信仰和价值观，并催化社区自身的文化变革运动。通过对信息和受众认知的整合，第六章使本书从"基于理论的信息设计"过渡到"以受众为中心的信息设计"。

二、以受众为中心的信息设计

第二部分中的章节介绍了在健康传播信息的开发中理解并实现受众多样性的方法。我们的实践目标是研究怎样弥合不同人群在健康行为和效果方面的差距。我们的理论目标是推动受众多样性的基础研究，并提炼出在健康传播中应对此种多样性的系统框架。尽管受众多样性通常是根据种族和族裔来定义的，XIV但本书关注的是健康传播受众之间在信仰、价值观、需求和障碍等方面的显著差异。这种关注的目标超越"表层"水平，获得了对受众的"深层"理解（Resnicow，Baranowski，Ahluwalia，& Braithwaite，1999）。

第二部分从第七章开始。在第七章中，戴维斯（Davis）和雷斯尼科（Resnicow）介绍了一个定制健康传播信息的新框架——文化差异框架。该框架假设个体对于一个或多个文化的从属关系不是相同的，而是具有等级差异的。此外，该框架还假设文化对行为的影响会根据情境而改变。因此，该框架不同于那些强调文化对群体差异影响的框架，也不同于那些假设文化的影响不受时间和情境变动的框架。通过该框架，戴维斯和雷斯尼科描述了健康传播信息应如何迎合个体对文化的不同取向，以及文化影响在个体层面的差异。

与文化一样，身份也是一个变量，是理解受众在健康信念、价值观和行为方面差异的基础。身份不同于种族、族裔等人口统计学特征——身份是自我定义的，而种族和族裔是由他人界定的。在第八章中，赫克特（Hecht）和崔慧贞（Choi）基于身份传播理论，提出个体和社群在社会上建构了身份认同，而这些认同影响并指导着他们的健康信念、价值观和行为。赫克特和崔慧贞还将该理论与其他理论和研究相结合，提出了如何通过健康传播信息触发受众的某些身份。

精神信仰通常被认为会发挥强大的作用。在第九章中，霍尔特（Holt）描述了精神信仰的概念、影响健康行为的机制以及设计基于精神信仰的健康传播干预的原则和过程。基于从丰富经验中获得的见解，霍尔特就如何将有关当前健康问题的知识、行为改变理论和社群参与的方法结合起来提出了建议，设计和提供了基于精神信仰的健康促进信息和干预措施。

第十章和第十一章将重点转移到阻碍受众获得健康信息和实施健康行为的因素上。这些因素包括健康素养和宿命论。在第十章中，詹森（Jensen）关注的是健康素养。詹森首先概括了健康素养的定义和测量方法，回顾了关于健康素养在健康信息获取中的作用。接着詹森回顾了那些已经被证明可以有效提高健康素养的传播策略。最后，詹森预测了包括使用新兴视听技术在内的提高健康素养的新途径。

在第十一章中，沈立江（Shen）和康迪特（Condit）集中讨论了宿命论，回顾了在宿命论的定义和测量方面的最新进展，探讨了与宿命论相关的因素、成因和理论解释。他们还研究了解决宿命论的潜在方法。其中，最近的一项研究显示，基因－行为交互作用的信息可以降低宿命论思想的影响。在这两章中，作者谨慎地权衡了现有的实证研究结果，提醒其他学者不要轻易对这两个因素及其解决方法做出任何预设。

在第十二章中，诺尔（Noar）和范·斯特伊（Van Stee）提出了一种分阶段的改变方法。该方法的前提是，全体受众在任何时候都不可能完全一致地做好实施健康行为的准备。因此，该方法广泛整合了其他概念和理论，以帮助个体根据不同的阶段实施改变行为。诺尔和范·斯特伊展示了如何利用阶段变化路径，设计并传达了以群体为中心和以个体为中心的健康传播干预信息。

在第十三章中，摩根（Morgan）关注的是追求感官刺激的受众。这些受众往往会承担更大的健康风险，因为他们需要新奇和强烈的体验，而这些体验往往具有危险性。摩根描述了高感官刺激信息的形式特征，这些信息通常更容易获得高感官刺激追求者的注意，从而激发其实施降低风险的行为。

第十二章和第十三章共同展示了对受众的理解如何有助于整合各种理论、设计干预措施，从而找到能够吸引和说服受众的信息的具体形式。

三、总结与反思

有关行为改变的社会心理学理论是必要的，但这些理论知识不足以设计有效的健康传播信息。因此，《健康传播信息设计：理论与实践》的章节解释了将行为改变理论与健康传播信息联系起来所需的传播原则和过程。

本书试图传达这样一种观点，即健康传播信息设计的理论不同于行为改变的理论。行为改变理论提供了影响健康行为的认知、情感和社会过程的知识。

信息设计理论却告诉我们，如何将抽象的社会心理学理论转化为具体的健康传播信息，借以推动健康行为的认知、情感和社会过程。

　　本书描述了相关研究结论的演进，检验了现有的预设和方法，确定了未来研究和行动的方向。据此，本书为建立健康传播信息设计的实用理论打下了基础。

参考文献

Hornik，R. C. (2002). Public health communication：Making sense of contradictory evidence. In R. C. Hornik (Ed.)，*Public health communication*：*Evidence for behavior change* (pp. 1 – 22). Mahwah，NJ：Lawrence Erlbaum.

Resnicow，K.，Baranowski，T.，Ahluwalia，J. S.，& Braithwaite，R. L. (1999). Cultural sensitivity in public health：Defined and demystified. *Ethnicity，& Disease*，9，10 – 21.

Yanovitzky，I.，& Stryker，J. (2001). Mass media，social norms，and health promotion efforts：A longitudinal study of media effects on youth binge drinking. *Communication Research*，28，208 – 239.

第一部分

基于理论的信息设计

第一章

从心理学理论到信息设计——基于收益框架和损失框架的说服信息研究的启示

丹尼尔·J. 奥基夫 （Daniel J. O'Keefe）

一、引言

心理学概念与设计有效的说服信息之间有着天然的联系。历史上，18 世纪的官能心理学与乔治·坎贝尔（George Campbell）（1776，1988）所阐述的修辞原则之间存在一定关联。坎贝尔将人的思维分为不同的官能，如意志的官能、想象的官能等。这意味着，激活相应的官能需要不同形式的话语。当前与健康相关的说服研究大量借鉴了心理学的方法。例如，理性行为理论和计划行为理论（Fishbein & Ajzen，2010）、保护动机理论（Rogers & Prentice-Dunn，1997）等，都为有效的说服信息设计提供了依据。

但是，本文对心理状态和过程中的理论主张提出了异议。它们在实证上虽已获得强有力的支持，但却无法轻易得出关于信息设计或传播效果的可靠结论。由于心理学理论难以为构建有效的传播提供切实的基础，在基于心理学现象设计传播信息时，更需要格外关注两者之间的合理联系。

二、收益/损失信息框架

作为一项关联心理学功能与信息设计的具体例证，本文讨论了两种说服诉求的研究——收益框架诉求（gain frame appeal）和损失框架诉求（loss frame appeal）。前者强调所提倡的观点或行动的优势，后者则强调不采纳所主张的观点的弊端。举个例子，"假如你涂抹防晒霜，你将拥有迷人的皮肤"是一个基于收益框架的诉求；"如果你不涂抹防晒霜，你的皮肤将会缺乏魅力"则是一个基于损失框架的诉求。目前，已有大量研究聚焦于评估两者的说服力。

虽然收益/损失信息框架的观点被许多人类心理学的研究所验证，然而，正如我们所看到的那样，这些论断已被证明并不完全符合收益/损失信息框架的效果。接下来，我们将讨论两种不同的心理学思路，一种源于消极偏见（negativity bias）和损失厌恶（loss aversion），另一种由前景理论（prospect theory）衍生而来。它们都被用作解释和预测收益/损失信息框架的说服效应，但都被实证证据完全否定了。因此，本文认为，收益/损失信息框架的研究证明，基于心理学过程推演出有效的信息设计并不那么容易。

三、消极偏见、损失厌恶与收益/损失信息框架的效应

（一）消极偏见与损失厌恶

这两种心理现象提供了一个假设依据，即一般而言，基于损失框架的诉求要比基于收益框架的诉求更具有说服力。

5　1. 消极偏见

消极偏见指的是相对于同等数量的正面信息，人们对负面信息更敏感，其施加的影响也更强（Cacioppo，Gardner，& Berntson，1997）。这种心理现象以许多不同的方式表现出来。例如，相较于同等数量的正面信息，负面信息对评估或决策产生了不成比例的影响（Kanouse，1984；Rozin，& Royzman，2001；Skowronski，& Carlston，1989）。相较于正面刺激，负面刺激更容易被注意到——在接收信息时无须全神贯注地投入就能注意到这些信息（Dijksterhuis，& Aarts，2003）。相较于正面事件，负面事件往往能引起更迅速、更强烈的反应（Taylor，1991）。正如各种各样的现象所表明的，负面信息通常比正面信息更强大。

2. 损失厌恶

损失厌恶是一种与消极偏见有关的现象，指的是人们普遍倾向于规避损失而非获得收益。换言之，收益与损失在心理上是不对等的。相对于等量的收益，人们通常对损失更敏感。"禀赋效应"可被视作损失厌恶现象产生的基础。受"禀赋效应"的影响，人一旦拥有某项物品，即使这件物品从未发生任何变化，他对该物品价值的评价也比未拥有之前大大增加（Kahneman，Knetsch，& Thaler，1990）；失去某件东西的可能要比获得同样的东西更能激发人们行动的动力。类似地，向员工许诺"一旦达成生产目标，就在期末发放奖金"的效果通常不如"一开始先发放奖金，假如目标没有达成就收回"（Hossain，& List，2009）。简而言之，损失通常比收益具有更大的（激发人们行动的）动力。

（二） 收益/损失信息框架的应用

有关消极偏见与损失厌恶的种种迹象清晰地表明，损失框架诉求通常比收益框架诉求更具有说服力。损失框架诉求强调了不顺从建议的损失或消极后果，因而具有天然的说服优势。

在一项早期的实证研究中，迈耶罗维茨（Meyerowitz）和蔡金（Chaiken）比较了收益框架和损失框架诉求在鼓励女性进行乳房自检时的说服效应，发现损失框架比收益框架有效得多。正如迈耶罗维茨和蔡金所言，消极偏见是对这一结果看似合理的解释：

> 与在感知和决策研究中的消极偏见相关的理论……表明损失可能比收益更重要……因此，可以预见，强调不做乳房自检负面影响的小册子将比强调进行乳房自检正面影响的小册子更具有说服力。（pp. 501，507）

加上有关上文提到的消极偏见和损失厌恶的现象，诸如此类的发现编织成一幅格外吸引人的图景：因为收益框架信息处理过程和损失厌恶与消极偏见的基本心理过程很难让人认为有相关性，所以损失框架信息天然地比收益框架信息具有更强的说服力。研究文献就损失框架诉求的说服优势也提出了相应的结论——"一般来说，损失框架比收益框架更有效"（Johnson，Maio，& Smith - McLallen，2005，p. 640）。再比如，"强调参与行动的积极结果的信息，与强调不参与行动的消极后果的信息相比，通常后者会更有效"（Gilovich，& Griffin，2010，p. 576）。

（三） 经验证据

基于损失框架的说服诉求自然会比基于收益框架的说服诉求更有优势，这是一个看似合理的假设。然而，实证研究已经果断地驳斥了这一假设。奥基夫（O'Keefe）和詹森（Jensen）（2006）的元分析综合了 165 个收益/损失信息框架研究的结果（$N = 50\,780$）。研究结果显示，收益框架和损失框架诉求在说服力上的平均差异相关系数为 0.02，这个数值与 0（即无效）没有显著差异。之后的元分析增加了奥基夫和詹森（2007）有关疾病预防行为的研究，以及奥基夫和詹森（2009）有关疾病检测行为的研究，但并没有改变这个结论。在 219 项研究中（$N = 62\,836$），说服力的平均效应为 $r = 0.01$，同样与 0 没有显著差异（O'Keefe，2011）。

简而言之，消极偏见与损失厌恶的现象看似强大，但损失框架诉求在说服

11

力方面却并不存在优势。收益框架和损失框架诉求的说服力并没有普遍差异。但是，可能存在这样一种情况：某些调节因素正在起作用。因此，在一些语境下，损失框架诉求仍然拥有说服力优势；但在其他语境下，收益框架诉求可能更有说服力。下一节的主题"前景理论"为预设这种调节因素提供了理论基础。

四、前景理论与收益/损失信息框架的说服力

（一）前景理论

前景理论由卡尼曼（Kahneman）和特韦尔斯基（Tversky）（1979）提出，是一种旨在以心理实践的路径描述决策的模型。之前提到的收益与损失心理的不对称性，给传统的经济决策模型带来了一个问题——是什么破坏了这种对称（5 美元的收益与 5 美元的损失被认为是等价的，但价值却是相反的）。为了解释这些发现，前景理论试图描述人们在实际生活中是如何评估收益与损失的。

具体来说，前景理论描述了收益/损失信息框架与风险（即不确定性）之间的相互作用。卡尼曼和特韦尔斯基（1981）的研究是一个经典的例证。在该研究中，参与者被要求想象美国正在为某种疾病的暴发做准备，如果不采取任何行动，预计 600 人将在疾病中丧生。一些参与者被要求在两种替代行动方案中做选择：假如采取方案 A（风险较小的确定选项），200 人将得救；假如采取方案 B（风险较大的不确定选项），则有三分之一的概率 600 人全部获救，三分之二的概率 600 人无一获救。其他参与者被要求在两种替代行动方案中做选择：假如采取方案 C，将有 400 人死亡；假如采取方案 D，则有三分之一的概率 600 人无人会死，三分之二的概率 600 人将全部死亡。尽管这四个选项的预期结果是相同的，但在第一组选择中，结果是按照挽救的生命来描述的；在第二组选择中，结果是按照死亡来描述的。

面对方案 A 和方案 B，参与者更愿意选择风险较低的方案 A；然而，面对方案 C 和方案 D，参与者更愿意选择风险较高的方案 D。也就是说，当信息以强调可能避免损失而非获得收益的方式提出时，即相对于风险较低的选项，参与者更倾向于选择风险较高的选项（Kuhberger, Schulte-Mecklenbeck, & Perner, 1999）。因此，总的来说，人们愿意冒险去规避损失，但不太愿意为了获得收益冒同样的险——"涉及收益的选择通常是规避风险的，而涉及损失的选择通常是冒险的"（Tversky, & Kahneman, 1981, p. 453）。

（二）　收益/损失信息框架的应用

有关前景理论的分析表明，基于收益框架与基于损失框架的说服力将依据行动中的风险水平而有所不同。因此，风险更大的行动因损失框架诉求而受到更多的激励，而收益框架诉求将鼓励风险更小的行为。

在特定的健康行为领域中，由于对相关行为的风险感知存在偏差，收益/损失信息框架诉求针对疾病检测行为（如乳腺造影和乳房自检）和疾病预防行为（如使用安全套和涂抹防晒霜）具有不同的说服力："考虑到与检测行为相关的风险感知（如发现异常），我们预测，基于损失框架的信息在促进疾病检测方面应该更具说服力；但预防行为可能根本不会被视为与风险有关。"这表明，"基于收益框架的信息可能更能促进疾病预防行为"（Salovey, Schneider, & Apanovitch, 2002, p. 394）。因此，基于前景理论的预期如下：对于疾病检测行为，损失框架诉求要比收益框架诉求更具有说服力；对于疾病预防行为，收益框架诉求要比损失框架诉求更具有说服力。其中，关键要素是感知到的行为风险，这在低风险的预防行为和高风险的检测行为之间形成了对比。

迈耶罗维茨和蔡金的早期研究发现符合这一分析：乳房自检行为中，基于损失框架的诉求要比基于收益框架的诉求更说服力。的确，迈耶罗维茨和蔡金（1987）指出"这些发现与前景理论的假设框架一致（Kahneman, & Tversky, 1979），即认为损失框架最大程度地提高了风险寻求行为"（p. 506）。其他几项研究的结果似乎也符合这一情况。例如，德特韦勒（Detweiler）、比德尔（Bedell）、萨洛维（Salovey）、普罗宁（Pronin）和罗思曼（Rothman）（1999）发现，关于鼓励使用防晒霜（预防行为），基于收益框架的诉求比基于损失框架的诉求更具说服力。而卡利克曼（Kalichman）和科利（Coley）的报告（1995）指出，对于鼓励艾滋病检测（一种检测行为），基于损失框架的信息比收益框架的信息更具有说服力。

的确，在一段时间内，基于前景理论的解释，描述收益/损失信息框架说服效应最常见的方式是：在提倡预防行为时，基于收益框架的诉求更有优势，但对于检测行为，基于损失框架的诉求更有优势。例如，"大量信息框架的效果已获得普遍好评。通常，基于损失框架的信息能更好地促进检测行为，但预防行为则更多由基于收益框架的信息来推动"（Salovey, & Wegener, 2003, p. 70）。或者，"当所提倡的行为是预防导向时，收益框架信息更有效。预防行为被视为低风险的行为……另一方面，当所提倡的行为是检测导向时，损失框架信息更有效。检测行为……被视为与高风险相关"（美国农业部, 2007, p. 2）。

（三） 实证证据

越来越多的研究认为，基于收益框架的诉求对预防行为更有说服力，而基于损失框架的诉求对检测行为更有说服力。但是，这种推断与实证研究的证据并不一致。

关于疾病预防行为，奥基夫和詹森（2007）报告了对93项研究（21 656名参与者）的元分析。在收益框架诉求中出现了一个很小但在统计学上显著的优势（相关系数为0.03）——但这一效果却对相关牙齿卫生行为的信息产生了较大影响（9项研究，平均相关系数 $r = 0.15$）。在其他特定类型的预防行为上（例如安全性行为、皮肤癌预防行为、锻炼和饮食行为）却无法获得这种成效。如果将牙齿卫生的案例排除在外，其余的84项关于预防行为的研究在收益/损失信息框架诉求的说服力之间并未产生统计学上的显著差异。简而言之，在促进疾病预防方面，收益框架诉求与损失框架诉求相比，似乎并未产生普遍优势。

关于疾病检测行为，奥基夫和詹森（2009）报告了对53项研究（9145名参与者）的元分析。在损失框架诉求中同样出现了一个很小但在统计学上显著的优势（相关系数为 -0.04）。但是，这个总体效果应当归因于乳腺癌检测信息产生的影响（7项研究，平均相关系数 $r = -0.06$）。而在其他特定类型的检测行为上（如检测皮肤癌、其他癌症、牙齿问题或其他疾病状况）却并未获得这种成效。当乳腺癌的案例被排除在外时，其余的36项关于检测行为的研究在收益框架和损失框架诉求的说服力之间并未产生统计学上的显著差异。简而言之，在促进疾病的检测方面，损失框架诉求与收益框架诉求相比，也似乎并未产生普遍优势。

因此，与前景理论推理一样吸引人，即收益框架和损失框架诉求的差异有效性取决于所提倡的行为是疾病预防行为还是疾病检测行为，但两种情况下在说服力上的预期差异并不存在。

五、讨论

消极偏见、损失厌恶框架和前景理论都代表了以经验为主的对心理状态和过程的理解。每一种假说都自然地为成功说服提供了推论基础。消极偏见和损失厌恶似乎表明，基于损失框架的诉求通常比基于收益框架的诉求更有说服力。前景理论似乎表明，收益/损失信息框架诉求的说服力取决于所提倡的行动是疾病检测还是疾病预防。

然而，预期的传播效果并没有被证实。尽管存在消极偏见与损失厌恶，但损失框架诉求通常并不比收益框架诉求更具有说服力。尽管前景理论很有吸引力，但收益框架和损失框架没有不同的说服力，无论所提倡的行动是疾病预防行为还是疾病检测行为。简而言之，这些理论虽然对心理状态和过程作出了充分解释，但以相应方式设计的信息并不一定能产生预期效果。

相关的两个问题自然而然地产生了：这是怎么发生的？今后如何避免类似的失误？在整理这些问题的答案时，分别考虑这两种不同的心理基础有助于我们理解收益/损失信息框架效应的预期效果。

（一）消极偏见与损失厌恶的再研究

损失厌恶、消极偏见和收益/损失信息框架被证实有不同说服力。所以，这种预期和实证结果之间的差距应立即引起研究人员和信息设计者的注意。从心理现象到信息设计的推理步骤，可能比人们预期的要困难一些。

尽管如此，值得考虑的是损失框架通常会比收益框架更具说服力的可能性，一种可能的解释是，预期的负面效应在某种程度上被掩盖了；在收益/损失信息框架的说服效应的研究中，研究设计的某些方面，使得消极偏见和损失厌恶无法产生其应有的影响。稍作反思，我们就会发现这个罪魁祸首可能是实验信息中关于后果的表述方式。

正如一些评论者（Wilson，Purdon，& Wallston，1988）所指出的那样，基于收益框架和损失框架诉求可以采取两种不同的表达形式。基于收益框架的诉求强调依从建议的理想后果，可能会提及采纳、依从建议产生的积极影响（"涂抹防晒霜将增加拥有迷人皮肤的机会"），或可以避免发生的消极后果（"涂抹防晒霜将降低患皮肤癌的风险"）。基于损失框架的诉求，强调不依从建议的消极后果，可能会提到因不依从建议而错过的积极影响（"不涂抹防晒霜将减少拥有迷人皮肤的机会"），或因不依从建议而产生的消极后果（"不涂抹防晒霜将增加患皮肤癌的风险"）。

显而易见的是，这种话语上的变异可能会干扰这一领域中消极偏见的作用。例如，假设研究人员比较了一种基于损失框架诉求的积极话语（例如"迷人的皮肤""健康的皮肤""长寿"等）与一种基于收益框架诉求的消极话语（例如"皮肤癌""肿瘤""过早死亡"等），损失框架的预期说服优势可能会被削弱。

为了让消极偏见和损失厌恶凸显出来，需要一种更具体的实验比较方法。具体而言，影响因素的比较研究在仅使用积极话语（描述依从建议的结果）的收益框架诉求和仅使用消极话语（描述不依从建议的结果）的损失框架诉求之间进行。因为这是在完全积极的信息和完全消极的信息之间进行所需的对比。因此，鉴于消极偏见发生的过程，损失框架产生实质性的说服力应当更有优势。

奥基夫和詹森（2006）的元分析囊括了17项研究（有20 568名参与者），其研究结果为上述的比较提供了答案。但是，在这些研究中，收益框架诉求和损失框架的诉求之间的说服力没有统计学上的显著差异（平均效应以相关系数表示，为 - 0.01）。奥基夫（2011）对20项此类研究（有21 213名参与者）的最新分析也获得了相同的结果（平均效应为 - 0.01，不显著）。简而言之，在实验室条件下，消极偏见和损失厌恶的效果应该最大程度地呈现出来，但收益框架和损失框架诉求的说服力依然没有差异。

这里有两点值得注意。第一点，即便在理论上有利的条件下，基于损失框架的诉求相对于收益框架的诉求在说服力上并没有普遍优势。尽管消极偏见和损失厌恶框架可能很强大，但这些现象在与收益框架和损失框架诉求相关的说服效果中并没有直接表现出来。

第二，在从"消极信息"或"损失"等抽象类别转向具体信息元素时，需要考虑细微的差别。以本文的语境为例，我们可以将不利的结果以不同的方式呈现出来，然后加以说明。例如，这种结果可以被表述为一些坏事会发生，或者某人错过了一些可能发生的好事。碰巧的是，这种特别的微妙之处并没有像人们预期的那样掩盖了消极偏见的影响。但是，这仍然说明，在由抽象的信息类别（如心理学理论所建议的）转变为具体信息的过程中，可能存在一些错综复杂之处。

（二）　前景理论的再研究

综上所述，前景理论在收益/损失信息框架的应用上产生了如下预期：对于风险较大的疾病检测行为，损失框架诉求比收益框架诉求更有说服力；对于相对无风险的疾病预防行为，收益框架诉求比损失框架诉求更有说服力。但是，有充分的理由认为，前景理论应用于收益/损失信息框架效应时，可能考虑得不够透彻。具体来说，前景理论对于收益/损失信息框架问题的应用在两个方面出了问题：一是对前景理论中"风险"本身的误解，二是对前景理论分析所涉及的行为选项的误解。

1. 对前景理论中"风险"的误解

通俗地讲，"有风险"的事物就是危险的。按照这种理解，疾病检测风险相对较大（接受疾病筛查可能导致发现异常情况），而预防行为风险相对较小（吃水果和蔬菜没有太大风险）。

但在前景理论中，"风险"指的是结果的不确定性，而非危险。不管结果是否理想，"无风险"选项是指能够产生"确定"结果的选项（Kahneman，& Tversky，1979，p. 263）。例如，根据前景理论的观点，从一万英尺高的飞机上不带降落伞跳下并不是有"风险"的行为，因为结果是确定的。按照这种方式，尚不清楚疾病检测行为和疾病预防行为在风险感知（即结果的不确定性）方面是否有差异。人们可能会似是而非地认为，执行疾病预防行为的结果是不确定的（"假如我吃更多的水果和蔬菜，我的心脏病可能会发作，也可能不会发作"），并且这种感知的不确定程度可能与疾病检测行为相同（"假如我接受结肠镜检查，我可能会得结肠癌，也可能不会"）。

但是，前景理论在说服信息框架的某些应用中，风险的这两种含义（危险性和不确定性）似乎没有得到充分体现。例如，考虑以下建议——"预防行为可能根本不被视为具有风险；实施预防行为是为了防止健康问题的出现。因此，选择预防行为是一种规避风险的选择，它能使人保持健康"（Salovey，Schneider，& Apanovitch，2002，p. 394；同上，请见 Rothman，& Salovey，1997，p. 5）。这种表述将预防行为视为无"风险"，因为这些行为并不危险。但是，这并非前景理论中"风险"的含义。

因此，从前景理论的视角来看，疾病预防行为的风险相对较小（即结果相对确定），而疾病检测行为的风险相对较大（即结果相对不确定）。而这一失误的根源很可能是混淆了口语中的"风险"与前景理论技术意义上的"风险"的含义。

2. 对前景理论中行为选项的误解

前景理论所关注的是，人们在风险水平（即结果的确定性程度）不同的两 14 种行为之间做出选择。在前面描述的疾病问题研究场景中，参与者在一个具有确定结果的选项和一个具有不确定结果的选项之间进行选择。例如，方案 A 是低风险的（高确定性：可以肯定有 200 人会获救），方案 B 是高风险的（确定性较低：有三分之一的概率 600 人得救，三分之二的概率无人得救）。前景理论的推断是，如果只强调损失而非收益，人们会更倾向于不确定结果的选项（风险更大的选项）。因此，请注意，前景理论关注的典型情境是，某人在面对风险水平不同的两个行为方案之间进行选择。

然而在信息框架的应用中，前景理论通常不涉及行为选项在风险方面存在差异的情况。更确切地说，前景理论的应用通常集中于单一行为的感知风险（如接受乳腺造影）或行为类别（如疾病检测行为），而不是两个行为选项之间的相对风险（例外情况，请见 Meyerowitz, & Chaiken, 1987, p. 501）。这一应用强调的唯一风险差异是（假定高风险的）疾病检测行为与（假定低风险的）疾病预防行为。这点很奇怪，因为人们通常不必在预防和检测之间做选择。

因此，如果前景理论被应用于收益/损失信息框架，恰当的方式似乎是将接受者视为在两个选项（执行行为和不执行行为）之间进行选择，这两个选项可能会在结果的确定性上有差异。但这种方式似乎也是值得商榷的，原因有二：第一，尚不清楚执行预防行为与不执行预防行为是否会在结果的不确定性方面产生差异。例如，一个人很可能认为，"如果我涂了防晒霜，我可能会得皮肤癌，也可能不会；如果不涂防晒霜，我可能会得皮肤癌，也可能不会"。也就是说，执行和不执行的结果可能被认为几乎是同样不确定的。

第二，是否执行健康行为通常不具有相同的长期预期结果，不同的只是关于这一结果的确定性。请注意，在经典的疾病问题情境中，两个选项具有相同的长期预期结果（在方案 A 中，200 人会获救；而在方案 B 中，有三分之一的概率 600 人会获救，三分之二的概率无人得救——这就产生了一个长期预期结果，即方案 B 有 200 人会获救的结果）。然而，涂抹防晒霜和不涂抹防晒霜的长期结果并不相同。言下之意，即使我们换一种方式将前景理论运用到说服情境中，也会遇到一些复杂的情况，这使得我们无法直接应用这一理论。

总之，前景理论关注的行为选择类型，似乎并不是那些研究信息说服效果的学者关注的行为选择类型。因此，将前景理论的推理应用于收益/损失信息框架，会产生如此复杂的混乱，也就不足为奇了。

3. 总结

前景理论在说服信息设计的应用方面似乎涉及两个误解：一是关于"风险"的含义，二是关于所关注的行为选项的本质。综上所述，这些因素可能造成了前景理论在理论层面与说服信息框架的实证研究证据的不一致。

六、从心理学走向传播学

心理学理论和研究为有说服力的信息设计提供了一个引人注目的基础，但正如收益/损失信息框架研究所表明的，这很容易偏离轨道。那么，未来如何避免这种失误呢？本文提出了两个纲领性建议。

首先，也是最简单的，应该承认对心理过程的理解与对传播过程的理解之间存在区别。对心理状态与过程的概括——即使证据充分——也不能轻易产生关于信息设计或传播效果的相应概括。关于如何生产有效信息的合理结论，需要信息效果的直接证据支撑。

换个角度，信息不一定容易或直接投射到心理过程或状态中。这并不是说，对心理过程的理解不能为信息设计提供任何指导，只是这些知识不能保证成为信息设计决策的充分基础。若想设计有效的信息，最好应当建立在关于信息效果的直接证据之上，而不是以心理过程的证据来推断是什么促成了有效的传播。

第二，当利用心理现象提出有关传播现象的假设时，应特别注意将两者联系起来的推理过程。从心理学理论出发，推理出信息效果的假设，这一逻辑结构是肯定前提的论证形式。这种论证形式有两个前提：① "P"；② "如果P，则Q"。这两个前提直接产生一个结论 "Q"。在科学理论化的背景下，这一推理形式可以被视为从理论推导假说的基础。这两个前提是：① "理论T为真"；② "如果理论T为真，那么观察结果O将为真（即得出观察结果O）"。其逻辑含义是，来自理论的预测，"观察结果O将为真实的"。

例如，考虑消极偏见是如何被当作对收益/损失信息框架效应预期的基础的。理由大致是：① "消极偏见是真实的"；② "如果消极偏见是真实的，那么损失框架诉求将比收益框架诉求更有说服力"。这就产生了一个假设，即"损失框架诉求将比收益框架诉求更有说服力"[1]。这一假设最终被证明是错误的；而否定了这一假设又将影响关于该假设的前提的推断。假定这个假设是错误的，那么两个前提（源自该前提）中至少有一个是错误的。然而，消极偏见存在的证据是如此广泛，以至于人们难以相信"消极偏见是真的"这一假设是错误的。因此，错误的源头大概是这样一个前提——"如果消极偏见为真，那么损失框架诉求将比收益框架诉求更有说服力。"[2] 也就是说，问题的根源在于将消极偏见与信息效应联系起来的推理。

将前景理论应用于收益/损失信息框架效应时，可以说也发生了类似的情况。问题的根源不在于前景理论，而在于将前景理论与收益/损失信息框架效应联系起来的推理。特别是对"风险"的含义，以及将前景理论关注的各种行为选项混淆在一起。

显然，从一般的心理现象或模型到关于信息设计和传播效果的假设，需要研究者保持高度的警惕。无论假设多么诱人，"因为思想（或大脑）以这样那样的方式运作，因此信息应该被设计成这样那样"——这样的推理太容易出错了。如本章所示，如果简单地将心理学思想应用于传播情境，却不考虑二者之间严密的逻辑关系，那就不太可能产生令人满意的结果。

17 确实，从心理过程到信息设计，这一推理过程中的挑战，凸显了关于信息效果的直接证据的必要性。即便有了关于大脑如何运作的可靠知识，利用它们来推断出信息如何运作也是一项巨大的挑战。也许，这意味着思维并没有像人们所期盼的那样被真正理解。但这至少表明，现如今对传播如何基于人的心理而起作用的论断都太过轻易，我们应对其保持谨慎的态度。

七、结论

各种心理学的理论基础推动了关于收益框架和损失框架诉求说服效果的研究，尤其是消极偏见、损失厌恶和前景理论。这些现象已被用来解释收益框架和损失框架诉求在说服力方面有何差异及产生这些差异的原因。但是，这些推论与说服力效果的实证研究证据并不一致。由此可见，有关心理状态和过程的理论主张，即使在经验上站得住脚并得到充分支持的情况下，也不容易产生关于信息设计或传播效果的可靠概括。从心理学过程到有效信息设计的困难，凸显了两者间的差异，并强调了信息效果直接证据的必要性。

参考文献

Cacioppo, J. T., Gardner, W. L., & Berntson, G. G. (1997). Beyond bipolar conceptualizations and measures：The case of attitudes and evaluative space. *Personality and Social Psychology Review*, *1*, 3 – 25.

Campbell, G. (1988). *The philosophy of rhetoric* (Rev. ed.；L. Bitzer, ed.), Carbondale：Southern Illinois University Press. (Original work published 1776)

Detweiler, J. B., Bedell, B. T., Salovey, P., Pronin, E., & Rothman, A. J. (1999). Message framing and sunscreen use：Gain-framed messages motivate beach-goers. *Health Psychology*, *18*, 189 – 196.

Dijksterhuis, A., & Aarts, H. (2003). On wildebeests and humans：The preferential detection of negative stimuli. *Psychological Science*, *14*, 14 – 18.

Duhem, P. (1962). *The aim and structure of physical theory* (p. p. Wiener, trans.). New York：Atheneum. (Original work published 1914)

18 Fishbein, M., & Ajzen, I. (2010). *Predicting and changing behavior：The reasoned action approach*. New York：Psychology Press.

Gilovich, T. D., & Griffin, D. W. (2010). Judgment and decision making. In S. T. Fiske, D. T. Gilbert, & G. Lindzey (Eds.), *Handbook of social psychology* (5th ed., Vol. 1, pp. 542 – 588). Hoboken, NJ：John Wiley.

Hossain, T., & List, J. (2009). *The behavioralist visits the factory：Increasing productivity using simple framing manipulations*. National Bureau of Economics Research Working Paper

15623. Available online: http: //www. nber. org/papers/w15623.

Johnson, B. T. , Maio, G. R. , & Smith-McLallen, A. (2005). Communication and attitude change: Causes, processes, and effects. In D. Albarracin, B. T. Johnson, & M. P. Zanna (Eds.), *The handbook of attitudes* (pp. 617 – 669). Mahwah, NJ: Lawrence Erlbaum.

Kahneman, D. , Knetsch, J. L. , & Thaler, R. H. (1990). Experimental tests of the endowment effect and the Coase theorem. *Journal of Political Economy*, *98*, 1325 – 1348.

Kahneman, D. , & Tversky, A. (1979). Prospect theory: An analysis of decision under risk. *Econometrica*, *47*, 263 – 291.

Kalichman, S. C. , & Coley, B. (1995). Context framing to enhance HIV-antibody-testing messages targeted to African American women. *Health Psychology*, *14*, 247 – 254.

Kanouse, D. E. (1984). Explaining negativity biases in evaluation and choice behavior: Theory and research. *Advances in Consumer Research*, *11*, 703 – 708.

Kuhberger, A. , Schulte-Mecklenbeck, M. , & Perner, J. (1999). The effects of framing, reflection, probability, and payoff on risk preference in choice tasks. *Organizational Behavior and Human Decision Processes*, *78*, 204 – 231.

Meyerowitz, B. E. , & Chaiken, S. (1987). The effect of message framing on breast self-examination attitudes, intentions, and behavior. *Journal of Personality and Social Psychology*, *52*, 500 – 510.

O'Keefe, D. J. (2011). Generalizing about the persuasive effects of message variations: The case of gain-framed and loss-framed appeals. In T. van Haaften, H. Jansen, J. de Jong, & W. Koetsenruijter (Eds.), *Bending opinion: Essays on persuasion in the public domain* (pp. 117 – 131). Leiden, The Netherlands: Leiden University Press.

O'Keefe, D. J. , & Jensen, J. D. (2006). The advantages of compliance or the disadvantages of noncompliance? A meta-analytic review of the relative persuasive effective-ness of gain-framed and loss-framed messages. *Communication Yearbook*, *30*, 1 – 43.

O'Keefe, D. J. , & Jensen, J. D. (2007). The relative persuasiveness of gain-framed and loss-framed messages for encouraging disease prevention behaviors: A meta-analytic review. *Journal of Health Communication*, *12*, 623 – 644.

O'Keefe, D. J. , & Jensen, J. D. (2009). The relative persuasiveness of gain-framed and loss-framed messages for encouraging disease detection behaviors: A meta-analytic review. *Journal of Communication*, *59*, 296 – 316.

Rogers, R. W. , & Prentice-Dunn, S. (1997). Protection motivation theory. In D. Gochman (Ed.), *Handbook of health behavior research: Vol.* 1. *Personal and social determinants* (pp. 113 – 132). New York: Plenum.

Rothman, A. J. , & Salovey, P. (1997). Shaping perceptions to motivate healthy behavior: The role of message framing. *Psychological Bulletin*, *121*, 3 – 19.

19

Rozin, P. , & Royzman, E. B. （2001）. Negativity bias, negativity dominance, and contagion. *Personality and Social Psychology Review*, *5*, 296 – 320.

Salovey, P. , Schneider, T. R. , & Apanovitch, A. M. （2002）. Message framing in the prevention and early detection of illness. In J. P. Dillard & M. Pfau （Eds.）, *The persuasion hand-book: Developments in theory and practice* （pp. 391 – 406）. Thousand Oaks, CA: Sage.

Salovey, P. , & Wegener, D. T. （2003）. Communicating about health: Message framing, persuasion, and health behavior. In J. Suls & K. Wallston （Eds.）, *Social psychology foundations of health and illness* （pp. 54 – 81）. Oxford, UK: Blackwell.

Skowronski, J. J. , & Carlston, D. E. （1989）. Negativity and extremity biases in impression formation: A review of explanations. *Psychological Bulletin*, *105*, 131 – 142.

Taylor, S. E. （1991）. Asymmetrical effects of positive and negative events: The mobilization-minimization hypothesis. *Psychological Bulletin*, *110*, 67 – 85.

Tversky, A. , & Kahneman, D. （1981）. The framing of decisions and the psychology of choice. *Science*, *211*, 453 – 458.

U. S. Department of Agriculture （USDA）. （2007）. *Nutrition education research brief: Message framing, use of interactive technology to tailor messages, and intervention intensity.* Alexandria, VA: U. S. Department of Agriculture, Food and Nutrition Service.

Wilson, D. K. , Purdon, S. E. , & Wallston, K. A. （1988）. Compliance to health recommendations: A theoretical overview of message framing. *Health Education Research: Theory and Practice*, *3*, 161 – 171.

注释

1. 您可能会注意到，证实预测观察结果 O 的证据所引起的失误——由于预测的观察结果 O 被证实就得出理论 T 一定是正确的结论，这是一种常见的肯定结果的谬误（从 " 如果 T，那么 O " 和 " O " 到不合理的结论 " T " 的推理）。

2. 实际上，情况比这更复杂，正如迪昂（Duhem, 1914/1962, pp. 162, 187 – 190）很久以前指出的那样，因为没有任何理论本身直接暗示任何特定的观察结果。从理论陈述到预期观察结果之间需要一套 " 辅助假设 "，因此，即使观察结果不符合预期，也不能具体地驳斥理论，而是将理论与辅助假设捆绑在一起。尽管在当前语境下，这并非完全没有益处，但这种复杂性不会对此处提出的论点产生负面影响。

20 **推荐阅读**

Latimer, A. E. , Salovey, P. , & Rothman, A. J. （2007）. The effectiveness of gain-framed messages for encouraging disease prevention behavior: Is all hope lost? *Journal of Health Communication*, *12*, 645 – 649.

O'Keefe, D. J. （2003）. Message properties, mediating states, and manipulation checks:

Claims, evidence, and data analysis in experimental persuasive message effects research. *Communication Theory*, *13*, 251 – 274.

O'Keefe, D. J., & Jensen, J. D. (2008). Do loss-framed persuasive messages engender greater message processing than do gain-framed messages? A meta-analytic review. *Communication Studies*, *59*, 51 – 67.

O'Keefe, D. J., & Jensen, J. D. (2011). The relative effectiveness of gain-framed and loss-framed persuasive appeals concerning obesity-related behaviors: Meta-analytic evidence and implications. In R. Batra, P. A. Keller, & V. J. Strecher (Eds.), *Leveraging consumer psychology for effective health communications: The obesity challenge* (pp. 171 – 185). Armonk, NY: M. E. Sharpe.

理论与实践问题

1. 承诺收益/威胁，与收益框架和损失框架诉求相比，各有哪些相似和不同之处？

2. 通常情况下，基于收益框架和损失框架诉求在说服力上没有差异。但你是否认为，在某些情况下，一种诉求通常会比一种诉求更有说服力？这些条件是什么？为什么你认为在这种情况下，基于收益框架和损失框架诉求会有所不同？你将如何检验你的假设？

3. 可能影响人们行为的一种方式，是让他们对自己的行为选择感到内疚。你是否认为，一种信息框架（收益或损失）通常会比另一种信息框架更能诱发内疚情绪？这对于收益框架和损失框架诉求在说服力上的差异有何启示？

4. 本文关注的是信息的论点的呈现方式（作为收益框架或损失框架），但并未涉及所提出的论点内容。心理学理论是否有可能对信息设计的这两个方面的其中一个有帮助，而对另一个却没有帮助？

第二章
作为健康信息设计工具的行为预测综合模型

马可·伊泽 （Marco Yzer）

一、引言

我们为什么要研究健康信息传播？为什么健康信息通常是健康干预的核心组成部分？对许多人来说，这些问题显而易见的一个答案是，我们有兴趣改善公共健康。特别是，我们相信健康信息传播拥有改善健康行为的潜质。然而，有证据表明，干预并不总能产生预期的效果，甚至会适得其反（Cho, & Salmon, 2007；Hornik, Jacobsohn, Orwin, Please, & Kalton, 2008）。因此，人们可能会怀疑这种观念是否符合实际。

尽管有许多原因可能导致某些健康信息不会像预料的那样促使人们改变行为，但事实上，健康信息确实可以对行为改变产生积极影响。如果信息能与接收者的情况相吻合，健康信息便能促成行为改变。最大程度地提高信息和接收者之间的匹配度，需要很好地理解人们为何进行健康行为或冒险行为。行为预测综合模型（简称综合模型）是一种能够解释不同人群不同健康行为的理论框架（Fishbein, 2000, 2008）。本章阐述了如何将该模型用于健康干预，以针对不同人群设计最有效的信息。

综合模型采用一种理性的思路来理解行为。该理论认为，尽管无穷多个变量可能以某种方式影响行为，但只需要考虑一小部分变量，就可以预测、改变或强化特定人群的特定行为（Fishbein, & Ajzen, 1975, 2010）。综合模型能帮助我们确定在任何特定人群中哪些变量是决定行为的最重要因素，认为健康信息设计需强调这些关键因素以便改善这些人的行为。因此，它能最大限度地实现目标人群的特定需求与健康信息的匹配。

二、行为预测综合模型

（一） 历史发展

综合模型是菲什拜因和阿耶兹（Fishbein, & Ajzen, 2010）提出的关于理性行动理论的最新阐述。理性行动理论的发展是循序渐进的，其中最值得注意的是菲什拜因在 20 世纪 60 年代的早期研究。这些研究探讨了信念、态度和意向之间在定义上的差异——这是为了回应那些怀疑态度能有效预测人类行为的学者（Fishbein, 1966）。这些研究为理性行动理论提供了基本依据（Fishbein, & Ajzen, 1975）。该模型将关于特定结果的信念以及参照对象对行为的认可程度作为前因，将意向和行为视为态度与主观规范的后果（Ajzen, 1985；译者注：信念与参照对象的认可程度影响态度和主观规范，态度和主观规范再影响意向和行为）。在 20 世纪 80 年代，阿耶兹提出了计划行为理论（Ajzen, 1985）。该模型将对行为的感知控制作为态度和主观规范之外的另一个决定行为的因素。这一理论的最新表述——也是本章的重点，是在 2000 年提出的行为预测综合模型。它扩展了规范性决定因素的范围，指出了在"意向–行为"二者之间起到调节作用的技能和环境障碍因素。

（二） 理论阐释

1. 关键命题

理性行动理论的中心原则是，确定一小部分变量，但这些变量加在一起可以在很大程度上解释任何人群中的任何行为（Fishbein, 2008；Fishbein, & Ajzen, 1975, 2010）。更具体地说，综合模型认为，人们对行为所持的特定信念会导致（但不一定是理性的）行为意向。在这方面，"理性"与一般规则有关，即如果人们相信实施某一特定行为是好事，那么他们就会有更强烈的动机去落实这一行动。因此，不论行为是理性还是非理性的，综合模型都可以解释任何行为。例如，有些人可能永远不会从梯子下走过，因为他们认为这会带来厄运，但对许多人来说，这是非理性的。

2. 意向–行为关系

综合模型预测，当人们拥有必要的技能，且环境因素不会妨碍他们的行为时，他们就会按自己的意愿行事（图 2.1）。例如，当人们不实施建议的行为，但确实打算这样做时，干预的目标就不是改变意向。这里的问题不是动机问题，而是能力（即技能）和手段（即环境的制约或促进因素）。

23

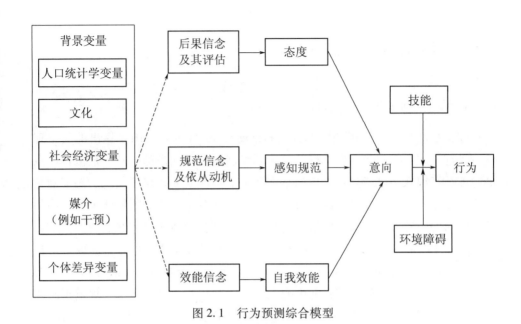

图 2.1　行为预测综合模型

例如，那些受糖尿病困扰的人可能有很强的动机，想要开始胰岛素自行注射疗法，然而，在第一次尝试无辅助注射时，他们可能会发现自己无法正确使用注射器（即缺乏实际技能）。除了掌握必要的技能之外，许多环境因素也可能促进或阻碍行为的实施。在综合模型中，这些被称为环境的制约因素。例如，如果邮寄药品被纳入医保，人们将更容易获得注射器和胰岛素，而无法预料的交通拥挤则是关于障碍的一个例子，因为这使得人们很难及时赶回家进行预先安排好的注射。简而言之，如果没有必要的技能和资源，意向将无法预测行为。

3. 意向的决定因素

在综合模型的进一步假设中，意向取决于三种感知——态度、感知规范与自我效能。态度是个体对其所表现出的特定行为是否满意的评价。感知规范是个体对其行为所承担的社会压力的预期，包括指令性规范和描述性规范。指令性规范指的是重要的社会关系能在多大程度上支持该行为，描述性规范指的是这些社会关系能在多大程度上实施该行为。感知规范是这两种规范感知的总和。自我效能指的是，个体对自我能在多大程度上有效实施该行为的判断。自我效能不应与能力相混淆。综合模型指出，能力能够调节意向对行为的影响——能力指的是实际技能，而自我效能指的是对能力的判断。虽然自我效能已被证明能够指导人们的行为，但一个人认为自己拥有的技能并不一定总是与他实际拥有的技能相匹配（Bandura，1997）。

以胰岛素为例，人们的态度是对自行注射胰岛素做出或积极或消极的评价

（例如，是好是坏、是愚蠢是明智、是愉快还是不愉快）。指令性规范指的是，人们认为，那些对自己重要的人在何种程度上对他们自行注射胰岛素持支持或反对的立场。描述性规范指的是，人们认为，在胰岛素依赖者中，有多少人会自行注射胰岛素。自我效能是指，人们认为自己能在多大程度上能有效使用注射器自行进行胰岛素注射。

4. 构成意向的三个决定因素

需要注意的是，态度、感知规范与自我效能是个体对特定行为的整体感知。

态度——或者说是对特定行为的偏好，取决于：①后果信念（即实施这种行为将导致何种结果）；②对这些结果的评估（好还是坏）。例如，如果某人认为自我注射胰岛素有害，并且对他的糖尿病症状只会产生有限的甚至不良影响，那么他对自行注射胰岛素的总体态度就是负面的。

感知规范取决于三点：①个体社交圈的重要成员在多大程度上会给予支持（指令性规范信念）；②对这些特定个体在多大程度上会自行注射胰岛素的判断（描述性规范信念）；③与这些人的行为保持一致的动机。个体可能会期望他们的医生和父母支持他们注射胰岛素，但他们的朋友可能会反对，或者他们依赖胰岛素的朋友并不自行注射。如果对他们来说，听从同伴的意见比听从医生和父母的意见更重要，那么他们的总体感知将反映出他们在注射胰岛素方面承受的来自社会规范的压力。

自我效能受到效能信念的影响（即人在特定的限制或促进环境中对自身能力的评价）。例如，那些相信他们有能力使用注射器自行注射胰岛素的人，即使在有其他人围观的情况下，或者当高血糖使他们疲倦或视力模糊时，他们仍然相信自己有能力自行注射胰岛素。

5. 背景变量

有充分的文献证明，除了意向及其提出的前因之外，还有其他变量与行为相关联。例如，男女在使用防晒霜方面存在显著差异（Hall，May，Lew，Koh，& Nadel，1997），这表明性别对行为存在影响。综合模型认为，这一影响是间接的。但是，性别、其他人口统计学变量、人格特征、文化和媒介使用（包括健康信息接触）等变量被认为是信念的可能来源。因此，综合模型将这些变量定义为"背景变量"。尽管实证研究可能反映出这些变量和行为之间存在着关联，但在理论上，我们没有理由断定这些变量总是以相同的方式塑造人们的信念（如图2.1中的虚线箭头所示）。

对背景变量的定义表明了综合模型对不同文化和语境的适应性与灵活性。综合模型对不同受众的独特需求非常敏感，并且能够迎合受众的需求，因为它认识到最终指导行为的信念是立足于受众的人口特征、社会经济和文化因素之上的。因此，基于该理论的形成性研究侧重于识别特定人群的结果、规范以及对特定行为的信念。

例如，阿布罗姆斯（Abroms）及其合作者（Jorgensen, Southwell, Geller, & Emmons, 2003）在他们的样本中发现，男性和女性在使用防晒霜方面存在差异，且男性和女性对防晒霜的使用持有不同的后果信念和规范信念。例如，与女性相比，男性认为，使用防晒霜会导致更消极的后果——比如，和其他男性一起涂抹防晒霜时的尴尬。与男性相比，女性认为，她们的同伴会更赞成使用防晒霜，而她们的伴侣则更反对。因此，综合模型解释道，男性和女性在防晒霜的使用方面存在差异，因为他们对防晒霜的使用持有不同的信念。这对健康干预的启示是，有必要根据性别的差异（在这个例子中）设计不同的信息。

（三） 行为改变的途径

以上对综合模型的分析表明，行为的改变会受到技能、环境障碍与意向的影响。当人们形成了恰当的意向却没有付诸行动时，干预的目标应该是解决潜在的技能缺乏或环境障碍，从而帮助人们按照意向行动。以大麻的吸食为例，可以教授人们在拒绝吸食大麻时可用的语言技巧（Hecht, Graham, & Elek, 2006），或游说政界制定政策，以防止人们可以轻易获得大麻（Yanovitzky, & Stryker, 2001）。当人们没有强烈的意向时，干预应该以改善意向为目标。这种改变人们行为的途径，或者说通过意向来改变行为的途径，是通过使用有说服力的信息来改变意向，从而劝导人们实施特定行为的。更确切地说，这些信息的目标是影响那些对意向起决定性作用的因素。本章的重点是寻求改善意向的健康信息。

三、利用综合模型指导健康信息设计

1999 年，在第四届艾滋病影响大会上的一次发言中，菲什拜因首次介绍了综合模型（后来以 Fishbein 的名字出版，2000 年）。在那次发言中，以及在后来更广泛的研究中（Fishbein, 2008；Fishbein, & Yzer, 2003），他强调了综合模型是一种设计和评估健康行为干预措施的工具。

该理论的信息设计方法基于这样一个命题，即能迎合受众需求的信息才是有效的信息。该理论将这些需求定义为对目标人群的特定行为起决定性作用的变量。一旦确定了对目标人群中特定行为的起决定性作用的变量，就可以设计干预措施来影响这些变量。这种方法的逻辑是，我们越了解在特定人群中影响其健康行为的变量，我们就越有能力设计干预措施来改变其行为（Fishbein，2008）。然而，模型中的哪些变量将最终引导特定人群的行为，这是一个需要靠实证研究来检验的问题。因此，以综合模型为基础的干预设计应始终以实证研究为基础。推荐的研究过程包括三个步骤。

步骤一：定义行为

健康信息设计的第一步，是定义人们想要解释或改变的行为。与行为的四个组成部分观点一致，一种行为可以被定义为针对特定的目标在特定的情境和特定的时间执行的特定动作（Ajzen，& Fishbein，1980；Fishbein，& Ajzen，2010）。如果细想表 2.1 中行为的定义，稍加思考我们就会发现，改变这些行为的任何一个组成部分都会产生一种新的行为。例如，与新的、临时的性伴侣进行性交时使用安全套，和与配偶性交时使用安全套是两种不同的行为。除了其他因素，动机（例如，预防性病或怀孕）和期望（不确定伴侣的反应或不确定性生活的习惯）也不同。显然，这些行为背后的信念体系可能有很大差异。这意味着，需要设计不同的、针对特定行为的信息。

在一项针对行为改变中的时间成分的研究中，路钦和伊泽（Lutchyn，& Yzer，2011）发现，当人们想到近期行为时（如在未来三个月内，每天吃五份水果和蔬菜），效能信念更加显著，但当人们想到更遥远的行为（如从现在起，五年内每天吃五份水果和蔬菜）时，态度信念和规范信念更加显著。

一个可能造成这种显著性差异的原因是，对于发生在不久的将来的行为，人们的感知是具体的，而对于更遥远的行为，人们的感知则是抽象的。例如，人们往往很清楚，明天吃五份水果和蔬菜会是什么样子。因此，这种对明天健康饮食的具体认知，凸显了如何进行健康饮食的操作的重要性。相反，我们很难想象在遥远的未来进行健康饮食的情形是怎样的。这说明此时不需要那么紧迫地强调"如何"的部分，取而代之的是，我们需要强调一个人为什么要健康饮食（Trope，& Liberman，2000）。

干预信息中定义的行为越具体，信息接收者就越有可能将行为建议视为预期的行为。例如，"每周锻炼 3 天"的建议，包含一个动作和一个时间，但是这个定义缺少目标和语境，这留给了信息接收者丰富的领会空间。有人可能会认为，每天从停车场坡道走到办公室超出了每周锻炼 3 天的建议。但是如果信息提供了过于具体的建议，如"去室外以每英里 10 分钟的速度跑 30 分钟，每周 3 天"，就不会有人这么认为。

28

表 2.1　不同特定水平下定义的行为示例

定义 组成部分	行为 1 （Fishbein，2008）	行为 2 （Schmiege，Bryan， & Klein，2009）	行为 3 （Lutchyn，& Yzer，2011）	行为 4 （Lutchyn，& Yzer，2011）
行动目标	使用安全套	用牙线剔牙	吃五份水果和蔬菜	吃五份水果和蔬菜
情境	与我的配偶进行 阴道性交	—	—	—
时间	始终在过去 2 周内	经常	未来 3 个月内每天	未来 5 年内每天

步骤二：识别重要的信念

在定义了目标行为之后，下一个任务是理解行为背后的信念体系。每种行为都有一套独特的基本信念。所以，研究者必须深入到目标人群中，以便全面理解目标人群有关被建议行为的信念。为此，一般采用开放式问题，以便在代表目标人群的样本中找到最重要的信念。为了解目标人群对行为后果的信念，参与者被要求列出实施该行为的所有优缺点。规范性信念是让参与者描述哪些人会赞成其行为、哪些人会反对其行为，以及他们认为哪些人会实施行为、哪些人不会。最后，为了了解关于自我效能的信念，参与者被要求列出促进或障碍他们实施行为的因素。接下来，对所有回答进行定性内容分析，以此获得行为后果、规范和自我效能的信念。一般认为，大约 30 人的样本足以产生一份详尽的重要信念清单。但请注意，这一数字是根据经验得出的，并未经过系统的检验（Fishbein，& Ajzen，2010）。

步骤三：确定信息应表达哪些重要信念

1. 基本原理和标准

如图 2.1 所示，信息并不直接影响态度、感知规范或自我效能。相反，它直接影响人们对实施特定行为所持有的信念。信息作用于信念，而后通过其对态度、感知规范和自我效能的影响，进一步影响行为。因此，有必要确定哪些后果、规范或效能信念是在信息中最需要体现出来的。

当信念满足两个标准之一时，它们就可以作为候选信息。首先是那些与行为意向密切相关的信念，因为这些信念的变化会最大程度地改变意向（即与相关性的效应值有关）。第二种是信念与意向不一定具有很强的关联，但这些信念对被建议的行为持赞成态度，对具有风险的行为持反对态度。信息的目标并不是改变这些信念，而是对这些信念进行强化，以便在需要做出行为决定时，它们在记忆中能更容易地被激发。这种逻辑关联可以用促发（priming）进行解释，这是一种可以增强意向与信念之间联系的强化机制，可以通过向受众反复传达包含这种信念的信息来实现（Fishbein, & Yzer, 2003）。成功改变或强化这两种信念的信息，很有可能会对意向产生强烈的影响，并通过意向最终影响行为（Ajzen, & Fishbein, 1980; Fishbein, 2000）。

2. 分析策略

为了确定在步骤二识别出的重要信念中哪些适合作为候选信息，需要将所有重要的信念都转化为量化问题，并整合在一份问卷中，用于对所有模型变量进行定量评估（Fishbein, & Ajzen, 2010）。此问卷面向目标受众中的代表性样本发放。[1] 所得数据可以通过回归分析，以确定态度、感知规范和自我效能可以在多大程度上决定样本的意向。例如，假如态度被证明是决定问题中行为的主要因素，那么接下来需要检验后果信念，以确定这些信念中的哪一个与实施行为的意向最密切相关。

3. 人群和行为的独特性

这种分析策略的结果会随着具有独特性的目标行为的改变而发生变化。例如，表2.2分别显示了对戒烟的意向分析（Van den Putte, Yzer, Willemsen, & de Bruijn, 2009）、对和新的性伴侣使用安全套的意向分析（Yzer, Slero, & Buunk, 2000）和对定期吸食大麻的意向分析（Yzer, Fishbein, & Cappella, 2007）。作为一组决定因素，态度、感知规范和自我效能对这三种意向的解释效果较好，解释意向的方差比例为27% ～ 64% 。

同样，这种分析方法的结果也会随着人群的改变而变化。表2.2进一步表明，这些变量作为意向的决定因素，其重要性在不同人群中可能有所不同。过去尝试过戒烟的吸烟者，其戒烟意向主要取决于自我效能；而对于无戒烟史的吸烟者而言，戒烟意向是由自我效能引导的，但更大的影响来自态度。对于有临时性伴侣的男性来说，与新的伴侣使用安全套的意向受态度、感知规范和自我效能的引导；而对女性而言，这一意向取决于自我效能，态度的作用较小。最后，对于白人和黑人青少年来说，吸食大麻的意向主要由态度来解释。因为只有当信息包括了最能预测意向的变量时才最有效，所以，这些发现意味着我们需要开发不同的信息，以便能最优地服务于不同的细分人群。

表2.2　三种行为在不同人群中的意向决定因素　　　*31*

	成年吸烟者 (N = 3 454)		有临时性伴侣的成年人 (N = 237)		大麻：青少年非吸食者 (N = 411)	
	过去尝试过戒烟	过去未尝试过戒烟	男性	女性	白人	黑人
态度	0.24	0.32	0.30	0.22[ns]	0.57	0.44

	成年吸烟者 (N = 3 454)		有临时性伴侣的成年人 (N = 237)		大麻：青少年非吸食者 (N = 411)	
	过去尝试过戒烟	过去未尝试过戒烟	男性	女性	白人	黑人
感知规范	0.12	0.14	0.27	0.05^{ns}	0.25	0.25
自我效能	0.38	0.26	0.30	0.40	0.13	0.05^{ns}
R^2	0.30	0.27	0.59	0.35	0.64	0.32

注：ns = 不显著。所有其他系数在 $p < 0.05$ 时均显著。

4. 对信息设计的启示

下面将介绍一个以白人和黑人青少年为样本的吸食大麻意向研究，以帮助读者进一步理解为什么要找到可作为信息组成部分的信念。研究发现，吸食大麻的意向受到态度的影响。这个发现意味着，对这两个群体来说，与涉及感知规范和自我效能的信息相比，对吸食大麻表达负面态度的信息会对大麻吸食意向产生更消极的影响。但是，根据综合模型，信息设计者不仅应该知道态度引导意向，还应该知道哪些信念在这个过程中是最重要的。

为了强调这一点，表 2.3 展示了 13 个有意或无意吸食大麻的青少年（基于意向中位数区分）选择的后果信念的平均分，以及这些信念和意向之间的相关性。结果表明，在这个样本中，态度对白人和黑人青少年的吸食意向有解释作用，但是这些关联背后的后果信念是非常不同的。例如，与黑人青少年相比，在白人青少年中，几乎所有的信念与意向之间的关系都更强。这说明，白人青少年比黑人青少年将更多地受益于由信息诱导所引发的关于后果信念的变化。对白人青少年来说，有意吸食者与无意吸食者之间最大的差异在于，他们相信吸食大麻会损害自我表达的能力、失去朋友的尊重，而且会影响他们与朋友的相处。但在黑人青少年中，有意吸食者与无意吸食者之间最大的差异在于，他们相信吸食大麻会让他们焦虑，这将导致他们吸食更烈性的毒品，失去朋友的尊重，并对学习成绩产生负面影响。此外，那些有意经常吸食大麻的人相信吸食大麻会带来一些负面结果，而且不相信会有正面结果，这可以用来强化他们已有的认知。例如，白人青少年认为，他们吸食大麻会让父母感到不安，并且会使他们在同龄人中格格不入。黑人青少年相信，吸食大麻会伤害他们的肺部，让他们的父母感到不安，还会让他们成为小孩的坏榜样。此外，他们还认为，吸食大麻并不会让他们被社会接纳或变得更有创造力。因为这些后果信念并不提倡吸食大麻，在信息中强化这些信念，将会提高这些青少年不吸食大麻的可能性。

表2.3 白人青少年和黑人青少年关于吸食大麻的后果信念

如果在接下来的12个月里，我每个月都吸食大麻，我会：	白人青少年			黑人青少年		
	$M_{非吸食者}$	$M_{吸食者}$	r	$M_{非吸食者}$	$M_{吸食者}$	r
变得焦虑	0.74	-0.15	-0.32	0.51	-0.38	-0.30
失去我的运动技能	1.26	0.08	-0.44	0.82	0.24	-0.18
难以清晰表达我的想法	1.11	-0.10	-0.47	0.77	0.33	-0.21
伤害我的肺部	1.57	0.77	-0.33	1.03	0.86	-0.09
开始吸食更强烈的毒品	0.75	-0.34	-0.34	0.22	-0.76	-0.31
失去朋友的尊重	1.08	-0.39	-0.51	0.71	-0.33	-0.33
令我的父母感到不安	1.57	1.04	-0.21	1.21	0.67	-0.12
为小孩子树立一个坏榜样	1.54	0.73	-0.35	1.08	0.76	-0.11
学习更差	1.41	0.31	-0.41	0.90	0.19	-0.27
融入我喜欢的人群	-1.03	-0.31	0.24	-0.62	-0.24	0.03
与我的朋友愉快相处	-0.88	0.57	0.51	-0.53	0.14	0.18
就像与我同龄的其他青少年一样	-0.28	0.26	0.22	-0.37	0.05	0.06
更有创造力和想象力	-1.15	-0.23	0.36	-1.00	-0.57	0.02

注：$M_{非吸食者}$与$M_{吸食者}$指的是 -2（极不可能）到 +2（极可能）的比例。r与意向呈双变量相关。

以上三个步骤能显著提高健康信息的有效性。艾滋病社区示范项目（ACDP）提供了一个相关的案例。该干预项目的目标是在不同的高危社区中改善各种艾滋病预防行为。这些行为非常具体，包括与固定伴侣进行阴道性交时使用安全套、与固定伴侣进行肛交时使用安全套、与临时伴侣进行阴道性交时使用安全套、与临时伴侣进行肛交时使用安全套、用漂白剂清洗针头等。传播对象包括女性性工作者、无家可归的青少年、注射毒品吸食者、注射毒品吸食者的女性伴侣，以及与男性发生性关系但并不认为自己是同性恋的男性（Fishbein et al.，1996）。

针对每个人群进行的形成性研究都确定了关于每一种行为的重要信念（Higgins et al.，1996）。例如，使用漂白剂清洁静脉毒品注射的针头这一信念，与漂白的针头能预防艾滋病毒的信念有关（一种后果信念），以及与哪些物品是使用漂白剂所必需的认知有关（一种效能信念）。该项目使用了一些模范典型的故事对这些信念进行阐述，目的是优化不同人群中对艾滋病预防行为起到最重要且具有决定性作用的变量（Corby, Enguidanos, & Kay, 1996）。例如，一个关于使用漂白剂的故事是这样的：

> "大约两年前，从那些会在空置的房间里注射毒品的人那里，我第一次发现了漂白剂。当他们开始谈论漂白剂时，这并不令人惊讶，因为人们使用漂白剂对很多东西进行消毒。因此，当我想到这一点时，我觉得是有道理的。事实上，这是一个明智的决定。"钱普（Champ）已经断断续续地注射了四年的可卡因。大部分与他共用一个针头的人都是和他认识了一段时间的人。"我和这个人分享针头只不过因为我认识他，但这并不意味着我在生活中能信任他。他可能携带艾滋病毒，而我当然不可能仅仅看看他就能辨认出来。我知道有许多人死于跟别人共用针头。我学到的一件事就是，你不能仅靠看就知道谁感染了艾滋病。"钱普计划通过每次漂白针头来保护自己免受艾滋病的侵害。"漂白是一种日常习惯。我的口袋里有一瓶洗涤水、一瓶漂白剂和毒品。我总是为任何可能发生的事情做好准备。"（疾病预防和控制中心，2010，4）

ACDP 干预的思路表明，针对每种行为的决定因素进行信息设计是必要的。充分的证据显示，这种方法加强了决定艾滋病预防行为因素的作用，进而改善了行为本身（CDC ACDP Research Group, 1999; Yzer, Fishbein, & Hennesy, 2008）。

四、综合模型在健康信息设计过程中的定位

为了充分理解综合模型对健康信息设计的贡献，需要考虑综合模型涉及哪些信息设计的问题。信息设计过程至少涉及两个主要问题——"应该告诉受众什么"和"应该如何设计内容"。第一个问题与信息内容有关，需要决定传达的具体信息。这种选择信息内容的过程被称为信息策略（Hornik, & Woolf, 1999）。综合模型的理想定位是为信息策略提供依据。一旦决定了内容，接下来就可以有创意地编辑信息了，例如，选择信息的结构、样式、呈现方式与布局元素。

例如，我们可以想到为蒙大拿州甲基苯丙胺项目（n. d.）开发的反冰毒（meth）平面广告。这则平面广告展示了一位年轻女子的下半张脸。她的皮肤出现红肿，嘴唇上有溃疡，还有明显的蛀牙。标题为"你再也不用担心牙齿上

有口红了",然后是"冰毒——一次都不能碰"。就综合模型变量而言,它表达了使用冰毒会损害你的容貌这一后果信念,尤其强调了使用冰毒会导致蛀牙。

因此,我们可以在信息内容中找到综合模型的痕迹。在反冰毒广告的例子中,综合模型体现在广告的论点上,即使用冰毒会变丑。同时,除了内容之外,信息还有其他几个特征,包括颜色、文本、视觉效果的复杂性、语言风格和情感诉求(例如恐惧或幽默)等。重要的是,每一个特征自身以及与信息内容的交互,最终都会对接收信息的受众产生影响。例如,这一则反冰毒广告是以平面广告的形式呈现的,它使用直观的图像与标题相结合,没有正文,可以被认为是一种引起恐惧的信息。综合模型涉及信息内容,并且需要其他理论对内容以外的信息特征进行定义。仅举一例,视觉修辞领域的研究表明,使用隐喻可以提高说服信息的有效性。比如,使用口红作为参照物与龋齿进行对比,可能传递出一种信息,即使用冰毒致使人们不再关注自己的容貌(Phillips, & McQuarrie,2004)。

需要指出的是,健康信息设计的过程包括信息内容和信息形式的决策。例如,假设反冰毒广告的设计已经达到了完美,但如果受众是否使用冰毒与冰毒吸食对身体影响的信念无关,广告便不会产生有效的效果。因此,强有力的信息形式是信息传递产生最终应有效果的必要条件,但不是充分条件。同样的道理,合适的信息内容通过合适的信息形式才有效。

五、结论

综合模型和其他理性行动理论已经被广泛应用于健康行为的相关调查中。元分析为该理论在不同健康行为中的解释力提供了实证支持(Albarracín, Johnson, Fishbein, & Muellerleile, 2001; Hagger, Chatzisarantis, & Biddle, 2002),也彰显出该理论作为健康干预措施基础的实用性(Albarracín et al., 2005; Hardeman et al., 2002)。对健康信息设计而言,该理论可以帮助我们确定干预信息应该涉及哪些信念;在这方面,综合模型提供了两条改变行为的路 36 径:第一,使用信息来改变那些与实施行为的意向密切相关的信念;第二,使用信息来增强受众对大多数人已经持有的关于目标行为的信念。本章描述的确定信念的三个步骤,为设计基于综合模型的健康信息提供了指导。

参考文献

Abroms, L., Jorgensen, C. M., Southwell, B. G., Geller, A. C., & Emmons, K. M. (2003). Gender differences in young adults' beliefs about sunscreen use. *Health Education &*

Behavior, *30*, 29 – 43.

Ajzen, I. (1985). From intentions to actions: A theory of planned behavior. In J. Kuhl & J. Beckmann (Eds.), *Action-control: From cognition to behavior* (pp. 11 – 39). Heidelberg, Germany: Springer.

Ajzen, I., & Fishbein, M. (1980). *Understanding attitudes and predicting social behavior.* Englewood Cliffs, NJ: Prentice Hall.

Albarracín, D., Gillette, J. C., Earl, A. N., Glasman, L. R., Durantini, M. R., & Ho, M. H. (2005). A test of major assumptions about behavior change: A comprehensive look at HIV prevention interventions since the beginning of the epidemic. *Psychological Bulletin*, *131*, 856 – 897.

Albarracín, D., Johnson, B. T., Fishbein, M., & Muellerleile, P. (2001). Theories of reasoned action and planned behavior as models of condom use: A meta-analysis. *Psychological Bulletin*, *127*, 142 – 161.

Bandura, A. (1997). *Self-efficacy: The exercise of control.* New York: Freeman.

CDC ACDP Research Group. (1999). Community-level HIV intervention in 5 cities: Final outcome data from the CDC AIDS Community Demonstration Projects. *American Journal of Public Health*, *89*, 336 – 345.

Centers for Disease Control and Prevention. (n. d.). *Pocket full of bleach.* Retrieved December 20, 2010, from www. cdc. gov/hiv/topics/prev _ prog/acdp/intervention/ role _ mod _ stories/idu. htm.

Cho, H., & Salmon, C. T. (2007). Unintended effects of health communication campaigns. *Journal of Communication*, *57*, 293 – 317.

Corby, N. H., Enguidanos, S. M., & Kay, L. S. (1996). Development and use of role-model stories in a community-level risk-reduction intervention. *Public Health Reports*, *111* (Supplement), 54 – 58.

Fishbein, M. (1966). The relationships between beliefs, attitudes, and behavior. In S. Feldman (Ed.), *Cognitive consistency* (pp. 199 – 223). New York: Academic Press.

Fishbein, M. (2000). The role of theory in HIV prevention. *AIDS Care*, *12*, 273 – 278.

Fishbein, M. (2008). A reasoned action approach to health promotion. *Medical Decision Making*, *28*, 834 – 844.

Fishbein, M., & Ajzen, I. (1975). *Belief, attitude, intention, and behavior: An introduction to theory and research.* Reading, MA: Addison-Wesley.

Fishbein, M., & Ajzen, I. (2010). *Predicting and changing behavior: The reasoned action approach.* New York: Psychology Press.

Fishbein, M., Guenther-Grey, C., Johnson, W., Wolitski, R. J., McAlister, A., Rietmeijer, C. A., et al. (1996). Using a theory-based community intervention to reduce AIDS risk behaviors: The CDC's AIDS Community Demonstration Projects. In S. Oskamp &

S. C. Thompson (Eds.), *Understanding and preventing HIV risk behavior: Safer sex and drug use* (pp. 177 – 206). Thousand Oaks, CA: Sage.

Fishbein, M., & Yzer, M. C. (2003). Using theory to design effective health behavior interventions. *Communication Theory*, *13*, 164 – 183.

Hagger, M. S., Chatzisarantis, N. L. D., & Biddle, S. J. H. (2002). A meta-analytic review of the theories of reasoned action and planned behaviour in physical activity: Predictive validity and the contribution of additional variables. *Journal of Sport and Exercise Psychology*, *24*, 3 – 32.

Hall, H. I., May, D. S., Lew, R. A., Koh, H. K., & Nadel, M. (1997). Sun protection behaviors of the U. S. White population. *Preventive Medicine*, *26*, 401 – 407.

Hardeman, W., Johnston, M., Johnston, D. W., Bonetti. D., Warham, N. J., & Kinmonth, A. L. (2002). Applications of the theory of planned behaviour in behaviour change interventions: A systematic review. *Psychology and Health*, *17*, 123 – 158.

Hecht, M. L., Graham, J. W., & Elek, E. (2006). The Drug Resistance Strategies Intervention: Program effects on substance use. *Health Communication*, *20*, 267 – 276.

Higgins, D. L., O'Reilly, K., Tashima, N., Crain, C., Beeker, C., Goldbaum, G., et al. (1996). Using formative research to lay the foundation for community-level HIV prevention efforts: The AIDS Community Demonstration Projects. *Public Health Reports*, *111* (Supplement), 28 – 35.

Hornik, R., Jacobsohn, L., Orwin, R., Plesse, A., & Kalton, G. (2008). Effects of the National Youth Anti-Drug Media Campaign on youth. *American Journal of Public Health*, *98*, 2229 – 2236.

Hornik, R., & Woolf, K. D. (1999). Using cross-sectional surveys to plan message strategies. *Social Marketing Quarterly*, *5*, 34 – 41.

Lutchyn, Y., & Yzer, M. (2011, March 6). Applying temporal construal theory to the theory of planned behavior to examine time frame effects on belief generation. *Journal of Health Communication*, *16*, 595 – 606.

Montana Meth Project. (n. d.). *Montana Meth Project fact sheet.* Retrieved June 17, 2010, from http: //www. montanameth. org/documents/MMP%20Fact%20Sheet%20 REV%204 – 15. pdf.

Phillips, B. J., & McQuarrie, J. F. (2004). Beyond visual metaphor: A new typology of visual rhetoric in advertising. *Marketing Theory*, *4*, 113 – 136.

Schmiege, S. J., Bryan, A., & Klein, W. M. P. (2009). Distinctions between worry and perceived risk in the context of the Theory of Planned Behavior. *Journal of Applied Social Psychology*, *39*, 95 – 119.

Trope, Y., & Liberman, N. (2000). Temporal construal and time-dependent changes in preference. *Journal of Personality and Social Psychology*, *79*, 876 – 889.

38

Van den Putte, B. , Yzer, M. , Willemsen, M. , & de Bruijn, G. J. (2009). The effects of smoking self-identity and quitting self-identity on attempts to quit smoking. *Health Psychology*, 28, 535 – 544.

Yanovitzky, I. , & Stryker, J. (2001). Mass media, social norms, and health promotion efforts: A longitudinal study of media effects on youth binge drinking. *Communication Research*, 28, 208 – 239.

Yzer, M. C. , Fishbein, M. , & Cappella, J. N. (2007). Using behavioral theory to investigate routes to persuasion for segmented groups: A case study of adolescent drug use. In M. B. Hinner (Ed.), *Freiberger beitraege zur interkulturellen und wirtschaftskommunikation: A forum for general and intercultural business communication* (Vol. 3, pp. 297 – 320). Frankfurt am Main, Germany: Lang.

Yzer, M. C. , Fishbein, M. , & Hennessy, M. (2008). HIV interventions affect behavior indirectly. Results from the AIDS Community Demonstration Projects. *AIDS Care*, 20, 456 – 461.

Yzer, M. C. , Siero, F. W. , & Buunk, B. P. (2000). Can public campaigns effectively change psychological determinants of safer sex? An evaluation of three Dutch safer sex campaigns. *Health Education Research*, 15, 339 – 352.

注释

1. 行为受到预先形成的意向的影响，这意味着意向和行为之间存在时间差。因此，行为数据应在测量其他模型变量之后一段时间获得。然而，前瞻性研究费用昂贵，有限的预算可能只允许进行横断面调查。因此，请注意，尽管横断面数据可以有效解释过去行为对意向的影响，但不能确定意向对行为的因果影响。

推荐阅读

Cappella, J. N. (2006). Integrating message effects and behavior change theories: Organizing comments and unanswered questions. *Journal of Communication*, 56, S265 – S279.

39 Giles, M. , Liddell, C. , & Bydawell, M. (2005). Condom use in African adolescents: The role of individual and group factors. *AIDS Care*, 17, 729 – 739.

Hennessy, M. , Bleakley, A. , Fishbein, M. , Brown, L. , DiClemente, R. R. , Romer, D. , et al. (2010). Differentiating between precursor and control variables when analyzing reasoned action theories. *AIDS and Behavior*, 14, 225 – 236.

Rhodes, F. , Stein, J. A. , Fishbein, M. , Goldstein, R. B. , & RotheramBorus, M. J. (2007). Using theory to understand how interventions work: Project RESPECT, condom use, and the integrative model. *AIDS and Behavior*, 11, 393 – 407.

Trafimow, D. (1998). Attitudinal and normative processes in health behavior. *Psychology and Health*, 13, 307 – 317.

Weinstein, N. D. (2007). Misleading tests of health behavior theories. *Annals of Behavioral Medicine*, *33*, 1–10.

理论与实践问题

1. 理论学家建议使用开放式问卷获得关于行为的重要信念，但有的人也会使用其他方法，例如焦点小组和非结构化访谈。那么，哪种方法最适合用来获得能准确反映目标人群信念体系的信念？

2. 尽管某些信念与意向的关联比其他信念更密切，但信念体系中的信念通常是相互关联的。这是否意味着，如果一种信念发生变化，这种变化随后会波及相关的信念？

3. 综合模型认为，态度、感知规范和自我效能对意向有累加效应。考虑这些变量之间的交互作用是否有意义？例如，自我效能是否可能调节态度对意向的影响？比如说，是否当人们相信自己可以成功地实施某行为时，态度就能够影响意向，但当人们认为自己不能实施某行为时，态度就不会影响意向呢？

4. 在特定人群中，态度、感知规范或自我效能是否作为意向的决定因素，这是一个实证研究的问题。是否有可能利用其他理论来找出哪些变量能调节这些变量的预测能力？

5. 促发策略，是通过让受众反复接触信息，从而达到加强信念与意向之间关系的目的。人们需要多久接收一条信息，才能使这种增强或促发的效果显现出来？

6. 综合模型提出的意向 – 行为关系意味着，为了达到实施行为的效果，可以改善那些不 *40* 打算实施行为的人的意向，或者增强那些已经打算实施建议行为的人的意向。哪种策略最具成本效益？

第三章
使用扩展平行过程模型设计健康风险信息

迈克尔·贝西尔 （Michael Basil）

金·威特 （Kim Witte）

　一、引言

恐惧是人类的基本情绪之一（Ortony，& Turner，1990）。因此，单凭直觉，人们就会经常在各种情境中使用"恐惧诉求"的策略。最典型的是试图向个体解释行为所带来的危险，进而改变人们的行为。信息的发送者希望这种威胁能提高人们的恐惧水平，以此说服他们按照期望的方式行事，从而达到规避威胁的目的。他们相信，恐惧水平的增加，将导致人们寻找减少恐惧的方法，进而致使人们采取保护性行动（Roser，& Thompson，1999）。许多研究使用各种各样的信息和理论来检验恐惧诉求的使用和效果。然而，在检验这些诉求的效果时，结果显示，有许多例子证明恐惧并没有导致期望的行为发生（Beck，& Frankel，1981）。

本章的目的是帮助读者理解如何应用扩展平行过程模型来构建更有效的恐惧诉求。首先，本章从理论上解释了恐惧诉求的运作机制。其次，本章阐明了使用扩展平行过程模型设计有效健康风险信息的具体步骤。最后，结合社会营销的观点，本章概述了在设计健康风险信息之前需要考虑的更广阔的语境因素，以便提高这些信息的有效性，从而避免可能造成的负面影响。

二、恐惧诉求理论的历史

许多理论家试图预测恐惧诉求在什么时候会激发人们做出相应的行为。1970 年，莱文塔尔（Leventhal）提出了平行过程模型（the parallel process model）。莱文塔尔认为，对恐惧诉求可能有两种反应。第一种是恐惧控制，主要是情绪管理的过程。当所接触到的威胁信息引发恐惧时，人们以不良适应的策略来控制恐惧（译者注：英文原文 maladaptive 在国内普遍翻译为不良适应，意思是以一种破坏性的手段适应外界环境，例如通过酗酒缓解压力）。第二种是危险控制，即考虑如何规避威胁。平行过程模型引起了人们对恐惧诉求的极大关注，并引出了大量关于恐惧诉求反应的研究和理论。由于这一理论和研究以及对不良适应的发现，一些研究者认为，使用"威胁诉求"强调对风险的认知评价更为恰当。

后来，一个比较流行的恐惧诉求的理论是罗杰斯的保护动机理论（protection motivation theory）（Rogers，1975）。保护动机理论试图解释威胁能否导致有效反应。按照保护动机理论的思路，人们对威胁和应对作出认知评估。在评估中，人们评估威胁的有害性（或严重性）、威胁发生的概率（易感性），以及推荐的应对策略的有效性。

在修订后的保护动机理论中，马达克斯和罗杰斯（Maddux，& Rogers，1983）更关注应对策略评估，包括策略执行的成本、回报与自我效能。修订后的保护动机理论特别强调了恐惧诉求可能无意中引起不良适应。总体而言，修订后的保护动机理论提出了三个产生意料之外影响的过程。

首先，当风险行为的收益超过风险行为的严重性和易感性时，可能会导致不良适应。根据修订后的保护动机理论，风险行为的收益导致人们更加可能以不良适应的策略来应对威胁，而威胁的严重性和易感性则降低了这种可能性。

第二，修订后的保护动机理论表明，如果人们发现执行信息中推荐的行为需要付出的成本高于实施这种行为的自我效能和反应效能，可能导致不良适应。

最后，在面对高严重性和（或）高威胁概率时，对低自我效能或反应效能的感知将使恐惧诉求无效，甚至产生回旋镖效应，即个体实施保护行为的意向降低。这些有关不良适应反应的预测，与罗杰斯早期研究的结果相一致。在这些研究中，人们在接触到主张控制饮酒和吸烟的恐惧诉求后，表现出更强烈的饮酒（Kleinot，& Rogers，1982）与吸烟的意向（Rogers，& Mewborn，1962）。

三、扩展平行过程模型

扩展平行过程模型是一种较新的运用恐惧诉求的方法。在整合先前恐惧诉求理论的基础上（Leventhal，1970；Rogers，1983），借助于扩展平行过程模型，我们得以预测，以恐惧控制和危险控制为表现形式的自卫机制将如何运作、何时运作（Witte，1992）。此外，扩展平行过程模型指导的研究展示了如何设计健康风险信息，从而最大化危险控制反应，并最小化恐惧控制反应（详见下文）。扩展平行过程模型提出，严重性、易感性、自我效能和反应效能共同决定了恐惧诉求信息的有效性（Witte，1992）。

（一）　组成部分

威胁通常以信息的形式将危险传达给人们。威胁水平指的是感知到的风险的严重程度和易感程度。恐惧是一个人所感受到的情绪。因此，威胁的目的是制造恐惧，尽管对方可能不会真正体验到恐惧。效能是指人们能够控制或防止消极结果发生的认知，包括自我效能和反应效能。自我效能是一种能够实施建议行为的信念。反应效能指人们觉得推荐的行为在规避风险方面确实是有效的信念。

（二）　控制过程

根据扩展平行过程模型，感知到的威胁会激发适应行为还是不良适应行为，这取决于感知到的效能。该理论预测，威胁与效能的比例决定了一个人的反应。

1. 恐惧控制过程

当威胁感知高而效能感知低时，人们就会寻找控制恐惧的方法。在这种情况下，恐惧控制是一种防御机制，会包括各种可能的反应，例如防御回避和心理抵触（Witte，1992）。然而，在防御回避中，人们避免考虑威胁。他们可能会争辩说：风险被夸大了；危险其实并没有那么严重；或者，尽管风险是真实的，但它是生活的一部分，他们无法阻止这种危险，所以就听天由命吧。在心理阻抗方面，他们可能认为恐惧诉求信息试图减少他们的行为自由（Brehm，1966）。任何这些具体的戒备反应都有可能导致恐惧诉求产生有限的结果，因为人们不考虑危险控制，而是试图控制自己的恐惧。

2. 危险控制过程

当威胁感知和效能感知都很高时，扩展平行过程模型认为，将发生努力降低风险的危险控制。也就是说，他们了解危险，并知道可以采取哪些行动来避免危险。例如，他们可能明白性行为会增加感染艾滋病毒的风险，但是他们相信他们可以通过使用安全套来有效预防这种风险。扩展平行过程模型如图 3.1 所示。

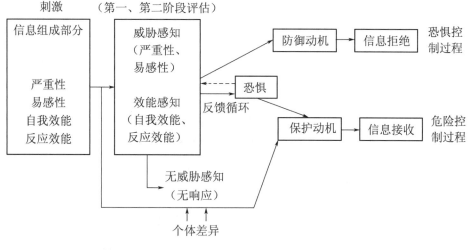

图 3.1　扩展平行过程模型

扩展平行过程模型已经在各种文化和风险中被运用和检测。大多数研究的结果显示了它在预测恐惧诉求效果方面的价值（Witte, & Allen, 2000）。一般而言，扩展平行过程模型的预测聚焦于面对恐惧诉求人们会做出何种反应，以及这些反应何时会导致行动。因此，扩展平行过程模型是构建威胁信息的有效理论和框架，并被用于多种研究，包括心血管疾病（Mckay, Berkowitz, Blumberg, & Goldberg, 2004）、洗手（Botta, Dunker, Fenson-Hood, Maltarich, & McDonald, 2008）、听力保护（Kotowski, Smith, Johnstone, & Pritt, 2008; Smith et al., 2008）和艾滋病毒/艾滋病预防（Chib, Lwin, Lee, Ng, & Wong, 2010; Quick, Moriarty, & Battle-Fisher, 2008）等。

四、扩展平行过程模型对信息设计的影响

扩展平行过程模型提供了一个有用的框架来决定何时可以使用恐惧诉求，以及应该如何构建它们。如果我们认为恐惧诉求是必要或可取的，我们应该如何决定信息的内容？针对这种情形的答案是，"没有什么比好的理论更有用了"。在指导我们设计有效的风险信息上，扩展平行过程模型非常有用，因为它规定了需要引入哪些因素以及如何平衡这些因素。

（一）基本原则

从理论上讲，将扩展平行过程模型应用于信息设计并不难。然而，有效的信息需要识别特定的健康威胁，并强调接收者对它的个体易感性以及威胁的严

重性。在易感性和严重性之间取得平衡并不容易。血淋淋的图片可以很容易提高严重程度，但可能降低易感性。因此，信息必须在威胁的严重性和接收者对威胁的易感性之间取得平衡。

信息还需要提供可操作的指导，以增强效能感。也就是说，不仅需要向人们发出风险警告，还需要提供他们可以采取的可行的、有效的措施，以保护自己免受危险（示例信息请见表3.1和表3.2）。

表3.1　传达扩展平行过程模型组成部分的示例信息

变量	示例信息
仅严重性	大火烧伤可能会导致死亡
严重性及易感性	大火烧伤可能会导致死亡。您所在的地区烧伤率很高
严重性、易感性及自我效能	大火烧伤可能会导致死亡。您所在的地区烧伤率很高。请遵循以下步骤：拔掉安全销；喷嘴对准火焰底部；按下把手；左右喷射
严重性、易感性、自我效能及反应效能	大火烧伤可能会导致死亡。您所在的地区烧伤率很高。请遵循以下步骤：拔掉安全销；喷嘴对准火焰底部；按下把手；左右喷射。灭火器可以及时阻止火灾，并防止大多数伤害

表3.2　枪支安全公益广告示例

组成部分	示例
威胁组成部分	过去一年，有1300多人死于意外枪伤。枪支事故是美国儿童死亡的主要原因之一
效能组成部分	令人悲伤的是，那些孩子本不必死去。如果您的家中有枪支，请将它锁起来、卸下

（二）　恐惧的程度

有效应用扩展平行过程模型的第一个重要问题是恐惧程度。目前人们对特定健康威胁的恐惧程度如何？是需要制造恐惧，还是可以简单地"利用"现有的恐惧水平？一些证据表明，现有的恐惧水平在塑造人们对信息的反应方面很重要（Muthusamy, Levine, & Weber, 2009）。当人们已经害怕时，他们可能不愿意听另一个威胁信息。穆萨米（Muthusamy）和他的同事发现，当人们已经感到担忧时，更多的恐惧诉求并没有增加信息的有效性。一旦人们已经感到恐惧，额外的恐惧就没有必要了。

目前尚不清楚的是，许多健康宣教运动是否可以利用人们现有的担忧，然后通过简单地告知他们可能采取的行动来提高效能，或者信息是否仍然需要提醒人们该行为所带来的危险。扩展平行过程模型在以下两个方面都得到了应用：一是使用重复威胁和效能的信息，二是简单衡量一个群体现有恐惧水平是否足够，然后灌输一种效能感。然而，这两种方法的相对有效性尚未得到检验。因此，在缺乏确凿研究证据的情况下，这两种方法都是合理的应用策略。

第一种策略，即利用现有的恐惧水平，需要针对这一人群和问题展开形成性研究，理解他们对特定行为现有的想法和信念。如人们害怕什么？他们有多害怕？为此，应开展定性或定量研究，评估当前的威胁水平。下文"信息创建"这一部分对该研究进行了解释。

利用现有的恐惧和效能会产生一个问题，即对这些概念的测量结果不仅反映了一个群体或社区的总体水平，而且显示出个体水平的全部范围，但是群体内部个体的水平很可能相距甚远。因此，尽管可以大致衡量总体恐惧程度，但若使用单一诉求策略，便要求该社区的每个人都具有大致相同程度的恐惧和效能水平，而情况可能并非如此。如果社区中每个人的恐惧和效能水平相距甚远，确定与威胁最相关的人群就变得重要了。

另一种方法，简而言之，便是依靠信息一次性地激发威胁感和效能感。然而，必须要认识到，更多的恐惧可能会降低一些人想要观看、阅读或收听该消息的可能性。一种可能的解决方案是，以非常微观的方式重构威胁，即清晰地向人们传达，所推荐的行为可以轻易避免特定的危险。威特（1994）使用了这种方法进行艾滋病预防的研究，即根据群体中个体的现有恐惧水平和效能对其进行分类。在这项研究中，黑白照片（低威胁）或展示出流脓的疮口和瘦弱的身材的彩色照片，体现了单调或生动的呈现手法，也展示了不同程度的严重性。同时，通过建议使用安全套等简单方法来赋予受众效能，也提供了丰富和强有力的信息。

五、扩展平行过程模型在信息设计中的应用

扩展平行过程模型在信息设计中的总体目标是激发危险控制过程。要做到这一点，信息应该增强对易感性和严重性的感知，应注重创造高自我效能和高反应效能。但要使扩展平行过程模型发挥最佳作用，效能感知应强于威胁感知。这是非常重要的，如果不可能获得足够的效能感知，那么就应该重新考虑是否使用额外的威胁。

以下是设计有效的健康风险信息指南。虽然这些步骤并不总是按照概述的顺序发生，而且不是有关每个步骤的所有建议都需要遵循，但它为如何使用扩展平行过程模型设计健康信息提供了一个起点。

对于理解一个群体当前的严重性、易感性、自我效能和反应效能水平，以及理解这些信念的根源和哪些信念最容易改变，形成性研究是至关重要的。这里提供了一个指南。这五个步骤的过程来自威特、迈耶和马特尔（Witte，Meyer，& Martel，2001）。

步骤一：为每个扩展平行过程模型的变量确定级别

步骤一是检查四个变量（感知严重性、易感性、自我效能和反应效能）的现有水平。了解人群对这四个变量的认知是至关重要的。为了评估水平，可以使用风险行为诊断（RBD）量表（请见 Witte，Cameron，McKeon，& Berkowitz，1996）。RBD 量表是专门为评估扩展平行过程模型的四个变量而设计的。量表的使用非常简单，只需修改措辞以适用于所研究的特定风险，然后将其应用于人群样本。

一个相关的方法是测量人们的思想或认知反应，特别是在防御动机和保护动机方面（例见 Witte et al.，2001，pp. 84 – 86）。这项研究可以通过询问人们对危险的看法以及危险是否可以避免来完成。例如，倘若研究发现，大多数人认为，体重增加是衰老不可避免的一部分，所以他们会超重，这表明，除非有足够的证据反驳上述发现，否则人们可能会无视进行更多锻炼的建议并会进行辩驳。

步骤二：比较每个理论变量的均值

信息设计人员需要确保对自我效能和反应效能的感知高于对严重性或易感性的感知。正如上文所解释的，这是为了确保危险控制，防止恐惧控制。例如，如果数据显示，对威胁的感知高于对效能的感知，表明受众处于恐惧控制中，他们已经感到非常害怕。此时，干预措施应侧重于提高自我效能和反应效能。如果数据显示对威胁的感知较低，但效能较高，那么简单的恐惧诉求可能会有所帮助。如果威胁和效能都很低，则这两者都需要提高。最后，如果威胁和效能都很高，简单地提醒或试图修改其他结构性因素，例如令预防性行为更容易实施（如使用安全套），是最有用的。

步骤三：创建信念图表

步骤三是将步骤一和步骤二中获得的信息编制成一个图表，告知干预应关注什么。在图表的适当位置标记 X，可以使信息设计人员全面了解信息需要关注的内容。信息设计的终极目标是让每个理论变量都处于"强"类别之中。请见表 3.3 中的示例。

表 3.3　信念图表框架

理论变量	信念强度弱或低	中等信念强度	信念强度强或高
严重性			
易感性			
自我效能			
反应效能			

步骤四：确定影响理论变量的因素

在第四步中，信息设计人员开始反向研究。扩展平行过程模型预测感知的严重性、易感性、自我效能和反应效能均对行为有正向影响。但是，是什么影响了这些变量？

为了确定扩展平行过程模型的四个理论变量的影响因素，需要对所考虑的行为进行全面的文献回顾，然后对所考虑的人群进行调查。文献回顾的目的是了解与特定风险行为相关的其他变量。通常，这些变量可分为几个主要类别，包括人口统计学变量（如年龄、性别、婚姻状况和职业）、生活经历、知识、意识、文化或宗教信仰、社会规范、社交网络、行动障碍、人际传播模式和大众媒体使用。

在文献回顾的基础上，对人群进行调查，以确定其他变量对扩展平行过程模型的四个理论变量的相对影响。当收集数据时，可以使用相关矩阵或回归分析，来评估哪些变量、信念或实践与理论变量相关联。相关矩阵将显示两个变量是否彼此显著相关。回归分析更好，因为它将显示一组变量如何共同影响一个扩展平行过程模型变量（相关分析一次只显示两个变量）。通过检查不同变量之间的相互关系，信息设计人员可以开始理解扩展平行过程模型的四个理论变量的影响因素。

步骤五：创建要更改、引入或增强的信念图表

步骤五是概述在传播干预中应如何影响理论信念。这将对旨在改变行为的传播设计起到指导作用。基于步骤三和四中的信息，信息设计人员现在可以确定需要引入、更改或增强哪些信念。例如，数据可能显示，自我效能感较弱的个体通常强烈地认为，风险降低行为与社会规范不符（Cho，2006）。在这种情况下，健康传播工作必须消除人们对不利于降低风险的社会规范的感知，以增强自我效能。

六、信息创建

现在，信息设计人员已经将数据以一种便于使用的方式进行了汇总，接下来他们就准备基于数据和理论设计信息。有一个好办法，就是以类似于商业广告中使用的"创意纲要"开始信息设计。创意纲要是广告公司用在视觉设计、书面文案等可交付成果方面有关设计创意和目标的文件。创意纲要成为创意战略发展的指导方针。就扩展平行过程模型而言，向信息设计团队解释信息的基础是什么，第一步便是用一句话解释四个扩展平行过程模型变量（严重性、易感性、自我效能和反应效能）的现有水平与期望水平。例如，在设计这份纲要之后，信息设计团队需要考虑使用故事或视觉效果等其他富有创意的方式来传达扩展平行过程模型变量的每个要点（Johar，Holbrook，& Stern，2001）。通常，找到一种方法，将描述翻译成能够通过信息传达的方式需要一些创意。例如，不是仅仅说说"将导致能量增加"，而是通过视觉描述，将电视广告开始时躺在沙发上与结束时主动出去散步形成对比。虽然这通常依赖于有创意的人来尝试将这些想法转化为信息，但是这些想法应该得到健康传播专业人员的认可，并频繁地进行信息测试，这将在下面进行详细描述。

形成性研究、信息测试、媒介投放和评估的原则，是商业营销中有充分依据的原则（Rossiter，Percy，& Donovan，1991；Tellis，2004）。它们也经常应用于社会营销和健康教育信息中（Donovan，& Henley，2003；Maibach，& Parrott，1995）。本文将商业营销与社会营销相结合应用于形成性研究方法，为有效的健康风险干预措施和设计有效的健康风险信息提供行为科学分析基础。

在决定最终版本之前，应设计和测试几种不同的信息，两个或三个版本通常是最好的。这些信息应被视为粗略概念的模型，应由研究人员审查和修订执行情况，以确保扩展平行过程模型四个变量都在模型中得到充分、准确的描述。

然后，应在目标受众中测试这些模型（Stewart，& Furse，1986），常采用焦点小组或个人访谈形式的定性研究进行。例如，人们可能会被问到，是否感觉风险对他们适用及其各自的原因。使用RBD量表来检查对扩展平行过程模型四个变量感知的定量研究也是有价值的（Witte et al.，2001，pp. 67 – 76）。任何前测都需要回答这样一个问题——受众是否真的做出了预期反应。目标受众在看到这些信息后，应感知到高水平的易感性、严重性、自我效能和反应效能。在看到或听到信息后，受众应该产生如下想法，"这是个问题，我可以通过实施他们所建议的行为来降低风险；我想我能做到"。

完成前测后，就需要回顾信息了。在准备好的模型中，应选择最好的信息。在向受众展示的信息中，哪个最善于描绘严重性，哪个最善于传达易感性，哪个最能有效地传达自我效能和反应效能？可以从一个信息中提取成功的元素，并将其与来自替代信息的成功元素进行组合。如果这些元素中的一个或多个在所有信息中都失败了，则需要进一步分析和考虑：有更好或更直接的方式来描述这些元素吗？要回答这些问题，通常要对目标受众进行定性研究。问一些问题，例如，"这条信息是为了给你一种自我效能的感觉，你能感觉到吗？是什么让你有这种感觉的？是什么让你没有意识到这一点？"这可以帮助你找出失败发生的地方和原因，然后对信息进行修订，并进行额外的预测试。

七、置于更广泛的语境中制定健康风险信息

恐惧诉求的设计人员面临的主要风险之一，是在理解完整语境之前，太快地投入到信息设计中。为了避免由于无效的健康传播信息而导致的失败，将信息置于人类行为的更广泛语境中至关重要。

（一）风险问题的选择

你应该如何确定目标风险问题？在设计信息之前，重要的是确定最有可能改善公众健康的问题。为此，可以使用格林和克劳特（Green, & Kreuter, 1999）的人口评估五阶段领先－行进模型。根据这种模型，扩展平行过程模型干预应该从评估影响生活质量的主要因素开始。对将人置于危险中的环境、心理和其他行为进行实证评估很重要。了解一个人的生活方式和环境因素，对于制定健康干预的具体行为目标是重要的。例如，肥胖就是一个潜在的重要健康问题，将影响寿命、生活质量和健康保健成本。

（二）战略方法的选择

53

确定哪些健康行为是最适合改变的，这对于宣传而言同样重要。问题的选择可以通过卫生组织的命令来决定，但在其他情况下，可能需要更多的技巧。例如，本地卫生部门可能关注肥胖，并且出于理论和实践的原因，决定侧重于减少反式脂肪酸。其他卫生组织可能会选择解决其他因素，如增加体力活动或改变食物选择。研究多个健康风险，并对其他组织正在做什么进行竞争性分析，通常有助于确定新宣传应该针对的具体行为。

（三）特定行为的选择

在确定特定目标行为之前，重要的是要评估哪些行为是造成风险的原因。

具体而言，在考虑设计信息之前，重要的是从目标受众的角度充分理解这个问题。不要只考虑一般意义上的风险，而要考虑人们当前的特定行为。例如，肥胖可能是遗传因素以及环境因素（包括饮食习惯、锻炼和食物选择）的结果。健康风险信息应明确包括那些可通过有效传播进行改变的具体行为。

例如，知道人们每天只进行 20 分钟的适度运动，却平均花 3 个小时看电视，这是信息设计的起点。类似的是，发现许多人每天喝 3 杯软饮料、吃 2 包薯片，这可能是干预的一个很好的重点。

（四） 竞争行为分析

理解人们的行为是什么，以及人们为什么要参与其中，这很重要。在社会营销中，这被称为"竞争分析"。借鉴商业竞争的分析，重要的是要考虑人们的行为选择的优势和劣势。在扩展平行过程模型中，发现"竞争优势"通常是指，发现能够使人们产生效能感的行为。也就是说，人们觉得自己有能力做什么。传播干预常常会"发现"一个风险因素，并想在完全理解人们为什么要参与之前就马上改变它。例如，相关研究和卫生组织已经确定，久坐不动对健康构成威胁，看电视是占久坐时间很大一部分的活动。然而，看电视作为一种休闲活动，它是十分廉价且颇具娱乐性的。尝试用在健身房锻炼来代替看电视，虽然这可能是一个更有益的替代品，但由于一些原因，它并不是等价的替代品。首先，它要花钱。其次，它往往没有那么有趣。第三，它可能令人望而生畏。第四，它通常需要人们去另一个地方。第五，人们可能需要安排他人来照顾儿童等。理解人们目前的行为是什么，以及他们为什么参与其中，这些都至关重要。因为借助这些信息，可以找到人们认为"可能"的行为，从而确定那些最容易建立效能的行为。

（五） 解决环境的约束

对一项风险行为的环境因素进行回应，可以提升受众的效能感，从而促进预防行为。例如，在西弗吉尼亚州惠灵市开展的"惠灵行走"计划旨在鼓励人们锻炼。该计划发现，该宣教运动试图解决的主要障碍包括天气问题以及对社交和陪伴的渴望（Reger et al.，2002）。通过安排购物商场提前开放，让人们能够步行到达，这项宣传提供了更有效的解决方案。类似地，如果期望的行为是低脂饮食，那么简单的替代品——如只含 1% 脂肪的牛奶或脱脂牛奶可能可以很好地提升扩展平行过程模型信息中的效能部分（Reger，Wootan，Booth-Butterfield，& Smith，1998）。

八、结论

恐惧诉求是健康传播中常用的工具。要想最大限度地利用恐惧，就必须了解恐惧在人类动机中的作用。本章回顾了扩展平行过程模型的应用，提出恐惧诉求不仅可以有效传达威胁的严重性和个人对威胁的易感性，而且可以有效传达自我效能和反应效能，以此来对抗威胁。若想达到效果，这些诉求不仅需要恐吓受众，还需要激发信心和动力。设计有效的扩展平行过程模型信息需要平衡威胁和效能因素。正是通过这些因素的组合，接收者不太可能仅仅进入恐惧控制，而是最有可能进入危险控制，采取行动来避免风险。

尽管许多人试图直接设计信息，但这一过程最好从行为分析开始，以确定最有可能改善公众健康的问题和行为。这种行为分析巧妙地选择最相关的健康问题。使用人群流行病学来确定将人们置于最大风险中的特定行为，这点很重要。在这个过程中，下一步应该是找出哪些行为最适合通过合理的替代方案来改变，借助对当前认知和行为的理解设定行为目标，用以评估宣传信息的有效性。

参考文献

Bandura, A. (1997). *Self efficacy：The exercise of control.* New York：W. H. Freeman.

Beck, K. H., & Frankel A. (1981). A conceptualization of threat communication and protective health behavior. *Social Psychology Quarterly*, *44*, 204 – 217.

Botta, R. A., Dunker, K., Fenson-Hood, K., Maltarich, S., & McDonald, L. (2008). Using a relevant threat, EPPM and interpersonal communication to change hand-washing behaviors on campus. *Journal of Communication in Healthcare*, *1*, 373 – 381.

Brehm, J. W. (1966). *A theory of psychological reactance.* New York：Academic Press.

Chib, A. I., Lwin, M. O., Lee, Z., Ng, V. W., & Wong, P. H. P. (2010). Learning AIDS in Singapore：Examining the effectiveness of HIV/AIDS efficacy messages for adolescents using ICTs. *Knowledge Management & E-Learning：An International Journal*, *2*, 169 – 187.

Cho, H. (2006). Readiness to change, norms, and self-efficacy in heavy drinking college students. *Journal of Studies on Alcohol*, *67*, 131 – 138.

Donovan, R., & Henley, N. (2003). *Social marketing：Principles and practice.* Melbourne, Australia：IP Communications.

Green, L. W., & Kreuter, M. W. (1999). *Health promotion planning：An educational and ecological approach* (3rd ed.). Mountain View, CA：Mayfield.

Johar, G. V., Holbrook, M. B., & Stern, B. B. (2001). The role of myth in creative advertising design: Theory, process and outcome. *Journal of Advertising*, *30*, 1 – 25.

Kleinot, M. C. , & Rogers, R. W. (1982). Identifying effective components of alcohol misuse prevention programs. *Journal of Studies on Alcohol*, *43*, 802 – 811.

Kotowski, M. , Smith, S. W. , Johnstone, P. M. , & Pritt, E. (2008). *Using the EPPM to create and evaluate the effectiveness of brochures to reduce the risk for noise-induced hearing loss in college students.* Paper presented at the annual meeting of the NCA 94th Annual Convention, San Diego, CA. Available online: http: //www. allacademic. com/meta/ p256827_ index. html.

Leventhal, H. (1970). Findings and theory in the study of fear communications. In L. Berkowitz (Ed.), *Advances in experimental social psychology* (Vol. 5, pp. 119 – 186). New York: Academic Press.

Maddux, J. E. , & Rogers, R. W. (1983). Protection motivation theory and self-efficacy: A revised theory of fear appeals and attitude change. *Journal of Experimental Social Psychology*, *19*, 469 – 479.

Maibach, E. , & Parrot, R. (1995). *Designing health messages: Approaches from communication theory and public health practice.* Thousand Oaks, CA: Sage.

McKay, D. L. , Berkowitz, J. M. , Blumberg, J. B. , & Goldberg, J. P. (2004). Communicating cardiovascular disease risk due to elevated homocysteine levels: Using the EPPM to develop print materials. *Health Education and Behavior*, *31*, 355 – 371.

Muthusamy, N. , Levine, T. R. , & Weber, R. (2009). Scaring the already scared: Some problems with HIV/AIDS fear appeals in Namibia. *Journal of Communication*, *59*, 317 – 344.

Ortony, A. , & Turner, T. J. (1990). What's basic about basic emotions? *Psychological Review*, *97*, 315 – 331.

Quick, B. , Moriarty, C. , & Battle-Fisher, M. (2008, May). *An empirical test of the EPPM while promoting HIV tests: Does trait reactance and sensation seeking moderate the model's predictions?* Paper presented at the annual meeting of the International Communication Association, Montreal, Canada.

Reger, B. , Cooper, L. , Booth-Butterfield, M. , Smith, H. , Bauman, A. , Wootan, et al. (2002). Wheeling walks: A community campaign using paid media to encourage walking among sedentary older adults. *Preventive Medicine*, *35*, 285 – 292.

Reger, B. , Wootan, M. G. , Booth-Butterfield, S. , & Smith, H. (1998). 1% or less: A community-based nutrition campaign. *Public Health Reports*, *113*, 410 – 416.

Roberto, A. J. , Meyer, G. , Johnson, A. J. , & Atkin, C. K. (2000). Using the parallel process model to prevent firearm injury and death: Field experiment results of a video-based intervention. *Journal of Communication*, *50*, 157 – 175.

Rogers, R. W. (1975). A protection motivation theory of fear appeals and attitude change. *Journal of Psychology*, *91*, 93 – 114.

Rogers, R. W. (1983). Cognitive and physiological processes in fear appeals and attitude change: A revised theory of protection motivation. In J. Cacioppo & R. Petty (Eds.), *Social psychophysiology* (pp. 153 – 176). New York: Guilford Press.

Rogers, R. W., & Mewborn, C. R. (1962). Fear appeals and attitude change: Effects of a threat's noxiousness, probability of occurrence, and the efficacy of coping responses. *Journal of Personality and Social Psychology*, *34*, 54 – 61.

Roser, C., & Thompson, M. (1999). Fear appeals and the formation of active publics. *Journal of Communication*, *45*, 103 – 122.

Rossiter, J., Percy, L., & Donovan, R. J. (1991). A better advertising planning grid. *Journal of Advertising Research*, *31*, 11 – 21.

Smith, S. W., Rosenman, K. D., Kotowski, M. R., Glazer, E., McFeters, C., Keesecker, N. M., et al. (2008). Using the EPPM to create and evaluate the effectiveness of brochures to increase the use of hearing protection in farmers and landscape workers. *Journal of Applied Communication Research*, *36*, 200 – 218.

Stewart, D. W., & Furse, D. H. (1986). *Effective television advertising*. Lexington, MA: Lexington Books.

Tellis, G. (2004). *Effective advertising: Understanding when, how, and why advertising works*. Thousand Oaks, CA: Sage.

Witte, K. (1992). Putting the fear back into fear appeals: The extended parallel process model. *Communication Monographs*, *59*, 329 – 349.

Witte, K. (1994). Fear control and danger control: An empirical test of the extended parallel process model. *Communication Monographs*, *61*, 113 – 134.

Witte, K. & Allen, M. (2000). A meta-analysis of fear appeals: Implications for effective public health campaigns. *Health Education & Behavior*, *27*, 591 – 615.

Witte, K., Cameron, K. A., McKeon, J. K., & Berkowitz, J. M. (1996). Predicting risk behaviors: Development and validation of a diagnostic scale. *Journal of Health Communication*, *1*, 317 – 341.

Witte, K., Meyer, G., & Martel, D. (2001). *Effective health risk messages: A step-by-step guide*. Thousand Oaks, CA: Sage.

推荐阅读

Andreasen, A. R. (1995). *Marketing social change: Changing behavior to promote health, social development, and the environment*. San Francisco: Jossey-Bass.

Cho, H., & Boster, F. J. (2008). Effects of gain vs. loss frame anti-drug ads on adolescents. *Journal of Communication*, *58*, 428 – 446.

Cho, H., & Salmon, C. T. (2006). Fear appeals for individuals in different stages of change：Intended and unintended effects and implications on public health campaigns. *Health Communication*，*20*，91 – 99.

Cho，H.，So，J.，& Lee，J.（2009）. Personal，social，and cultural correlates of self-efficacy beliefs among South Korean college smokers. *Health Communication*，*24*，337 – 345.

Cho，H.，& Witte，K.（2005）. Managing fear in public health campaigns：A theory-based formative evaluation process. *Health Promotion Practice*，*6*，482 – 490.

Witte，K.（1993）. Message and conceptual confounds in fear appeals：The role of threat，fear，and efficacy. *Southern Communication Journal*，*58*，147 – 155.

Witte，K.（1998）. Fear as motivator，fear as inhibitor：Using EPPM to explain fear appeal successes and failures. In P. A. Anderson & L. K. Guerrero（Eds.），*The hand-book of communication and emotion*（pp. 423 – 450）. New York：Academic Press.

理论与实践问题

1. 信息设计人员如何有效地平衡严重性和易感性，以触发高威胁感知？什么时候感知严重性越高，感知易感性越低？什么时候高感知易感性可以降低感知严重性？

2. 自我效能是决定健康风险信息效果的重要因素。根据班杜拉的研究（Bandura，1997），自我效能有四个来源——主动掌握的经验、替代经验、言语说服和积极情绪，如何利用自我效能感的来源设计健康信息？

3. 大众媒体是与风险预防有关的反应效能的重要信息来源。然而，媒体所传达的风险防范信息并不总是一致。这些看似不一致的信息，如何影响人们对风险防范行为的反应效能和态度？对此，健康风险信息设计人员能做些什么？

4. 上述信息在哪些方面可能与损失框架诉求类似？在哪些方面恐惧诉求可能与损失框架诉求不同？在健康传播工作中，应如何利用对相似性和差异性的理解？

5. 扩展平行过程模型和其他恐惧诉求理论、前景理论有何不同？在决定使用一种理论而不是另一种理论来实现健康传播目标时，应该如何利用对其差异性的理解？

第四章
在健康信息中运用情绪诉求

莫妮克·米切尔·特纳 （Monique Mitchell Turner）

一、引言

研究情绪和说服的学者们都对情绪的激励性质有着清楚的认知（Lazarus，1994；Nabi，1999；Witte，1992），但学者和健康传播从业人员必须认识到不同的、相互独立的情绪之间的区别（Nabi，2002，2010），特别是当涉及诸如愤怒、内疚等负面情绪诉求时，不同情绪表达的说服效果存在差异。换言之，没有哪种情绪诉求是以同样的方式产生的，也不适用于每一个人，而且可能出于完全不同的原因而起作用。因此，本章的目的是描述这些相互独立的情绪之间的差异以及它们的作用机制，以及它们如何有效地被运用于健康传播工作。

二、什么创造了情绪

在讨论情感诉求在健康宣教运动中的作用之前，讨论人的情绪是如何产生的很重要。基于 20 世纪 60 年代提出的评估理论（Arnold，1960），情绪是由对某一事件的某种评估引起的——无论是人际的、自我的，还是大众媒介的。阿诺德（Arnold）认为，评估是个人评价某一事件的个人相关程度的过程，"为了激发情绪，必须将该对象评估为将以某种方式影响我，即影响我这一具有特定经验和特定目标的个体"（Arnold，1960，p. 171）。

史密斯和埃尔斯沃思（Smith，& Ellsworth，1985）关于情绪认知评估的研究发现，注意力、愉悦感、确定性、预期的努力或障碍、能动性归因能够帮助人们可靠地区分 13 种不同的情绪（表 4.1）。这些评估也暗示了我们如何向他人传达情绪或制造情绪。例如，设想一条信息传达了肺癌是不可预测的（即低确定性）、令人苦恼的（即不愉快）和有威胁性的。这样的信息如果被目标受众感知到，就会引起焦虑或恐惧。但试想一下另一则信息，即肺癌是一种可怕的疾病，绝对是由吸烟者不负责任地在他人面前吸烟造成的。后者的特点是高度确定、不愉快、人为控制和他人的责任，在不吸烟的受众中，更可能引起愤怒而非焦虑。

情绪也可以通过核心关系主题进行分类，这些主题具有不同行为倾向，从而指导认知和行为（Lazarus，1991）。表4.1描述了对健康传播研究人员重要的有关各种情绪的核心关系主题。这些与特定情绪相关的核心关系主题和行为倾向，可以指导认知和行为。

情绪诉求对信息接收者有显著影响。纳比（Nabi，1999）提出了认知功能模型，该模型解释了独立的情绪对信息处理、态度改变和回忆的影响。认知功能模型预测，说服信息引起的情绪将影响个体处理该信息的深度，以及他们将关注信息中的哪些部分。认知功能模型还假设，个体会在满足情绪相关目标的消息中寻找信息。

表 4.1　独立的情绪如何反映到评估中

	核心关系主题	接近/避免	效价/愉悦	努力	确定	注意	控制	责任
		我们想竭力避免这种情绪体验还是想接近？	这种情绪体验有多愉悦？	处理这种情绪需要多少认知上的努力？	我们对情绪事件的成因有多确定？	我们在多大程度上关注引起刺激的情绪？	是谁/是什么控制引发情绪的事件？是人为因素还是环境造成的？	谁最终应该对结果负责？
恐惧	迫在眉睫的威胁	避免	不愉悦的	高	不确定	高	环境造成的	两者之一
愤怒	侮辱性冒犯；对我的不正当行为	接近	不愉悦的	高	确定	高	人为的	他人
内疚	违背道德要求	避免	不愉悦的	高	确定	低	人为的	自我
快乐	朝着目标取得进展	接近	愉悦的	低	确定	低	人为的	自我

三、情绪诉求

在公共卫生领域，情绪诉求通常被用作说服手段。例如，一项针对直接面向消费者的处方药广告的研究发现，在 103 个广告中，95% 的广告采用了情绪诉求（Frosch，Krueger，Hornik，Cronholm，& Barg，2007）。在 1987 年至 1992 年播放的 137 个关于饮酒和驾车的广告中，德琼和阿特金（DeJong，& Atkin，1995，p.69）指出，诉诸恐惧和愤怒是"常见主题"。

任何类型的情绪诉求，都应该只针对正确的受众、在正确的时间和背景下、 出于正确的原因使用。不这样做意味着可能不能产生预期的情绪，不能在信息接收者中产生情绪，以及不能实现任何显著的宣传效果（例如意识、态度改变或行为改变）。

传达一种情绪和让接收者实际体验到这种情绪是两件不同的事情（O'Keefe，2003）。在本章中，当讨论一种特定的情绪诉求时，它指的是一种包含特定信息特征的说服信息。然而，即使这些特征包含在一个说服诉求中，诉求也可能不会唤起预期的情绪。

有几个原因可以解释为什么情绪诉求不能真正唤起预期情绪。第一，如果受众的参与度不够高，信息便可能不会引起共鸣。第二，如果信息以过于戏剧化或强烈的形式传达情绪，可能会致使受众产生戒备心理、贬损消息的来源或拒绝信息（Rains，& Turner，2007）。也就是说，情绪诉求需要唤起情绪，但不能让人明显感到情绪正被有目的地操纵以实现说服目的（Bessarabova，Turner，& Fink，2007）。第三，这种情绪可能不适合特定的目标受众。第四，这种情绪诉求可能不适合这个话题。如果所尝试的情绪强度与问题的严重性不匹配，信息接收者则可能会认为该信息是危言耸听。

（一）内疚诉求

1. 什么是内疚诉求？

想象一下下面的公益广告。镜头从急诊室闪回到一场派对，然后是一场导致乘客死亡的车祸。开车的朋友幸免于难，但必须面对内疚感。广告中没有对话，只有每个场景中快速移动的闪光，心脏监视器的线在上面运行，一直发出嘟嘟声，直到最后一个场景，它成了一条直线。画外音说，"我买了啤酒，但我的朋友为此付出代价。"这是一个由学生反对酒后驾车协会创作的名为《急诊室》的公益广告的描述。这则广告体现了内疚诉求。公益广告中的图像显示，一个人没有达到他自己的道德标准，在他想要成为的朋友和他实际成为的朋友之间造成了情感和认知上的差异。

内疚诉求通常有两个组成部分：唤起内疚的材料（通过提醒接收者的标准和实际行为之间的差异）和建议行动或观点的诉求（O'Keefe，2002）。这种信息期望信息接收者能意识到这种差异并感到内疚，或者，期望信息接收者能意识到如果以这种方式行动他们将感到内疚，然后按建议行动，以减轻由此产生的/预期的内疚。

2. 何时应采用内疚诉求？

评估理论暗示，在某些特定的情况下，采用内疚诉求比使用其他类型的负面情绪策略更有意义。例如，当一个人的行为伤害了他人，并且这种行为是可控的，那么内疚诉求就是适用的。因此，我们可能会看到内疚诉求被用于饮酒、开车、在公共场所吸烟或不戴安全套等话题。然而，在一个人受到他人伤害的情况下，传达内疚是没有意义的。在这种情况下，愤怒可能更有意义。

3. 谁是内疚诉求的合适目标受众？

关于内疚诉求的目标受众的说服研究非常有限，但部分文献确实提供了一些线索。库尔特和平托（Coulter，& Pinto，1995）指出，职场母亲是内疚诉求的主要对象（Pinto，& Priest，1991），因为信息很容易与不一致的目标联系起来，即她们希望成为一位尽到养育责任的母亲且在事业上卓有成效。人们就这种策略的伦理提出了质疑。也许这些发现的启示是，内疚诉求可能产生于最受信息影响的受众，这些人在不一致的目标之间感觉到了强烈的冲突。

贝萨拉波娃等（Bessarabova et al.，2007）发现青少年（本例中为高中三年级学生）会对内疚诉求产生强烈的逆反心理。总的来说，他们的数据表明，青少年意识到在这些诉求中内疚是被人为操纵的，因此，即使内疚诉求很微妙，他们也会感到愤怒。

贝萨拉波娃等还检验了个体特征如何影响对内疚诉求产生的逆反心理，他们发现家族集体主义（译者注：指以集体主义的态度对待家族成员，例如将家族的整体利益置于个人利益之上，愿意维护家族的整体利益）与针对内疚诉求产生的逆反心理呈负相关关系。该研究表明，家族集体主义越强，针对内疚诉求产生的逆反心理就越弱。这一发现与以往对个人主义—集体主义和内疚感的研究是一致的（Asano，1998；Eid，& Diener，2001），那些研究表明，越看重群体或家庭关系（即家族集体主义），可能会越容易产生内疚感。

4. "内疚诉求"为何及如何运作？

总的来说，在现存的内疚诉求文献中，来自商业营销领域和公共卫生领域的发现有所不同。在商业营销领域，平托和普里斯特（Pinto，& Priest，1991）研究了信息中低、中、高内疚诉求对购买意向的影响。他们发现随着信息中内疚水平的上升，受众的内疚感上升，直至达到顶峰，此时内疚感下降（即倒 U 形关系）。此外，平托和普里斯特还发现，高强度的内疚诉求引起的是对信息来源的愤怒，而不是内疚的感觉。平托和沃罗贝茨（Pinto，& Worobetz，1992）以及库尔特和平托（Coulter，& Pinto，1995）都发现了类似的结果。他们的研究结果一致表明，适度的内疚诉求最为有效。同时，他们的发现也支持内疚诉求对愤怒的线性影响，即在广告中传达的内疚程度越高，参与者从消息来源处便感受到越多的愤怒。

然而，公共卫生领域的研究表明，很少有证据表明信息中的内疚诉求、内疚感和其他结果（如态度）之间存在倒 U 形关系。林赛（Lindsey，2005）调查了内疚诉求如何影响向陌生人捐献骨髓的登记。参与者被随机分配到对照组、自然形成的内疚诉求组或高强度的内疚诉求组。林赛假设，内疚诉求会影响内疚感，从而影响行为意向。她的结果与预测基本一致。然而，林赛没有测量愤怒。因此，在她的研究中，尚不清楚高强度的内疚感是否也会引发愤怒（Lindsey，Ah Yun，& Hill，2007）。

在商业营销领域的研究和公共卫生领域的研究之间，有一个重要的区别，即信息是有利于商业目的还是有利于社会。商业营销信息为了销售产品和服务，而公共卫生信息则没有这种隐秘的动机。然而，尚不清楚的是，在公益领域，内疚是否会引发愤怒。在公益领域中，内疚诉求可能会导致内疚，从而增强信息说服力。但是，内疚诉求也可能导致愤怒情绪。研究应检验这种可能性，因为这种影响将对在公益领域长期或反复使用这种诉求提供重要启示。

（二）愤怒诉求

1. 什么是愤怒诉求？

想象一下你开车去上班，打开收音机听到：

> 你是否曾经想过要做好应急准备，但又说"我以后再说"？时代变了，这不再是一道选择题。当紧急情况是由那些故意伤害你的恐怖分子造成的，你需要现在就做好准备。如果你没有为袭击做好准备——你就没有掌控自己的生活！准备是至关重要的！

这个广播的公益广告脚本是一种引起愤怒的尝试。愤怒诉求是向受众或他们关心的人传达贬低性的冒犯信息（Lazarus，1991）。愤怒诉求表明，必须注意并处理那些由他人故意造成的负面事件。纳比（Nabi，1999，p.297）认为，愤怒产生的原因是，有人或事物阻碍了目标一致的行为，和/或有辱人格的冒犯行为。

2. 什么时候应该使用愤怒诉求？

在所有类型的情绪诉求中，愤怒诉求可能是被研究最少的。现有的情绪文献表明，当情境为权利受到侵犯时，可以使用愤怒诉求。例如，由激进组织"善待动物组织"开发的公益广告经常利用愤怒诉求。他们的广告使用语言和视觉元素来描述对动物的不公平、侮辱和残忍的行为。

在公共卫生宣传中，愤怒诉求是个可行的选项。当在公共卫生环境中有人侵犯人权时，愤怒可能是合适的。当试图激励人们改变健康政策或法规时，愤怒可能是特别适宜的工具。这是因为，强烈的愤怒和强烈的效能会促使人们采取更具承诺性、实施起来比其他行为更困难的行动（例如签署请愿书和组织抗议活动之间的区别）。

3. 谁是愤怒诉求的目标受众？

特纳（Turner，2007）的愤怒行动模型表明，如果愤怒诉求使受众对信息中提出的问题产生了强烈的愤怒，并且受众对自己要求获得补偿的能力持强烈的效能信念时，愤怒诉求就是最有效的。愤怒诉求对持支持态度的受众最有效，也就是说，愤怒诉求对那些现有态度与信息中所倡导的行动一致的人最有效。然而，愤怒诉求不太可能激励那些对信息中所提倡的行为持消极态度的人。如果受众对这个话题已有的态度是积极的，愤怒应该会强化他们的态度，激发他们进行与信息相关的思考，进而激发他们参与平常被视为难以执行的行动的意向（例如，组织俱乐部或加入俱乐部）。相反，如果个体对该问题持负面看法，他们的愤怒就会指向信息的来源。受众如果读到一条极易引发愤怒、但与自己所持态度相反的信息，就会感到被冒犯。在这种情况下，随着愤怒的增强，说服力会降低。

4. 愤怒诉求为何及如何运作？

阐述愤怒诉求理论机制的一个理论是愤怒行动模型（Turner，2007）。基于现有的研究，愤怒行动模型表明，愤怒的人可以导致建设性后果：①能够表现出建设性的行为，如将注意力集中于有说服力的论点（Mitchell，Brown，Villagran，& Villagran，2001）；②会利用容易获得的相应启示（Moons，& Mackie，2007）；③有能力区分强弱论点（Moons，& Mackie，2007）；④表现出参与难以执行的行动的意向（Turner，2007）。然而，愤怒情绪也被证明会导致非建设性的后果：①评估风险时的乐观偏见（Lerner，& Keltner，2000）；②评估可能性时的偏差（DeSteno，Petty，Rucker，Wegener，& Braverman，2004）；③信任度下降（Dunn，& Schweitzer，2005）；④敌意（Baron，1977）；⑤刻板印象增加（Bodenhausen，Sheppard，& Kramer，1994）。愤怒行动模型认为，这种效果上的区别是由信息接收者感受到的愤怒情绪的强烈程度和他们在解决问题时的效能信念强度造成的。

愤怒行动模型认为，效能信念与说服性诉求所产生的愤怒强度之间存在一种独特的交互作用。当效能信念较强时，愤怒对态度、认知和意向有线性影响。但是，当效能信念较弱时，愤怒会对这些结果产生曲线效应。虽然特纳（2007）特别指出，这种曲线效应是一个倒 U 形效应，但她最近的研究结果实际上表明，在弱效能条件下，愤怒与结果之间呈 U 形关系（Turner，Bessarabova，Hambleton，& Spike，2007）。鉴于有关愤怒行动模型的研究不多，有必要进行更多的研究。

（三） 幽默诉求

1. 什么是幽默诉求？

幽默诉求不像恐惧诉求、内疚诉求或愤怒诉求那么容易定义，因为它们不一定会引起一种独立的情绪。幽默诉求可以影响喜悦、惊讶甚至希望的情绪，这取决于所使用的幽默类型（即讽刺或闹剧）和目标受众。可以说，幽默诉求是有目的地使用积极情绪的说服诉求，通过使用幽默将积极情绪与信息中所涉及的问题联系起来。

莫纳汉（Monahan，1995）解释道，至少有两种积极情绪诉求。这两种都适用于幽默诉求：①积极收益诉求；②外围诉求。积极收益诉求利用积极情绪直接传达依从健康信息建议的情感、心理或体验上的好处。例如，公益广告可能会展示一位父亲穿着病号服在女儿的婚礼上与她共舞——臀部和其他部位都露出来了。在这里，幽默将癌症检查（因此穿着病号服）和亲自参加女儿婚礼联系在一起。外围诉求是一种"针对那些没有时间、技能或动机来评估某一宣教运动的属性和利益的受众而采用的隐讳的方法"（Monahan，1995，p. 83）。环境传播的一个例子是，在水边的一个码头上，张贴了一张显示一个牌子的海报，牌子上写着："请不要把烟头扔在甲板上。鱼在晚上爬出来抽烟，我们正在设法让它们戒烟。"

2. 什么时候幽默诉求是合适的？

举个例子：在旧金山，男男性行为者声称不知道梅毒的症状。但是，由于政府的说教越来越令人厌倦，他们希望得到基于积极框架诉求的信息。因此，"健康阴茎"宣传应运而生，它通过使用幽默和正面信息来提供关于梅毒症状的信息。宣传中的主角是两个卡通形象，一个是以梅毒疮为原型的菲尔，还有一个是健康的阴茎的形象。还有打扮成这两个卡通形象的外联宣传人员（www. healthypenis. org；Vega，& Roland，2005）。

当所描述的行为是积极的、人为创造的（而不是自然现象），人们可以在其中使用幽默诉求。幽默的使用可能对更大、更严重或饱含更多情绪的问题（如艾滋病毒或酒后驾车）无效。幽默可能被视作对问题不够重视，所以信息设计人员不应该冒在公共卫生领域显得轻率的风险。

3. 谁是幽默诉求的合适目标受众？

研究表明，与性别相关的个体差异，可能是幽默对具有威胁性话题的说服效果的一个调节因素。康韦和杜贝（Conway, & Dubé, 2002）预测，对于具有威胁性的话题，比起没有幽默的诉求，幽默诉求对高男性化气质的个体更有效。这一预测源于一项研究，该研究表明，高男性化气质的人尤其不愿经历痛苦（即悲伤和恐惧）。康韦和杜贝进行了两项不同健康主题的实验：在第一项研究中，主题为使用防晒霜预防皮肤癌；在另一项研究中，主题为使用避孕套预防艾滋病毒/艾滋病。在整个研究中，相对于无幽默诉求，男性化程度较高的男性和女性，都表现出了更强的参与幽默诉求所建议的预防行为的意向；对于低男性化气质的个体来说，则没有什么不同。

4. 它们为何及如何运作？

就幽默诉求而言，实际上的问题可能是"它们有效吗"或"幽默诉求会影响什么结果"。早期的幽默诉求文献综述认为，没有一致的证据证明幽默的说服效果（Sternthal, & Craig, 1973）。温伯格和古拉斯（Weinberger, & Gulas, 1992）通过对幽默广告的回顾，得出以下结论：①幽默广告比非幽默广告更受关注，特别是当幽默与产品或问题相关时；②幽默无助于对广告的理解；③幽默增强了对信息来源的喜爱，但不太可能影响可信度判断；④幽默对于以情感为导向的产品（例如衣服、香水）或低涉入度产品（非耐用消费品）可能具有说服力。为此，我们需要进一步研究，以检验这些发现是否适合通过幽默诉求促进健康行为。

避免让任何受众被重复的、相同类型的情绪诉求所淹没是很重要的。从直觉上说，若反复使受众产生某种特定的感觉（例如内疚、害怕），他们会发觉自己被操纵了。未来可能需要针对某一情绪策略的效果进行纵贯性研究。

说服性信息经常使用多种不同强度的情绪（Brader, 2006）。研究发现，公益广告可唤起多种情绪（Dillard, Plotnick, Godbold, Freimuth, & Edgar, 1996）。然而，缺乏理论模型来预测混合的情绪诉求如何诱发主要和次要情绪以及情绪体验的强度如何影响结果。未来的研究应该解决这些问题。

四、结论

安迪·古德曼（Andy Goodman, 2002, p. 25）写道：

　　心智往往跟随心灵，所以要确保你首先到达他们的内心。关怀是一个有关情感和智力的过程，涉及心灵和心智——而且通常是按照这个顺序进行的。因此，如果你想让你的目标受众停下来、阅读并真正地思考你的信息，你必须首先打动他们的心。

　　同样，学者和健康传播从业者都必须理解独立的情绪之间的区别，以及它们会导致什么结果、影响到谁。仅仅告诉信息设计人员"在情感上建立联系"是不够的。信息设计人员的问题应该是，"在特定的语境下，出于特定的原因，我应该对特定的受众使用什么情绪"。

参考文献

Arnold, M. B. (1960). *Emotion and personality*: *Vol. 1. Psychological aspects.* New York: Columbia University Press.

Asano, S. E. (1998). Cultural values, ethnic identity, interpersonal guilt and shame: A comparison of Japanese Americans and European Americans (Doctoral dissertation, The Wright Institute, Berkeley, CA, 1990). *Dissertation Abstracts International*, *59*, 2480.

Baron, R. (1977). *Human aggression.* New York: Plenum.

Bessarabova, E., Turner, M. M., & Fink, E. L. (2007, November). *You ain't guiltin' me into nothin'*: *Guilt, adolescents, and reactance.* Paper presented at the annual conference of the National Communication Association, Chicago.

Bodenhausen, G. V., Sheppard, L. A., & Kramer, G. P. (1994). Negative affect and social judgment: The differential impact of anger and sadness. *European Journal of Social Psychology*, *24*, 45 – 62.

Brader, T. (2006). *Campaigning for hearts and minds*: *How emotional appeals in political ads work.* Chicago: University of Chicago Press.

Conway, M., & Dubé, L. (2002). Humor in persuasion on threatening topics: Effectiveness is a function of audience sex role. *Personality and Social Psychology Bulletin*, *28*, 863 – 873.

Coulter, R. H., & Pinto, M. B. (1995). Guilt appeals in advertising: What are their effects? *Journal of Applied Psychology*, *80*, 690 – 705.

DeJong, W., & Atkin, C. K. (1995). A review of national television PSA campaigns for preventing alcohol-impaired driving. *Journal of Public Health Policy*, *16*, 59 – 80.

DeSteno, D., Petty, R. E., Rucker, D. D., Wegener, D. T., & Braverman, J. (2004). Discrete emotions and persuasion: The role of emotion-induced expectancies. *Journal of Personality and Social Psychology*, *86*, 43 – 56.

Dillard, J. P., Plotnick, G. A. Godbold, L. C., Freimuth, V. S., & Edgar, T. (1996). The multiple affective outcomes of AIDS PSAs: Fear appeals do more than scare *people. Communication Research*, *23*, 44 – 72.

Dunn, J. R. , & Schweitzer, M. E. (2005). Feeling and believing: The influence of emotion on trust. *Journal of Personality and Social Psychology*, *88*, 736 – 748.

Eid, M. , & Diener, E. (2001). Norms for experiencing emotions in different cultures: inter- and intranational differences. *Journal of Personality and Social Psychology*, *81*, 869 – 885.

Frosch, D. L. , Krueger, P. M. , Hornik, R. C. , Cronholm, P. F. , & Barg, F. K. (2007). Creating demand for prescription drugs: A content analysis of television direct-to-consumer advertising. *Annals of Family Medicine*, *5*, 6 – 13.

Goodman, A. (2002). *Why bad ads happen to good causes: And how to ensure they won't happen to yours*. Denver, CO: Cause Communications. Available online: http: //www. agoodmanonline. com/bad_ads_good_causes/.

Lazarus, R. (1994). The stable and the unstable in emotion. In P. Ekman, R. Davidson, & N. Birbaumer (Eds.), *The nature of emotion: Fundamental questions* (pp. 79 – 85). New York: Oxford University Press.

Lazarus, R. S. (1991). *Emotion and adaptation*. New York: Oxford University Press.

Lerner, J. S. , & Keltner, D. S. (2000). Beyond valence: Toward a model of emotion-specific influences on judgment and choice. *Cognition & Emotion*, *14*, 473 – 493.

Lindsey, L. L. M. (2005). Anticipated guilt as behavioral motivation: An examination of appeals to help unknown others through bone marrow donation. *Human Communication Research*, *31*, 453 – 481.

Lindsey, L. L. M. , Ah Yun, K. , & Hill, J. B. (2007). Anticipated guilt as motivation to help unknown others: An examination of empathy as a moderator. C*ommunication Research*, *34*, 468 – 480.

Mitchell, M. , Brown, K. , Villagran, M. , & Villagran, P. (2001). The effects of anger, sadness and happiness on persuasive message processing: A test of the negative state relief model. *Communication Monographs*, *68*, 347 – 359.

Monahan, J. L. (1995). Thinking positively: Using positive affect when designing health messages. In E. Maibach & R. L. Parrott (Eds.), *Designing health messages: Approaches from communication theory and public health practice* (pp. 81 – 98). London: Sage.

Moons, W. G. , & Mackie, D. M. (2007). Thinking straight while seeing red: The influence of anger on information processing. *Personality and Social Psychology Bulletin*, *33*, 706 – 720.

Nabi, R. L. (1999). A cognitive-functional model for the effects of discrete negative emotions on information processing, attitude change, and recall. *Communication Theory*, *9*, 292 – 320.

Nabi, R. L. (2002). Anger, fear, uncertainty, and attitudes: A test of the cognitive- functional model. *Communication Monographs*, *69*, 204 – 216.

Nabi, R. L. (2010). The case for emphasizing discrete emotions in communication *research. Communication Monographs*, *77*, 153 – 259.

O'Keefe, D. J. (2002). Guilt as a mechanism of persuasion. In J. P. Dillard & M. Pfau (Eds.), *The persuasion handbook*: *Development in theory and practice* (pp. 329 – 344). Thousand Oaks, CA: Sage.

O'Keefe, D. J. (2003). Message properties, mediating states, and manipulation checks: Claims, evidence, and data analysis in experimental persuasive message effects research. *Communication Theory*, *13*, 251 – 274.

Pinto, M. B., & Priest, S. (1991). Guilt appeals in advertising: An exploratory study. *Psychological Reports*, *69*, 375 – 385.

Pinto, M. B., & Worobetz, N. D. (1992). Note on guilt appeals in advertising: Covariate effects on self-esteem and locus of control. *Psychological Reports*, *70*, 19 – 22.

Rains, S., & Turner, M. M. (2007). Psychological reactance and persuasive health communication: A test and extension of the intertwined model. *Human Communication Research*, *33*, 241 – 269.

Smith, C. A., & Ellsworth, P. C. (1985). Patterns of cognitive appraisal in emotion. *Journal of Personality and Social Psychology*, *48*, 813 – 838.

Sternthal, B., & Craig, C. S. (1973). Humor in advertising. *Journal of Marketing*, *37*, 12 – 18.

Turner, M. M. (2007). Using emotion in risk communication: The anger activism model. *Public Relations Review*, *33*, 114 – 119.

Turner, M. M., Bessarabova, E., Hambleton, K., & Sipek, S. (2007, May). *Does message induced anger facilitate or debilitate persuasion? A test of the anger activism model.* Paper presented at the annual conference of the International Communication Association, San Francisco.

Vega, M. Y., & Roland, E. L. (2005). Social marketing techniques for public health communication: A review of syphilis awareness campaigns in 8 US cities. *Sexually Transmitted Diseases*, *32*, S30 – S36.

Weinberger, M. G., & Gulas, C. S. (1992). Humor in advertising: A comprehensive review. *Journal of Advertising*, *21*, 35 – 59.

Witte, K. (1992). Putting the fear back into fear appeals: The extended parallel process model. *Communication Monographs*, *59*, 329 – 349.

推荐阅读

Aaker, J. L., & Williams, P. (1998). Empathy versus pride: The influence of emotional appeals across cultures. *Journal of Consumer Research*, *25*, 241 – 261.

Agrawal, N., Menon, G., & Aaker, J. L. (2007). Getting emotional about health. *Journal of Marketing Research*, *64*, 100 – 113.

Guttman, N. , & Salmon, C. T. (2004). Guilt, fear, stigma and knowledge gaps: Ethical issues in public health communication interventions. *Bioethics*, *18*, 531 – 552.

理论与实践问题

1. 虽然有研究比较了不同程度的内疚诉求或恐惧诉求（例如，低恐惧 vs. 高恐惧），但很少有研究比较多重情绪诉求（例如，恐惧 vs. 内疚 vs. 愤怒）。你认为哪些受众会觉得恐惧比内疚更有效？哪些受众会觉得愤怒比内疚或恐惧更有效？

2. 如果情绪诉求导致了多种情绪产生，我们如何知道是哪种情绪驱动了个体的行为？

3. 本章只讨论了几种类型的情绪诉求（内疚、愤怒和幽默）。你认为还有哪些其他类型的情绪诉求是有效的？对谁有效？为什么有效？

第五章
为健康传播运动设计预防接种信息

博比·伊万诺夫 （Bobi Ivanov）

一、引言

危险、不健康和/或非主流的行为在年轻人中普遍存在，例如无保护的性行为、吸毒、吸烟和饮酒（Pfau，1995）。由于潜在的破坏性后果，为了防止这些行为的发生，健康传播从业人员将目标锁定在年轻人身上。然而，危险、不健康和/或非主流的行为并不仅限于年轻人。例如，滥用药物——无论是开始使用或是戒断后又重新开始，在成年人中也并不罕见（Barrick，& Connors，2002；Clark，Kirisci，& Tarter，1998）。因此，在过去几十年中，发现、测试、实施、改进预防策略在健康传播语境中占据了主导地位。

本章考察了预防接种的能力，这是一种很有前景却常常被忽视的预防策略（Knowles，& Linn，2004），能防止人们进行危险、不健康或非主流的行为。更具体地说，本章首先描述预防接种的性质和功能，然后探讨其在健康传播运动中的应用潜力。此外，通过具体的实证检验，本章详细描述了如何构建成功的 健康预防接种信息。

二、预防接种的性质：起源和核心机制

预防接种理论的起源可以追溯到伦斯丹和贾尼斯（Lumsdaine，& Janis，1953）的开创性研究。该研究考察了单边和双边信息的说服力。尽管两种信息类型在影响态度和行为方面表现出了同等的效力，但面对随后的说服性质疑信息时，双边信息能更有效地激发受众的抵御情绪。

麦奎尔（McGuire，1964）使用了源自人类免疫领域的医学类比，以此作为这一发现一个可能的解释。他敏锐地观察到，在接种疫苗的过程中，少量的病毒通常会治愈人们，这会刺激人体免疫系统建立强大的防御能力，从而能抵

御后续大规模病毒的攻击。有效免疫的关键在于注射病毒的效力（McGuire，1964）。如果效力太弱，可能无法刺激免疫系统产生有意义的反应；如果效力太强，它可能会击破免疫系统甚至因此造成试图预防的疾病。

麦奎尔（1964）从免疫的医疗过程中得出了他的结论。他认为预防接种可以产生更多的抵御态度（例如支持安全性行为的态度）和行为（例如进行安全性行为）。方法是首先警告个体，其态度和行为即将面临威胁。然后，告知个体反方的论点（译者注：麦奎尔称之为弱化信息，因为接种的疫苗也含有少量病毒）。最后对这一论点进行强烈的反驳。他指出了确保预防接种有效性的两个核心机制——"威胁"和"反驳抢先"（McGuire，1964）。

"威胁"是预防接种的第一个关键组成部分（Pfau，1997）。如果想有效地抵御有害信息，正如疫苗可以刺激免疫系统从而能够在未来战胜病原体一样，预防接种必须首先有挑战当前态度或行为的信心；而实现这一目标的方法便是暴露出它潜在的脆弱性。反过来，这种态度和行为上的"威胁"，或意识到的脆弱性，在激发个体增强防御的预防接种策略中，起着催化剂的作用。

"反驳抢先"是预防接种的第二个关键组成部分（Pfau，1997）。它"触发了反驳的过程，包括提出并回应对态度（或行为）的特定挑战"（Pfau et al.，2003，p.40）。信息的反驳抢先成分有两个主要功能：提供可用于未来防御演习的特定内容（例如，提出关于无保护性行为风险的事实证据），以及提供有效防御策略的指导实践（Wyer，1974）。因此，除了明确的威胁之外，反驳抢先还通过提供有效反驳所必需的资料和实践来帮助个体进行防御建设。有效反驳是有效接种的关键（Insko，1967）。[1]

现存的预防接种文献证实了麦奎尔所设想的预防接种过程。在这些研究中，威胁引发公开的对抗，并且两者都产生了对说服的抵抗力（Pfau et al.，2003，p.40）。然而，英斯科（Insko，1967）怀疑，最初定义的预防接种过程是不完整的。他认为，尚未发现的其他机制也有助于抵抗过程。

最近对预防接种过程的研究支持了英斯科的怀疑：除了反驳之外，影响抵抗过程的还有其他机制。研究发现，预防接种直接或间接地导致受众更深地投入信息解读中（Pfau et al.，2004），使得态度（或行为）更容易被激发（Pfau et al.，2003；译者注，指态度或行为原本可能需要外界刺激才能被唤醒，但现在很容易就被触发）或变得更加坚定（Pfau et al.，2005），提升了自我效能（Pfau et al.，2009），强化了相关概念之间的关联（Pfau et al.，2005）；并且可能受到预防接种信息源（An，2003）、模式（Pfau, Holbert, Zubric, Pasha, & Lin, 2000）和信息类型（情感或认知）（Ivanov, Pfau, & Park, 2009a；Pfau et al.，2001，2009）的影响。由于本章的重点是健康传播活动的有效预防接种信息设计，下一节将回顾一系列可以直接影响信息活动设计的变量（如信息源特征、模式和信息类型）。对预防接种产生抵抗力的过程感兴趣的读者，可参考本章引用的原始资料以及推荐的阅读材料。

三、影响预防接种引发的抵抗过程的潜在变量

信息来源特征在预防接种的有效性方面起着重要的作用。安（An，2003）发现，在专业知识和可信度方面水平较高的接种源，与提供相同信息的可信度较低的来源相比，更有助于提高抵抗力。

预防接种信息已经通过视频（Pfau et al.，2000；Pfau，Van Bockern，& kang，1992）和平面广告（Ivanov et al.，2009a；Pfau，& Burgoon，1988）两种模式成功应用于接收者，而这两种预防接种模式所产生的抵抗力水平没有显著差异（Pfau et al.，2000）。尽管如此，正如本章后面将举例说明的那样，最适合目标受众的模式可能才是重要的。

最近的预防接种研究表明，预防接种可以通过认知和情感手段产生抵抗力（Ivanov et al.，2009a；Pfau et al.，2009；Pfau et al.，2001）。普福等（Pfau et al.，2001）发现，使用理性或情感语言构建的预防接种信息有助于抵抗。更具体地，当抵抗力被定义为一个因变量（即"态度"或"行为"）时（Wegner，Petty，Smoak，& Fabrigar，2004），以认知、消极情感（即愤怒）或积极情感（即幸福）为特征的预防接种信息在对挑战产生的抵御程度上没有差别（Lee，& Pfau，1997；Pfau et al.，2009）。

上述发现对健康运动的信息设计具有重要意义。为了最大限度地提高预防接种的效果，使人们对期望的态度和行为产生抵抗力，信息设计人员应当选择可信的信源、适合于观众的模式来呈现信息。为了获得更大的效果，应在信息里强调信源可信度（例如，使用图形、突出的字体大小/样式等）。

所使用的信息内容可以是认知的，也可以是情感的。认知接种信息可以通过结合中性和理性语言，基于统计学、研究结果和可证实的证据（Ivanov et al.，2009a；Lee，& Pfau，1997；Pfau et al.，2001，2009）来构建。情感接种信息可以使用下面描述的两种方法之一成功地构建。

在李和普福（Lee，& Pfau，1997）的第一种成功路径中，他们将情感接种信息的操作化定义设定为用满怀情感的语言，用以陈述个人经历、奇闻轶事并表达观念性的内容。第二种路径依赖于统计数据和可证实的证据，就像认知接种信息一样，但它也嵌入了旨在唤起情感的句子。这些情绪要么是为了促进（即积极的——基于快乐的信息）个体的目标，要么是为了阻碍（即消极的

——基于愤怒的信息）个体的目标，但这两种诱导情绪的信息都是为了迎合个体的幸福感和归属感目标（Pfau et al.，2009）。

更具体地说，带有积极（即幸福）内容的预防接种信息，强调如何通过保护和保持个体当前的态度或行为促进目标的实现（如在性交过程中使用安全套，帮助你和你的伴侣保持健康，并防止意外怀孕）（Lee，& Pfau，1997；Pfau et al.，2001，2009）。相反，带有消极（即愤怒）内容的预防接种信息，强调与自己立场相反的论点（及其建议的）是如何阻碍目标达成的（例如，那些告诉你安全套不起作用的人，只是通过确保你在还未做好成为父母的准备之前，来阻止你保护自己的健康和未来）（Lee，& Pfau，1997；Pfau et al.，2001，2009）。

77　虽然这两种情感接种信息的设计都被证明是成功的，但普福等（Pfau et al.，2009，p. 93）认为，"只有当信息的'反驳抢先'部分使用了情感触发，暗示目标可能被挫败，并且使用了有力证据支持的论点时，抵抗的效果才可能最优"。因此，他们更喜欢带有消极（即愤怒）内容的预防接种信息。一旦选择了可靠的来源、适当的形式和受众，并设计和呈现了适当的预防接种信息，由预防接种引发的抵抗过程就展开了。

四、将预防接种应用于健康传播运动

尽管预防接种可以作为一种有效的说服策略（Wood，2007），但其主要功能和重要性在抵抗部分。无论是单一（McGuire，1964）还是重复的挑战（Ivanov，Pfau，& Parker，2009b），这种策略都适用于下面这种情况，即虽然态度和/或行为很坚定但很可能受到挑战（例如，一个不喜欢喝酒的人受到同伴的压力）。健康传播语境也不例外。预防接种应该能使健康态度和行为在面临动摇时具有更强的抵抗力（Compton，& Pfau，2005）。

一些与健康相关的背景下进行的有关预防接种的实证研究聚焦于在实验室和自然环境中保护年轻人的态度和行为。研究结果发现，预防接种被证明是劝阻年轻人吸烟（Pfau et al.，1992；Pfau，& Van Bockern，1994；Szabo，& Pfau，2001）、饮酒（Godbold，& Pfau，2000；Parker，Ivanov，& Compton，出版中）、进行无保护的性行为（Parker et al.，出版中）的有效策略。[2]

其他重点领域可能包括减少暴力和吸毒、预防事故，以及促进冲突解决（Pfau，1995；Compton，& Pfau，2005）。但是，如前所述，这些行为不受年龄限制（Barrick，& Connors，2002；Clark et al.，1998），因此预防接种的适用性也不受限制。对健康饮食和锻炼、牙齿保健、乳腺造影、结肠镜检查、母乳喂養和其他预防性健康行为持积极态度并实施相应行为的成年人也可通过同样方式避免被动摇。因此，该策略的应用没有边界。

为了举例说明预防接种在健康传播运动中的潜在用途，本章将聚焦于应用预防接种策略，以确保年轻人对使用安全套秉持积极的态度和行为，避免因同伴和/或朋友的引导而对自身态度产生挑战进而发生动摇。为此，帕克（Parker）等最近基于当下语境进行了一项有效的预防接种信息设计（出版中），可对预防接种信息设计过程提供有价值的见解，这将成为有效的健康传播运动的基础。

五、将预防接种应用于安全性行为

青少年性行为是美国社会普遍存在的问题，每年有超过 75 万人怀孕（Ventura，Abma，Mosher，& Henshaw，2006）。性行为对青少年的另一个影响是感染性病或艾滋病毒。在美国，13 ~ 24 岁的青少年的艾滋病毒感染率最高，占所有新感染艾滋病毒人群的 13%（疾病控制和预防中心，2008）。

针对过早怀孕和性病感染，一种潜在的补救措施是使用安全套。来自社会规范的压力已经促成了青少年对使用安全套的积极态度（Mizuno，Seals，Kennedy，& Myllyluoma，2006）。对使用安全套的积极态度与安全套的实际使用密切相关（Manlove，Ikramullah，& Terry - Humen，2008；Reitman et al.，1996）。然而，只有 60% 的青少年表示在过去 3 ~ 6 个月的性交中使用安全套（Beckman，Harvey，& Tiersky，1996；全国预防少女怀孕运动，2008）。此外，贝克曼（Beckman）等发现，尽管 60% 的大学生在调查前的 6 个月内使用过安全套，但只有 48% 的大学生在调查后的一个月内表示有使用安全套的意向。那么，在使用安全套方面，这种态度和行为上的偏差是否可以避免或减少呢？

预防接种作为一种已被证明行之有效的态度和行为防御策略，可能能够很好地确保人们对使用安全套的积极态度和行为。但如何构建有效的预防接种策略，确保人们对使用安全套的积极态度和行为呢？

六、预防接种信息构建

（一）语境考虑

在决定如何构建有效的预防接种信息时，健康信息设计人员必须首先考虑信息的传达方式，以及接收者的信息处理能力和偏好。在选择方式时，应考虑到使用视频接种信息可能更适合于年轻的接收者，例如中学生和青少年（Pfau et al.，1992）；而视频接种信息和纸质接种信息对大学生和年龄较大的青少年可能效果相同（Pfau et al.，1992）。

此外，为了获得最佳结果，还应当考虑健康信息内容的呈现风格。预防接种信息的内容应该基于逻辑还是情感？这个问题的答案将取决于两个因素：①接收者的年龄和处理能力；②接收者的态度基础。由于年龄和有限的处理能力，年轻的接收者可能难以处理事实。因此，使用以证词、事例和其他充满情感的语言来表达，可能比使用演绎逻辑和统计更有效（Pfau et al.，1992）。年纪较大的接收者可能有能力理解演绎逻辑和统计证据。因此，如何呈现预防接种内容的决策可能取决于他们的态度基础。

如果态度基础本质上是认知，使用基于逻辑的预防接种信息将是最有效的（Ivanov et al.，2009a）。因此，如果对使用安全套持积极态度的主要原因是安全套能预防性病和意外怀孕，那么，如果预防接种信息是基于统计数据和事实而不是情绪，那么它将是最有效的。另一方面，若赞成使用安全套的主要原因是使用安全套而产生的增强体验和快感（例如，我喜欢戴安全套的感觉），那么预防接种信息就应该少一些事实，多一些情感和经验（Ivanov et al.，2009a；Pfau et al.，2009）。

在设计预防接种信息之前的形成性研究中，应告知健康信息设计人员接收者的特征、态度基础，以及对态度、行为、环境可能发生的最主要和最有威胁的挑战。例如，谁最有可能对当前的安全套使用态度或行为提出质疑——性伴侣、同伴或两者兼有？这种挑战可能发生在什么地方——在大学校园里、在聚会上、在亲密的环境中，或者是这几种情况的组合？最后，对于个人最不愿意捍卫的现有态度、最危险或最严重的挑战是什么？深访和/或焦点小组形式的形成性研究应提供上述问题的答案，这对于有效的预防接种信息设计是必要的。

80 **（二）关键信息组成部分**

一旦获得了成功的信息设计所必需的形成性数据，健康信息设计人员就可以开始设计预防接种信息了。一般而言，预防接种信息的第一个段落包含明确的威胁信息（Ivanov et al.，2009a；Pfau et al.，2000）。这一段的目的是告知目标受众，他们目前的态度或行为不仅易受潜在挑战的影响，而且这些挑战很可能就是现实。他们被进一步告知，即将到来的挑战的力量已经导致与接收者类似的个体改变了他们最初的态度或行为。在 Parker 等（出版中）关于保持对使用安全套的积极态度的研究中，以下这一开头段落中包含了信息中明确的威胁部分：

安全套是防止性病和艾滋病毒/艾滋病的唯一保护措施。此外，它们还能防止意外怀孕。尽管如此，最近的研究表明，大学生不使用安全套的"压力比以往任何时候都大"。这项研究证明，大学生"经常"屈服于不使用安全套的压力；事实上，许多像你一样认为应该使用安全套的年轻人，"经常"被性伴侣劝说不要使用这种形式的保护……你准备好了抵制这些可能由你现在或未来的伴侣精心安排并实施的劝说吗？如果这些劝说来自你的朋友或者兄弟会姐妹会的朋友呢？目前的研究结果表明，你可能并不像你认为的那样准备好了捍卫自己的信念。

上述段落中提出明确威胁的目的是激励接收者支持他们当前的态度和行为，从而使他们更能抵抗即将到来的压力。为了确保预防接种信息能够产生威胁，应使用先前预防接种研究中使用的确定且高度可靠的措施进行预测试（Pfau，1995）。

形成性研究结果表明，不使用安全套的压力可能来自同龄人或性伴侣，所以双方都被纳入威胁因素。此外，形成性研究数据显示，这些挑战可能发生在许多不同的环境中，这取决于压力动因是性伴侣还是同伴。因此，威胁的范围足够广，能够覆盖更广泛的潜在环境。在这些环境中，可能会遇到来自态度和行为方面的挑战。我们将这些压力简单地称为发生在"在大学里""在大学校园里"或"对大学生"，仅举几例。

在随后的段落中，反驳抢先部分是预防接种信息的第二个组成部分。如前所述，该组成部分的目的是以弱化的形式，向接收者提供对他们当前态度和行为最有力的挑战的例证。随后，这些挑战被强烈反驳，这为接收者提供了有助于未来防御练习的材料和实践。对态度和行为挑战的内容应基于形成性研究数据来选择，这些数据告知一个人可能面临的最强烈和最现实的挑战。这些挑战应按重要性顺序提出并加以反驳，首先要应对最强的挑战（Pfau，1995）。基于形成性研究数据，帕克等（出版中）的研究需要反驳一系列挑战性观念。这些观念包括安全套对防止性病无效、对于通常经济拮据或不方便购买的大学生来说安全套太贵了。另外，还有一种挑战性观念是安全套会抑制快感。以下是帕克等（出版中）的研究，这一观点削弱了对安全套使用是否明智的质疑：

其中一个试图劝说你停止使用安全套的观点是，使用安全套的人与不使用安全套的人感染艾滋病等性病的风险相同。他们甚至提供了一些可疑的证词来支持这些说法，比如，"如果我们感染艾滋病毒的风险很高，那么，为什么这在大学校园里没有引起足够重视呢……我没有艾滋病，做爱的时候也不用安全套。事实上，我的朋友都不用，而且我们都很健康……我们还年轻，所以风险较低……所以，正如我说的，你戴安全套并不会更好……"

从上一段质疑使用安全套是否明智的说辞可以看出，态度和行为上的对抗是以一种弱化的形式呈现的，它缺乏有力的证据和统计数据。它依赖于缺少说服力的轶事和可疑的逻辑作为支持。这一无力的质疑在以下段落中被予以反驳：

> 这个证明是无知并且可疑的。事实是，美国的年轻人一直面临着感染艾滋病毒的风险……根据疾病控制和预防中心的数据，自 1991 年以来，艾滋病已成为美国 15 至 24 岁人群的第六大死因。事实上，在美国，一半的艾滋病毒新感染发生在 25 岁以下的人群中；每年都有成千上万的大学生新感染艾滋病病毒。大多数年轻人感染艾滋病毒的新病例都是通过未采取保护措施的性行为传播的……事实上，发表在《性病》杂志上的研究表明，在性交过程中使用安全套来防止艾滋病毒传播，比不使用安全套要安全 1 万倍！

82

与无力的质疑形成对照的是，反驳信息突出了有力的统计和事实证据，并驳斥了在前一段提出的态度和行为挑战中所作的陈述。形成性研究的数据表明，对于这些接收者而言，态度的基础本质上主要是由认知所决定。所以，所使用的统计和以逻辑为基础、可以核实的证据，与信息接收者态度的基础是一致的（Ivanov et al. , 2009a）。此外，以印刷材料进行信息传达的方式需要接收者积极思考分析信息（Wright, 1974），这一点与在信息处理时需要接收者高度投入这一有逻辑性的论点是一致的（Petty, & Cacioppo, 1986）。

其余的挑战以相似的方式予以回应。帕克等（出版中）反驳了有关安全套使用态度的三种挑战。两项（Ivanov et al. , 2009a；Pfau et al. , 2005）或三项（Parker et al. , 出版中）反驳的论点应足以构成有效的预防接种策略。重申一下，信息中的反驳成分是用来提供一些辩护材料的，但更重要的是提供实践。反驳抢先部分不是要反驳每一个可能的挑战。这样做是不必要的，因为信息中的威胁成分将导致接受者提出一系列、涵盖议题领域内所有论点的保护性策略（Compton, & Pfau, 2005）。因此，这一整套保护性策略能够"防止反驳抢先部分涉及的和未涉及的反驳论点"（Pfau, 1995, p. 101）。

七、其他预防接种信息考虑事项：强化信息和抵触

（一）考虑强化信息

加强注射能增强人对疾病的抵抗力。根据这一医学类比，麦奎尔（1961）提出，这些加强注射或双重防御，在加强抵抗力方面应具有类似的影响。尽管预防接种策略已被证明能有效保护态度和行为并持续一年以上的时间（Pfau，& Van Bockern，1994），但随着时间的推移，预防接种信息的有效性与大多数信息的有效性一样可能会衰减（Stiff，& Mongeau，2003）。此外，遵循"普遍遗忘曲线"的规律（Insko，1967，p. 316），随着时间的推移而减弱的可能还有由预防接种信息产生的、促使个体保持与态度或行为一致的防护。

迄今为止，关于强化信息的研究，充其量只显示出其最低限度的效力（Pfau，1997；Pfau，& Van Bockern，1994）。然而，普福等（2004）认为，为了使强化信息有效，需要发现最佳的呈现时机。他们认为这个时机需要与最初的预防接种信息时间相隔一段时间（Pfau et al.，1992）。在一项对学生进行的为期一学年的研究中，预防接种和强化信息呈现之间间隔 70 天（或半个学期以上），但这个时间间隔不足以提高初始预防接种信息的有效性，这种情况持续到现场实验结束之后（230 天或大约一个学年）（Pfau et al.，1992）。[3] 因此，普福等（1992）假设，强化信息可能不需要如此快地应用，并且最初预防接种信息和强化信息之间间隔 100 天（或接近第一学期结束时）可能比间隔 70 天更有效。

另一方面，另一项研究显示，在最初的预防接种信息后 5 ～ 21 天内提供的强化信息持续了 44 天（Pfau et al.，2004）。因此，最初预防接种信息和强化信息之间的最佳时机仍不清楚。此外，普福（1995）认为，强化信息应反映原始预防接种信息中的设计和内容。尽管他没有详细说明原因，但信息一致性和信息生产成本可能影响了这一建议。

（二）考虑抵触

布雷姆（Brehm，1966）的心理阻抗理论解释了当个体认为自己已经失去了自由时，想要重获自由的动机状态。基于健康的信息似乎限制了个人作出决定的自由，从而存在产生抵触的风险（Compton，& Pfau，2005）。个体的行动结果可能是抵触，也可能是与健康信息建议背道而驰，借以重获受限制的自由。这种信息产生与期望相反效果的现象被称为"回旋镖效应"。绍博和普福（Szabo，& Pfau，2001）发现，对六年级学生使用的禁烟预防接种信息会产生

抵触和回旋镖效应。

健康传播从业人员的责任是创造一个不会产生抵触的信息。研究表明，使用强势的语言（例如，"你必须得出同样的结论"）（Dillard，& Shen，2005）或控制性词汇（例如，使用"应""应该"或"必须"等词语）（Miller，Lane，Deatrick，Young，& Potts，2007）可能会产生抵触，从而导致信息被拒绝。所以，在信息构建中应避免使用此类语言。在构建信息时，还应该对预防接种方法进行预测试，以确保它们不会产生抵触和回旋镖效应，以免产生弊大于利的效果。

八、预防接种研究的趋势探索

目前，正在进行的研究正试图更好地了解预防接种过程及其对抵抗的影响。研究人员还测试了其他可能会增强这一策略的效力的机制。尽管不能在本章中总结当前所有的这些工作，但还是提到了一些与健康传播运动相关的措施，希望能激发人们对这一策略的兴趣，并激发对预防接种的进一步探索。

（一）保护体系

正如本章前面提到的，预防接种能够为议题领域内的所有争论提供一套保护体系（Pfau，1995）。然而，康普顿和普福（Compton，& Pfau，2005）认为，预防接种的保护也可以延伸到议题领域之外，就像一些疫苗可以提供针对许多类似病毒的交叉保护一样（例如 B 亚单位 – 全细胞霍乱疫苗对与产热不稳定肠毒素大肠杆菌相关的腹泻产生交叉保护作用）。帕克等（出版中）发现了这种交叉保护的实证支持。其中，用于保护对安全套使用的积极态度的预防接种信息，在保护与反对酗酒相关态度方面同样有效，尽管在预防接种信息中未提及相关态度。

这一发现与克尔克马尔和格林（Krcmar，& Greene，2000）的观点一致，即危险行为——如（无保护的）性行为和酗酒，与其他危险行为结合在一起，形成了一组紧密相连的危险行为，因为与它们相关的经历都是相似的。因此，一个行为的改变（或对这一改变的抵触），应当导致另一个行为的改变（或对这一改变的抵触）。预防接种可以对态度和行为提供交叉保护。这一发现十分重要，因为健康传播活动的从业人员可以使用单个行为的预防接种信息来预防多个不良行为，这是一种可能更具成本效益的策略。正如帕克等（出版中）所声称的，防止无保护的性行为的预防接种信息也可以防止相关的行为，比如酗酒。

交叉保护可以通过同时保护多个相关的态度和行为来进一步扩展预防接种信息策略的实际效用。正在进行的研究试图更好地理解态度和行为之间的联

85

系，以便揭示预防接种保护系统覆盖面的广度和背后的动机。这种交叉保护还能超越相关的态度和行为吗？更重要的是，保护系统的效果是否可以延伸到传播的其他方面？如果预防接种信息驳斥了来自同伴的错误观点，那么它是否也会降低我们对作为信息源的同伴的评价？如果是这样，相关态度和行为引导的健康传播运动的有效性是否会受到影响？

（二）　通过口头传播来扩散预防接种

其他正在进行的研究检验了预防接种信息通过口头传播扩散的能力（Compton，& Pfau，2009）。预防接种是否能够扩散到与信息接收者最初接触的人群之外？预防接种信息接收者是否可能通过与其他个体的讨论，继续建立态度和行为的防御，并持续与其他个体公开反驳？传统上，建立防御和反驳的过程被认为是隐蔽的、内在的和沉默的（Brandt，1979）。如果作为补充或替代，它是公开存在于人际交流中的、有声的，那么对预防接种信息的原始接收者有什么影响？该个体的态度和行为是否会因为有机会与他人讨论预防接种信息论点的合理性而增强？也许更重要的是，对话伙伴会受到什么影响？是否会因为与预防接种的个体进行交流而变得积极起来，增强了自我的防御？如果是这种情况，那么预防接种策略的影响可能比之前预期的要大得多（Compton，& Pfau，2005）。

伊万诺夫等（Ivanov et al.，2011b）的初步研究显示，预防接种处理有助 于提升与更多人关于预防接种话题的谈话频率，从而直接增强了抵抗力。这些结果对于健康运动设计人员来说是很有价值的，因为预防接种的范围可能比原先预期的更广泛。它不仅可以影响到与预防接种信息直接接触的个体，而且还影响到那些通过与先前预防接种个体的对话从而间接接触到该信息的群体。从实践的角度看，这一发现意义重大，因为它表明了预防接种策略存在着更强的潜在效能。它们的影响可能会扩散，不仅可以通过信息直接传播，还可以通过社交网络间接传播。

（三）　利用阻抗强化预防接种

另一项当前的研究，是针对那些对当前态度和行为提出挑战的人，设计传播时可以挖掘利用心理阻抗力量的可能性（Brehm，1966）。普福等（2009）认为，与基于认知和快乐的信息相比，基于愤怒的预防接种信息能产生更强的抗拒。根据这些建议，目前的研究正在探索这样一种可能性，即不仅使接收者对态度和行为上的挑战者产生愤怒，而且以一种阻抗的形式将这种愤怒与负面认知结合在一起（Dillard，& Shen，2005），增强预防接种对抵抗力的影响。

伊万诺夫等（2011a）预先警告信息接收者，一些人可能会使用高控制性词汇（Miller et al.，2007）去强迫他们，由此引发接收者的心理阻抗。他们发现，与传统的、愤怒情绪不针对行为挑战者的预防接种信息相比，这种信息往往会产生更强的抵抗力。伊万诺夫等（2011a）的这些初步发现实际意义重大，因为与传统的预防接种信息相比，由阻抗反应诱发的预防接种信息可能提供更广泛的态度和行为保护。

九、结论

虽然经常被忽视（Knowles，& Linn，2004），但预防接种是一种有望能增强态度和行为抵抗力的预防策略。正如少数几项在与健康有关的语境下应用预防接种的研究所证明的，预防接种策略可以有效地保护青少年的态度和行为不受吸烟和饮酒的影响。此外，正如本章举例说明的，预防接种可以成功地维持对使用安全套的积极态度，从而进行更安全的性行为。重要的是要记住，预防接种的效应可以成功地运用于任何人群，只要他们的态度或行为是已经确认过的、安全、健康或正面的。

预防接种通过威胁和反驳抢先发挥作用。其中，威胁会促使个人加强态度和行为上的防御，反驳抢先提供了增强反驳过程有效性的材料和实践。强化信息能促使预防接种信息延长策略的效能。然而，只有当健康传播信息不会在接收者中产生意料之外的抗拒时，预防接种策略才有可能成功，因为意料之外的抗拒可能导致回旋镖效应。

目前的研究工作着眼于提高预防接种策略的效力，以及了解其产生充分抵抗力的可能性。因而，这些研究所采取的策略远远超出了麦奎尔所设想的关于预防接种的可能性。当前的一些研究成果发现，预防接种作为一个很有效的策略，将成为健康传播从业人员不可或缺的工具。

参考文献

An, C.（2003）. *Efficacy of inoculation strategies in promoting resistance to potential attack messages: Source credibility perspective.* Unpublished doctoral dissertation, University of Oklahoma.

Barrick, C., & Connors, G. J.（2002）. Relapse prevention and maintaining abstinence in older adults with alcohol-use disorders. *Drugs and Aging*, *19*, 583–594.

Beckman, L. J., Harvey, S. M., & Tiersky, L. A.（1996）. Attitudes about condoms and condom use among college students. *Journal of American College Health*, *44*（6）, 243–249.

Brandt, D. R. (1979). Listener propensity to counterargue, distraction, and resistance to persuasion. *Central States Speech Journal*, *30*, 321 – 331.

Brehm, J. W. (1966). *A theory of psychological reactance*. New York: Academic Press.

Centers for Disease Control and Prevention. (2008). *CDC HIV/AIDS fact sheet: HIV/ AIDS among youth.* Author: Atlanta, GA.

Clark, D. B. , Kirisci, L. , & Tarter, R. E. (1998). Adolescent versus adult onset and the development of substance use disorders in males. *Drug and Alcohol Dependence*, *49*, 115 – 121.

Compton, J. A. , & Pfau, M. (2005). Inoculation theory of resistance to influence at maturity: Recent progress in theory development and application and suggestions for future research. In P. Kalbfleisch (Ed.), *Communication yearbook 29* (pp. 97 – 145). Mahwah, NJ: Lawrence Erlbaum.

Compton, J. A. , & Pfau, M. (2009). Spreading inoculation: Inoculation, resistance to influence, and word-of-mouth communication. *Communication Theory*, *19*, 9 – 28.

Dillard, J. P. , & Shen, L. (2005). On the nature of reactance and its role in persuasive health communication. *Communication Monographs*, *72*, 144 – 168.

Godbold, L. C. , & Pfau, M. (2000). Conferring resistance to peer pressure among adolescents. *Communication Research*, *27*, 411 – 437.

Insko, C. A. (1967). *Theories of attitude change*. New York: Appleton-Century-Crofts.

Ivanov, B. , Miller, C. H. , Compton, J. , Averbeck, J. M. , Robertson, K. J. , Sims, J. D. , Parker, K. A. , & Parker, J. L. (2011b, May). *Effects of post-inoculation talk on resistance to influence.* Paper presented at the meeting of the International Communication Association, Boston, MA.

Ivanov, B. , Miller, C. H. , Sims, J. D. , Harrison, K. J. , Compton, J. , Parker, K. A. , et al. (2011a). *Boosting the potency of resistance: Combining the motivational forces of inoculation and psychological reactance.* Unpublished manuscript. (Available from Bobi Ivanov, Ph. D. , School of Journalism and Telecommunications, University of Kentucky).

Ivanov, B. , Pfau, M. , & Parker, K. A. (2009a). The attitude base as a moderator of the effectiveness of inoculation strategy. *Communication Monographs*, *76*, 47 – 72.

Ivanov, B. , Pfau, M. , & Parker, K. A. (2009b). Can inoculation withstand multiple attacks? An examination of the effectiveness of the inoculation strategy com-pared to the supportive and restoration strategies. *Communication Research*, *36*, 655 – 676.

Knowles, E. S. , & Linn, J. A. (2004). *Resistance and persuasion*. Mahwah, NJ: Lawrence Erlbaum.

Krcmar, M. , & Greene, K. (2000). Connections between violent television exposure and adolescent risk taking. *Media Psychology*, *2*, 195 – 217.

Lee, W. , & Pfau, M. (1997, July). The effectiveness of cognitive and affective inoculation appeals in conferring resistance against cognitive and affective attacks. Paper presented at the annual meeting of the International Communication Association, Jerusalem, Israel.

Lumsdaine, A. A., & Janis, I. L. (1953). Resistance to "counterpropaganda" produced by one-sided and two-sided "propaganda" presentations. *Public Opinion Quarterly*, *17* (3), 311–318.

Manlove, J., Ikramullah, E., & Terry-Humen, E. (2008). Condom use and consistency among male adolescents in the United States. *Journal of Adolescent Health*, *43* (4), 325–333.

McGuire, W. J. (1961). Resistance to persuasion conferred by active and passive prior refutation of same and alternative counterarguments. *Journal of Abnormal Psychology*, *63*, 326–332.

McGuire, W. J. (1964). Inducing resistance to persuasion: Some contemporary approaches. In L. Berkowitz (Ed.), *Advances in experimental social psychology* (Vol. 1, pp. 191–229). New York: Academic Press.

Miller, C. H., Lane, L. T., Deatrick, L. M., Young, A. M., & Potts, K. A. (2007). Psychological reactance and promotional health messages: The effects of con-trolling language, lexical concreteness, and the restoration of freedom. *Human Communication Research*, *33*, 219–240.

Mizuno, Y., Seals, B., Kennedy, M., & Myllyluoma, J. (2006). Predictors of teens' attitudes toward condoms: Gender differences in the effects of norms. *Journal of Applied Social Psychology*, *30*, 1381–1395.

National Campaign to Prevent Teen Pregnancy. (2008). *Teen sexual behavior and contraceptive use: Data from the Youth Risk Behavior Survey, 2007*. Washington, DC: National Campaign to Prevent Teen Pregnancy.

Parker, K. A., Ivanov, B., & Compton, J. (in press). Inoculation's efficacy with young adults' risky behaviors: Can inoculation confer cross-protection over related but untreated issues? *Health Communication*.

Perry, C. L. (1987). Results of prevention programs with adolescents. *Drug and Alcohol Dependence*, *20*, 13–19.

Petty, R. E., & Cacioppo, J. T. (1986). *Communication and persuasion: Central and peripheral routes to attitude change*. New York: Springer-Verlag.

Pfau, M. (1995). Designing messages for behavioral inoculation. In E. Maibach & R. L. Parrott (Eds.), *Designing health messages: Approaches from communication theory and public health practice* (pp. 99–113). Thousand Oaks, CA: Sage.

Pfau, M. (1997). The inoculation model of resistance to influence. In G. A. Barnett & F. J. Boster (Eds.), *Progress in communication sciences: Advances in persuasion* (Vol. 13, pp. 133–171). Greenwich, CT: Ablex.

Pfau, M., & Burgoon, M. (1988). Inoculation in political campaign communication. *Human Communication Research*, *15*, 91 – 111.

Pfau, M., Compton, J., Parker, K. A., Wittenberg, E. M., An, C., Ferguson, M., et al. (2004). The traditional explanation for resistance based on the core elements of threat and counterarguing and an alternative rationale based on attitude accessibility: Do these mechanisms trigger distinct or overlapping process of resistance? *Human Communication Research*, *30*, 329 – 360.

Pfau, M., Holbert, R. L., Zubric, S. J., Pasha, N. H., & Lin, W. (2000). Role and influence of communication modality in the process of resistance to persuasion. *Media Psychology*, *2*, 1 – 33.

Pfau, M., Ivanov, B., Houston, B., Haigh, M., Sims, J., Gilchrist, E., Russell, J., Wigley, S., Eckstein, J., Richert, N. (2005). Inoculation and mental processing: The instrumental role of associative networks in the process of resistance to counterattitudinal influence. *Communication Monographs*, *72*, 414 – 441.

Pfau, M., Roskos-Ewoldsen, D., Wood, M., Yin, S., Cho, J., Lu, K. H., et al. (2003). Attitude accessibility as an alternative explanation for how inoculation confers resistance. *Communication Monographs*, *70*, 39 – 51.

Pfau, M., Semmler, S. M., Deatrick, L., Ason, A., Nisbett, G., Lane, L., et al. (2009). Nuances about the role and impact of affect in inoculation. *Communication Monographs*, *76*, 73 – 98.

Pfau, M., Szabo, E. A., Anderson, J., Morrill, J., Zubric, J., & Wan, H. H. (2001). The role and impact of affect in the process of resistance to persuasion. *Human Communication Research*, *27*, 216 – 252.

Pfau, M., & Van Bockern, S. (1994). The persistence of inoculation in conferring resistance to smoking initiation among adolescents: The second year. *Human Communication Research*, *20*, 413 – 430.

Pfau, M., Van Bockern, S., & Kang, J. G. (1992). Use of inoculation to promote resistance to smoking initiation among adolescents. *Communication Monographs*, *59*, 213 – 230.

Reitman, D., St. Lawrence, J. S., Jefferson, K. W., Alleyne, E., Brasfield, T. L., & Shirley, A. (1996). Predictors of African American adolescecnts' condom use and HIV risk behavior. *AIDS Education and Prevention*, *8*, 499 – 515.

Stiff, J. B., & Mongeau, P. A. (2003). *Persuasive communication*. New York: Guilford Press.

Szabo, E. A., & Pfau, M. (2001, November). *Reactance as a response to antismoking messages*. Paper presented at the annual meeting of the National Communication Association, Atlanta, GA.

Ventura, S. J., Abma, J. C., Mosher, W. D., & Henshaw, S. K. (2006). *Recent trends in teenage pregnancy in the United States, 1990 – 2002.* Hyattsville, MD：National Center for Health Statistics.

Wallack, L., & Corbett, K. (1987). Alcohol, tobacco and marijuana use among youth：An overview of epidemiological, program and policy trends. *Health Education Quarterly*, *14*, 223 – 249.

Wegener, D. T., Petty, R. E., Smoak, N. D., & Fabrigar, L. R. (2004). Multiple routes to resisting attitude change. In E. S. Knowles & J. A. Linn (Eds.), *Resistance and persuasion* (pp. 13 – 38). Mahwah, NJ：Lawrence Erlbaum.

Wood, M. L. M. (2007). Rethinking the inoculation analogy：Effects on subjects with differing preexisting attitudes. *Human Communication Research*, *33*, 357 – 378.

Wright, P. L. (1974). Analyzing media effects on advertising responses. *Public Opinion Quarterly*, *38*, 192 – 205.

Wyer, R. S., Jr. (1974). *Cognitive organization and change：An information processing approach.* New York：John Wiley.

91 **注释**

1. 为了避免可能的混淆（Perry, 1987），需要对两个相关概念进行重要区分，即麦奎尔的"预防接种"和"社会接种"。社会接种代表了麦奎尔的预防接种理论和班杜拉的社会学习理论的结合（Wallack, & Corbett, 1987）。它利用了麦奎尔预防接种理论中的反驳成分，并根据 Bandura（班杜拉）的社会学习理论，强调了社会技能的相关性和社会语境的作用（Wallack, & Corbett, 1987）。但是，社会接种缺乏威胁性，而这恰恰是麦奎尔预防接种理论的关键组成部分。本章的重点是麦奎尔的接种策略。

2. 除了帕克等（出版中）的研究，其余的实验（例如，Godbold, & Pfau, 2000；Pfau et al., 1992；Pfau, & Van Bockern, 1994；Szabo, & Pfau, 2001）通过视频接种信息对青少年（5～8 年级）预防接种效果进行了评估。另一方面，帕克等（出版中）关注的是年龄较大的青少年或年轻人（18～21 岁的大学生），利用纸质接种信息来锁定他们。在上述研究中，预防接种的有效性是通过态度和行为意向（或两者的组合）来评估的。

3. 实验设计由这些组分别组成——两个（实验）组接收预防接种信息，一个（对照）组不接收预防接种信息（Pfau et al., 1992）。在研究结束时（230 天），与对照组相比，两个预防接种（实验）组维持更高水平的抵抗力。其中一个实验组在初始接种后 70 天接收预防接种强化信息。然而，强化输入似乎没效，因为在研究的结论中，两个实验组表现出同等的抵抗力。

推荐阅读

Banas, J. A., & Rains, S. A. (2010). A meta-analysis of research on inoculation *theory*. *Communication Monographs*, *77*, 281 – 311.

Banerjee, S. C., & Greene, K. (2007). Antismoking initiatives: Effects of analysis versus production media literacy interventions on smoking-related attitude, norm, and behavioral intention. *Health Communication*, *22* (1), 37 – 48.

Ivanov, B., Parker, K. A., Miller, C. H., & Pfau, M. (in press). Culture as a moderator of inoculation success: The effectiveness of a mainstream inoculation message on a subculture population. *Global Studies Journal*.

Nabi, R. L. (2003). "Feeling" resistance: Exploring the role of emotionally evocative visuals in inducing inoculation. *Media Psychology*, *5*, 199 – 223.

Szabo, E. A., & Pfau, M. (2002). Nuances in inoculation: Theory and application. In J. p. Dillard & M. Pfau (Eds.), *The persuasion handbook: Developments in theory and practice* (pp. 233 – 258). Thousand Oaks, CA: Sage.

92

理论与实践问题

1. 从历史上看，强化信息的成功与否一直被归因于信息发布的时机。伊万诺夫等（2009b）提出了另一种观点，即强化信息的成功可能在于其效力，而不仅仅是时机。他们进一步指出，每一个态度或行为的挑战，以及针对它的接种产生的防御，可能构成一个强化会话，这应该比传统的强化信息更有力。如果这一论点是正确的，那么，接种态度和行为所面临的挑战能否起到推动作用，并强化他们试图改变的同样的态度和行为？如何解释为什么会发生这种情况？如何设计一项研究来检验这一命题？

2. 本章提到，设计不会对所提倡信息产生抵触的预防接种信息是重要的。伊万诺夫等（2011a）的初步发现表明，预防接种可能能够通过引导态度和行为的挑战者，从而利用抵抗效应，增强抵抗力。伊万诺夫等（2011a）的初步发现表明，当挑战者使用的说服性信息中含有高度控制的语言时，产生的抵抗力更强。然而，如果使用高度控制语言的说服性信息在信息结尾处尝试恢复接收者的决策自主性，这些效果还会持续吗？此外，如果说服性信息是精心设计的，通过使用不威胁接收者决策自主性的语言，从而避免产生抵触情绪，又会导致怎样的结果呢？在这种情况下，由抵触引起的预防接种信息是否会比传统的预防接种信息更多、更少或更有效？请建立一个合乎逻辑的论点来支持你的期望。

3. 威胁是预防接种策略中最关键的组成部分，它与抵抗力是正相关的；预防接种信息设计人员一直在努力提高信息威胁水平。那么，健康信息设计人员可以通过哪些方式来提升信息威胁水平？

4. 作为一种抵抗策略，预防接种已在许多不同的语境下（例如健康、商业、政治、文化 93 等）被反复证明能有效地保护态度和行为。本章提供了具体的研究结果，以及通过接种可以保护的与健康相关的态度和行为的例子。还有哪些未在本章中列出的与健康相关的态度和行为，也可以通过预防接种来保护？

5. 伊万诺夫等（2011b）报告的结果表明，预防接种信息不仅可以影响直接接触预防接种信息的个人，还可能影响通过与先前预防接种过的个体对话而间接接触该信息的个体（即社交网络扩散）。那么，如何设计和表达有效的健康运动预防接种信息，使其实现社交网络扩散最大化呢？

第六章
使用叙事促进健康——以文化为中心

琳达·K. 拉基（Linda K. Larkey）　　艾米·L. 希尔（Amy L. Hill）

95　　目前许多学术领域都采取了所谓的叙事主义转向：认识到主观感知介入讲述的程度，意识到人们依赖故事去熟悉周围的环境，并且承认人类知识和暂时的真理具有天然的叙事结构。

夏隆（Charon）和蒙泰罗（Montello），2002 年，第 65 页

一、引言

许多关于健康行为的理论都基于理性系统。这些系统表明，人们在权衡如感知到的风险与收益等因素并做出合理的决定时，要么是基于环境因素考虑（例如促进或约束因素），要么是基于这些因素的某种组合（Glanz, Rimer, & 96 Lewis, 2002）。但除此之外，还有一种理解健康行为的思路，即将社会文化与交流以及共同的叙事紧密联系在一起。叙事被定义为通过人类语言去描述经验和传达意义（Murray, 2002）。来自特定的社区或文化群体的叙事可用于：①在社区内建立意识、发出声音和共享智慧的能力；②识别该群体如何看待关于特定行为的价值观、信念和行为规范；③从中选择"最佳故事"来讲述以达成促进健康行为或态度的目的。

本章旨在提出一种以叙事为基础、以文化为中心的健康促进信息设计模式。"文化中心主义"这一术语强调了文化观点的中心地位，其叙事信息描述了群体内部的文化并正确理解、忠实传达了文化本质（Larkey, & Hecht, 2010）。值得注意的是，文化描述的是任何社会群体所共享的含义，不论其含义是否是由年龄、种族、民族、宗教、组织或这些特征的组合来定义。这样一来，任何具有显著特征的目标受众都可被视为具有一种"文化"，这种文化决定了群体内个体行为所代表的核心价值、含义和规范。基于文化视角的叙事便是一种挖掘、复制、分享这种文化中心地位的媒介。本章所提出的模型提供了一个在交流的过程和内容中嵌入文化知识的框架，并阐述了对该模型及其规则所进行的

重复验证如何指导基于叙事的健康促进的设计、预测试和实施。

二、叙事理论和叙事干预的基础

叙事理论是由来自不同学科的概念汇聚而成的广泛的概念和命题，它揭示了如何通过交流互动来展现个体身份和社会经验。叙述性传播（如对话、故事、文字等）根据其所属的文化汇聚了一整套信念、规范及价值观。这种观点承认人类的经验和文化是通过不断交流互动积累而来的（Fisher，1984）。同样，从社会建构主义的观点来看，叙事被视为塑造文化和文化身份的关键过程之一，它在集体语境中创造文化意义、归属感和指导方针（Hoshmand，2005）。其中一项使用叙事的方法传播健康信息的开创之举便是娱乐教育（entertainment-education，E-E）。娱乐教育的基础是媒体研究和创新传播中的说服性传播（Singhal，Cody，Rogers，& Sabido，2004），最初是为了在发展中国家的电视广播等大众传媒中宣传特定的公共卫生知识而开发的。

（一） 为何要在健康促进中使用叙事

支持叙事干预的人认为，这种形式的优势在于可以直接从目标受众的世界观中提取有吸引力的信息。叙事被描述为一种文化表达形式，被植入于讲述塑造个人态度和信念的故事中（Hecht，& Baldwin，1998）。在群体内分享的故事会很自然地包含情感上引人入胜的元素（Larkey，& Hecht，2010）。相比于通过对形成性研究的数据进行详尽细分来提取目标受众特征，并在健康信息中体现出这些特征的常规方法，在健康促进中使用叙事更具优势。这种方法是从目标群体的语言和故事中设计信息，这种信息能更准确地反映目标群体的行为方式和规范。

在过去的几十年中，叙事、讲故事或故事的特定形式已开始被成功地纳入健康促进研究。例如，一则以照片小说（在亚利桑那州的拉丁裔美国人中非常流行的、蕴含丰富文化的故事/相片）为主要工具、以同伴为健康教育者的干预，成功地改善了当地居民的饮食健康行为（Buller et al.，2000）。一项针对美国黑人女性、以讲故事为基础的干预，成功地帮助那些妇女认识到乳腺癌的威胁，教会她们正确处理信息，并验证了她们的经验（Williams-Brown，Baldwin，& Bakos，2002）。此外，研究还发现，分享个人故事对于拉美裔人获取与健康相关的信息，以及与其他拉美裔人建立联系，都起到了至关重要的作用（Larkey，Hecht，Miller，& Alatorre，2001；Larkey，Staten，& Ritenbaugh，2000）。与采用非叙事方法进行的健康促进相比，叙事方法的有效性逐渐得到了证明（Larkey，& Gonzalez，2007；Larkey，Lopez，Minnal，& Gonzalez，2009）。因此，相较于许多常规方法，讲故事的方法具有很多潜在的优势。

（二）叙事如何起作用

在"以文化为中心的健康促进叙事"模型中，学者们已提出了一组具体的预测（Larkey，& Hecht，2010）。我们在本章中对此进行了简要回顾。我们将描述应该如何使用此模型来设计针对特定人群的干预信息，并对这些信息进行预测试。该模型借鉴了上述研究中丰富的概念性和理论性发展以及这些研究的公共卫生基础，强调了一些关键要素在设计健康促进叙事信息中的重要性。

98

1. 模型摘要

模型主体（见图6.1）首先提出了故事具有显著的叙事特征，可以用于健康促进信息设计或健康干预。这些特征推动了一系列中介变量的产生，而这些中介变量有望（通过态度和对社会规范的理解）影响实施促进行为的意图，从而鼓励人们按照已确定的榜样进行改变。我们将针对每组的影响因素描述该模型的研究证据和逻辑。

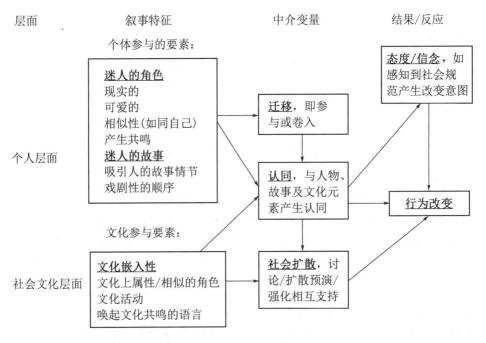

图 6.1　以文化为中心的健康促进叙事模型
（Larkey，& Hecht，2010）

2. 叙事特征

叙事具有某些重要特征。影响叙事中的人物是否能吸引受众的重要因素包括现实感、引发同理心和喜爱之情，以及感知到的与角色的相似性（同质性）。情感联结（即同理心和喜好）和与角色的相似性都被认为是影响说服效果的关键因素（Singhal，& Rogers，2002；Slater，Rouner，& Long，2006），这一点在关于癌症幸存者故事的最新研究中被证实（Kreuter et al.，2008）。在自然环境中，相似的同伴对诸如个体吸烟、吸毒等行为会产生显著的影响（Hoffman，Monge，Chou，& Valente，2007；Korhonen et al.，2008）。对艾滋病预防项目的评估持续表明，通过号召社区成员（即相似的其他人）分享自己的故事会对个体的行为产生积极影响（Janz et al.，1996）。这些观察和相关研究得出的假设是，相似的他人所起到的示范作用会吸引人们的关注，从而促使人们调整自己的行为。

一个引人入胜的故事可以被定义为具有吸引人（或有趣）的故事情节。例如，有一项研究针对一个包含安全性行为和避孕信息的埃塞俄比亚节目，该研究发现，对节目的喜欢增强了接触到这些信息的埃塞俄比亚人改变行为的意愿（Farr，Witte，Jarato，& Menard，2005）。即使已知故事是虚构的，故事的现实感（Busselle，& Bilandzic，2008）和生动的图像（Green，2006）都被证明会影响受众的参与度。米勒、赫克特和斯蒂夫（Miller，Hecht，& Stiff，1998）的研究发现，兴趣、现实感和身份认同对观众投入到健康类叙事视频中的程度起到了关键作用。这表明，如果对故事和角色的整体感知是有趣和真实的，受众可能会更充分地投入其中。

故事是否引人入胜，取决于个人对戏剧、小说或其他故事形式的偏好。根据故事构建的指导原则（Livo，& Rietz，1986），戏剧性的顺序对于叙事是否具有吸引力起到至关重要的作用。从叙事话语结构的视角来看，以一定的顺序去构建叙事可以产生不同程度的悬念或激起人们的好奇心（Knobloch-Westerwick，& Keplinger，2007）。例如，通过提出挑战和解决方案来制造紧张和戏剧性，或提出未解的问题和谜题，直至最后解决，这可能会使人更加兴致盎然。

这些因素在本质上依赖文化观念：故事情节的吸引力、受众与角色之间的联系会因文化的不同而千差万别。这凸显了文化嵌入的重要性（译者注：文化嵌入在此指的是叙事与某一社会文化契合的程度，文化嵌入度越高，表明该社会文化中的成员越能接纳这一叙事），并将同质性（相似性）这一概念拓展至文化领域，即在角色的行为或语言中，或在目标群体熟悉的事件中，都透露出文化线索。这些线索将观众带入所描绘的文化，进而唤起一种文化共鸣感。

3. 中介变量

以上讨论的叙事特征可能会导致模型中的关键中介变量发生作用，包括迁移（即被故事带着走，包括投入完整的注意力、专注、与故事情节产生一致的情感投入）以及对故事中人物（或讲述者）的认同。

（1）迁移

在叙事信息处理的语境中，这一术语可以与参与、卷入交替使用（Slater, & Rouner, 2002）。他们所描述的状态已经被证明会影响态度和行为。认知和情感参与包括完全沉浸于信息或被信息迁移（Blythe, Overbeeke, Monk, & Wright, 2004；Green, Brock, & Kauffman, 2004）。Green（2006）认为，这种效果可能是通过与角色之间建立联系产生的，这些角色的行为树立了可以产生理想效果的榜样，并且使受众认为这是一种普遍存在并被普遍认可的行为规范。

（2）认同

当角色和故事被受众认为像自己时（即一个人在角色中发现了自己的影子，并将故事与自己联系起来），就会唤起认同的反应，从而对个体的态度或行为产生影响。例如，当接触到有关降低艾滋病风险行为的信息时，人们会将埃文·约翰逊视为榜样和可以建立某种联系的朋友，这种认知将提升降低风险的意图（Brown, & Basil, 1995）。

有人进一步指出，迁移和认同这两个中介变量应该共同发挥作用。例如，故事与自己的处境或文化背景产生的紧密联系以及被故事迁移可以产生认同感，这种认同感将使个体忽视反对意见，减少对信息的抵制（Hinyard, & Kreuter, 2007；Slater, & Rouner, 2002）。最近有一项研究，旨在评估与癌症预防行为相关的故事要素和中介变量的量表。该研究发现，故事因素通过影响对人物的认同程度，进而影响个体改变饮食和运动的意图及行为（Larkey, Lopez, & Roe, 2008）。

（3）社会扩散

在个体浏览叙事并对其做出回应时，他们最终可能与他人分享叙事，通过预演和社会支持来扩散促进行为（Crist, 2008；Sharan, & Valente, 2002；Singhal et al., 2004）。这种现象被称为社会扩散（也称为传染、溢出效应和社会预演），并可能增加另一层潜在效应。尤其是当故事在群体环境或社区中扩散时，对故事人物和内容的讨论更有可能创造出一种信息扩散，传达到那些听到最初版本故事之外的人。如果个体考虑改变行为，通常会对这一行为进行讨论，强化彼此的观念并互相扶持朝着这一目标前进（Papa et al., 2000；Slater, & Rouner, 2002）。

（三） 叙事消息设计中的应用

健康促进模型中以文化为中心的叙事可能被用于许多媒体和社会环境中。该模型也可应用于基于叙事的健康促进信息的开发和测试。此外，该模型和相关量表（Larkey et al.，2008）有望能提供一个框架，用于选择和评估从形成性数据采集过程中收集的故事。此外，该模型和量表有助于在将信息应用于健康促进运动之前所进行的预测试验。根据试点研究、模型开发和测试的结果，并借鉴他人的工作经验，本文在以下几节中提出了指导该过程的建议。

1. 设计符合标准的故事内容

建议采用一种简单直接的方法，从目标人群中收集故事——要求人们分享与健康问题相关的经历。关于如何选择"故事讲述者"以及用于收集/记录故事的媒体，我们需要做出一些决定。

讲故事的人可以被视为文化群体的信息提供者。代表性的人物可以包括与健康信息所定位的目标人群相同的参与者（例如，可能正在考虑频繁性生活的拉丁裔青少年）、已选择实施推荐行为的参与者（例如，已经发生过性关系且已采取避孕措施的拉丁裔青少年，或从未发生过性关系的拉丁裔青少年）和那些选择不实施推荐行为的人（已怀孕的拉丁裔青少年）。研究者需要考虑，是否要在同一数据收集组中合并不同类型的信息提供者。事先与可能参与故事小组的人进行讨论，可以帮助人们做出决定，从而解决小组成员的异质性问题。

故事可能会以开放式问题来展开，比如通过探讨个人、家人或朋友的生病经历、预防行为或健康问题，共同寻找克服困难取得成功的案例。除了提出更可能引出戏剧性故事的问题外，我们还可以通过探讨细节来引出详细的故事背景、人物关系以及情感反应等，从而自然地唤起对地点、时间、家庭和反应的文化体验。人们回答有关经历的问题的方式多种多样，从非常肤浅的、类似事实的信息，到未经准备的、冗长的故事。若想直接引出故事，可以用这样的问题开头："告诉我你在……"或"你能分享什么引人入胜的故事……" *102*

记录叙事的方法可能会根据个人或群体的舒适程度而有所不同，但记录行为需要在隐秘性（例如灯光、照相机）和完整性之间取得平衡。尽管录音不能记录故事的非语言信息，但至少提供了文字记录，并且一旦讨论开始就不太引人注意（尽管知情同意过程会告知记录所使用的方法）。

为了确保数据的完整，特别是为了获取新故事，以便被编辑并生成最终的信息，建议您进行视频录制。例如，在乳腺癌患者系列《妇女故事》（Dow，2010）中就使用了后一种方法，其目的是在诊断后向女性提供对决策过程至关重要的信息。

2. 叙事或故事元素的选择

一旦收集了一组故事，我们就需要解决几个问题，以便选择有效的呈现形式（这种形式可能是完整的故事，也可能是其中的一部分）。基本要求是涉及健康信息本身，包括故事是否对普遍的健康行为改变原则进行了整合，以及故事是否对素材做出了有意义的选择（如模型中所建议的那样进行识别、参与），随后进行社会传播。

（1）基本要素

当目标人群普遍缺乏此类信息时，最低要求就是要讲述一个包含了所需的健康行为以及有关"如何做"的信息的故事。进一步的阐述可以包括有关健康问题或风险的更多信息，以及为避免或改变健康问题而采取该行为的必要性。这样，故事的功能就与通常被认为是必要的健康行为干预措施的传统教育元素类似。

对于明确说明所需健康信息这一建议，有一些例外值得关注。如果行为建议已是众所周知的，并且有历史记录显示个体曾抵制过这一行为（例如戒烟），那么重复该信息可能只会增强抵制。在这种情况下，简单地讲述一系列事件并描绘结果，而不在整个场景中散布"戒烟"的信息，可能会收到更好的效果。通过在故事中放置体验性描述，信息则不会直接传递（例如，"您必须遵循糖尿病饮食和锻炼计划，否则……"），而是通过故事情节间接传递。

同样，由于文化禁忌而难以表达的信息（例如，许多美国印第安文化中不使用"癌症"这个词）或被认为是令人尴尬的信息（例如，结直肠癌筛查建议），都需要仔细考虑直接表达的尺度。然而，从那些受人尊敬的长者或受到认可的榜样那里收集的资料，可能有助于克服这些阻力，特别是当他们自发地直接说出类似"我们必须开始讨论这个……"或者"我们不能再让尴尬阻碍……"的话时。

（2）行为改变理论要素

在选择故事和内容时，选择一些较成功的健康行为改变理论所指导的原则（Fishbein, & Yzer, 2003）可能会很有用。例如，确保榜样具有吸引力，确保有足够的信息支持自我效能感，并提供环境资源和支持的实例，这都是社会认知理论（social cognitive theory）（Bandura, 1986）提出的关键因素。行为预测综合模型强调了以下重要性：建立推荐行为是（或正在成为）社会规范的观念，对行为的积极态度胜过消极观念，以及人们的行为控制感（自我效能感）。反映这些因素的故事摘录（例如，说每个人都在这样做的角色）可能会增强信息的影响力。

（3）叙事模型元素

在涉及对故事最初反应（例如，引人入胜的故事和人物）的健康促进模型元素中，文化中心叙事是由故事对象来判断的主观因素。通过持续的讨论和传播最终导致社会扩散的可能性目前尚无法判断，这需要在以后进行衡量。但是，在选择可以使用到健康促进信息中的故事时，应考虑所有这些因素。

最后，故事或故事节选的选择过程本身不应仅由一小队健康传播专业人员或研究人员来进行。一个故事是否会成功、是否具有吸引力，可以通过能代表目标人群的人对此的总体印象来判断。无论是在开发阶段，还是在最初的故事选择阶段，或者在随后的构建、起草和最终评估阶段，使用上述标准从原始故事讲述者或目标人群中获取有关健康促进潜力的反馈，都可能是有利的。

3. 叙事干预的构建

在健康促进干预措施中，有些陈述方式本身就包含叙事。关于使用哪种呈现方式、通过何种媒体和传播渠道——即决定传播矩阵（译者注：传播矩阵指哪些相关要素被纳入特定的传播过程中），是通过特定的干预和目标受众来确定的。下面将阐述传播矩阵中的每个关键决策和一些可能性的示例。

（1）呈现方式

一个由个人讲述并被用音频或视频记录下来的单个针对性的故事，可用于公共卫生公告或健康促进项目。在最初的录制过程中，很少有故事能满足提供基本信息、行为改变的理论要素和以文化为中心的叙事模型要素等诸多标准。有了一个经过修饰的、聚焦于关键信息或策略的好故事，就可以通过添加其他信息，制作出一个包含所有关键内容的作品。

当故事片段（引人入胜的角色、事件、遇到的挑战）被拼凑在一起，创作出一个复合型故事时，创作过程将具有更大的灵活性。我们可以将单个故事中描述的角色进行组合，以产生对比、戏剧效果和更多的学习机会。例如，一个因为癌症失去了亲人的故事，可以与另一个习惯懒散、生活方式不健康却被人以幽默和耐心的方式对待的故事相组合。这样既可以让受众产生失去亲人的同情，又能从抱怨以及和其他角色开玩笑所描绘的后果中得到学习。

组合故事概念的一个应用是类似西班牙语肥皂剧的呈现方式。该形式中的许多角色及其故事都以连续演示的方式串联在一起。通过这种形式，随着时间的流逝，可能会产生多个要点，并且对角色及其处境产生的兴趣可能会以某种方式将观众带入他们的世界（Crist，& Haradon，2011；Larkey et al.，2009）。

（2）投放源和媒体

这些是所有健康促进工作的关注点，但是在传递叙事信息的情况下，存在一些独特的问题。对于信息来源，人们通常会询问有关可信任来源的问题（家庭成员、朋友还是权威人物）。故事可通过各种媒体进行传播，这取决于一代人的媒介接触特性（YouTube 或是下午肥皂剧）和文化（谈话圈、编织团体或教堂表演）。它们可以是实时传递的情境，也可以是使用视频呈现的情境（例如一个编织小组共享故事的视频）。我们建议叙事数据收集中应包括一个简单的问题。比如，在代表目标受众的故事分享小组中，我们可以询问参与者以下问题："如果我们将您的故事带给可以从中受益的人，您会建议如何去呈现它们。"最近完成的一系列焦点小组访谈收集了来自黑人教会里的老人的故事，其中参与者对上述问题的答案不一，从专业医护工作者（但此人必须经过教会领袖的认可）传达的关键信息，到为教会成员做的现场演讲都有。焦点小组的参与者还建议在周日专门讨论有关健康主题的视频，内容包括真实人物和故事，邀请知识渊博的嘉宾，例如有亲身经历的人（Robillard，2011）。因此，传递场所的选择就像任何公共卫生信息一样，需要考虑到目标受众可用并被其视为可信赖来源的渠道、可用于支付成本和时间的资源以及首选的传播形式。

三、在实施之前测试模型的元素：预测试内容

与任何健康促进工作一样，对材料和信息进行预测试的方法也很重要。疾病控制中心和美国国立卫生研究院提供了大量有关常见预测问题的指南以及应当复查这些材料的人员的类别。其他标准检查也很重要，如确保材料符合受众的读写水平，或要求专家检查信息的准确性。

在 Larkey 的研究中，以文化为中心的叙事模型被用于启发人们讨论健康促进材料的开发、材料草案的预测试阶段以及干预效果的最终评估中应包括哪些内容。作为预测试的内容，关于故事的直接评估可以通过以下方式实现：由社区咨询委员会或代表目标受众的社区成员牵头，将故事与以文化为中心的叙事模型中的元素进行对比，例如故事元素和中介变量设计的措施（见图6.1）。

无论是哪一个小组，参与者都可以被邀请去审查叙事呈现方式，并回答关于叙事模型的问题，说明哪些内容起到了或没有起到所询问的效果。关于什么"有效"或者什么似乎不符合标准的讨论，可以被用于考虑如何对呈现方式进行编辑，或者征求修改和改进的意见。

四、走上街头：数字叙事

先前的许多讨论都为健康促进专业人士提供了一系列指南——获取相关故事、将其塑造成健康促进信息、并最终传回给它们所属的群体。但是，有一种

由社区发起并拥有这些步骤的模式。作为基于社区的参与性实践，数字叙事使变革推动者和受众之间的界限变得模糊。

（一） 数字叙事简史

尽管数字叙事指的是各种不同的媒体制作过程和产品，但其根源可以追溯到位于加利福尼亚伯克利的数字叙事中心（CDS；www. storycenter. org）的开拓性工作。该网站在 20 世纪 90 年代初期开始开发并完善一种模型，以帮助人们以短片的形式分享人生中的重要时刻。数字叙事（digital story telling）已发展成一种重要的参与式媒体制作方法，可用于各种社区、教育、艺术和学术环境，通过与少数人合作，推动简短的、第一人称视角的、用以记录广泛的文化和历史体验的视频作品的制作（Burgess，2006；Lambert，2002）。

（二） 数字叙事方法和价值

数字叙事方法始于社区，一般会组织数字叙事研讨会。小团体（通常为8～12人）在一个为期三四天（连续或分散在几周内）的研讨会上，制作简短的第一人称视角的数字视频。数字叙事主持人会组织一个研讨会，该研讨会由组织会议和确定议程的社区成员提出的问题所驱动。在这些研讨会中，参与者通过小组"故事圈"分享自己的生活经历；录制配音旁白（录制通常在写作的过程中完成，但也存在和缺乏读写能力的人合作的方式）作为他们故事的基础文本；选择和/或生成静态照片和短片用于说明故事；并通过数字成像和编辑软件基础知识课程来学习如何组装这些材料以形成"数字故事"。研讨会的最后是关键时刻，小组将筛选参与者的作品，此时将会是庆祝、集体支持和认可的时间，也是小组成员获得切实的成就感和自我效能感的时候。

这种数字叙事形式已经在各种各样的公共卫生环境中得以运用。社区和公共卫生机构与主持人合作开发了一些项目，此处仅举几个例子加以说明。例如，支持努力减肥的年轻人创作故事以获得理解；鼓励低收入的少数族裔讲述自己在恶劣的邻里环境中所面对的权力压迫和进行的抗争；努力对抗传统的男性观念，支持无暴力、两性平等关系的男人。由此产生的故事将在培训中分享，以训练提供者和外联人员的工作技能，使他们能够在文化和语言各异的社区及当地环境中推动个人行为和社会规范的转变。

在当地社区卫生环境中进行的许多数字叙事的工作，在很大程度上依赖于社会工作实践中的赋权理论。该理论本身涉及将叙事作为对所谓的边缘化群体进行干预的工具（Rappaport，1995）。数字叙事过程也呼应了巴西教育家保罗·弗莱雷（Paolo Freire）的教导，他认为批判意识的发展是社会变革行动的先驱，必须首先仔细回顾自己的经历，并检查其在不公正的社会和政治环境中的位置（Freire，1970，1992）。根据这一理念，数字叙事促进者的作用是帮助研讨会的参与者对自己的生活展开批判性的分析，并将个人经历置于更广泛的历史框架内，这其实是共同创作故事的过程。根据这些传统，故事片段的制作由社区成员掌握，并通过他们的决定和渠道（无论是在线共享还是在社区会议上共享）来完成传播。

五、第一人称叙事中的道德考量

开发健康传播宣教或工具的许多方法大致上都是基于"真实的人的真实生活"，包含了将访谈或焦点小组数据转化为有用内容的过程。但是，叙事信息中的很大一部分以及上述的所有数字故事，都完全基于现实的生活体验。这种方法要求人们分享生活中的细节，并在数字叙事中亲自讲述这些细节。尽管可以保留一定程度的匿名性，但个人的独特声音使其无法完全确保匿名。

当收集故事的过程与健康促进信息的产生分开时，让参与者充分了解数据收集的目的（任何涉及这类数据收集的研究都是如此）至关重要。为此，知情同意流程不仅需要描述数据收集的过程，还要阐述数据收集的方法以及在生产公开发行的媒介内容时个人陈述的可能用途，这一点至关重要。对于任何可能辨别出参与者的故事或创作过程，我们建议那些使用故事的人回顾早期的和最终的作品（无论是专业团队在制作还是在数字叙事的情况下，社区的参与者就是创建者）。这样，他们可以继续考虑他们对已经共享的内容是否感到不快，并且能评价故事的语境是否真实反映了想要表达的传播内容。正如许多人所经历的那样，实时记录下的对话经过编辑也能产生完全不同的含义。有人建议，那些分享他们故事的人完全有权重新审视已经说过的话，评估上下文的含义，并有权拒绝将故事扩散出去。事实上，有人认为，这种级别的审查和参与者的监督能促成更好的产品。

坚定的承诺对这种知情同意进行扩展有两个好处：首先，讲故事的人会在创作健康传播行为材料时感到自己作为合作伙伴的价值；第二，这些人将得到保护，不会因为泄露可能危及他们的信息或照片而在社区中面临羞辱或歧视。

六、结论

从一个文化群体中获得叙事，然后转化为健康促进信息，尽可能真实地呈现关键的、具有文化吸引力的元素。来自访谈、焦点小组或社区参与的数字叙事研讨会的故事可以经过选择、组合加工成故事，创作用于宣传特定健康信息的材料。通过研究预测态度和行为变化的理论要素，能对故事的选择和预测试进行最佳指导。这些要素包括健康促进中以文化为中心的叙事模式中概述的要素（建立个人和文化参与的故事和人物，并在故事中建立认同和参与，使接受 *109* 者能受到触动，在社会上分享和演练这些行为）。将以社区为基础的参与原则和叙事理论结合起来的一个最好的例子便是数字叙事。它以社区团体内部信息的产生和传播作为基础，让那些希望发生改变的人发出声音。通过遵循本章中提供的预测试内容的建议，有效提高项目成功的可能性。

参考文献

Bandura, A. (1986). *Social foundations of thought and action： A social cognitive theory.* Englewood Cliffs, NJ： Prentice Hall.

Blythe, M. A., Overbeeke, K., Monk, A. F., & Wright, P. C. (Eds.). (2004). *Funology： From usability to enjoyment (Human-Computer Interaction Series).* Boston： Kulwer Academic.

Brown, W. J., & Basil, M. D. (1995). Media celebrities and public health： Responses to "Magic" Johnson's HIV disclosure and its impact on AIDS risk and high-risk behaviors. *Health Communication, 7* (4), 345 – 370.

Buller, D. B., Buller, M. K., Larkey, L. K., Sennott-Miller, L., Taren, D., Aickin, M., et al. (2000). Implementing a 5-a-day peer health educator program for public sector labor and trades employees. *Health Education & Behavior, 27* (2), 232 – 240.

Burgess, J. (2006). Hearing ordinary voices： Cultural studies, vernacular creativity and digital storytelling. *Continuum： Journal of Media & Cultural Studies, 20* (2), 201 – 214.

Busselle, R., & Bilandzic, H. (2008). Fictionality and perceived realism in experiencing stories： A model of narrative comprehension and engagement. *Communication Theory, 18,* 255 – 280.

Charon, R., & Montello, M. (2002). *Stories matter.* New York： Routledge.

Crist, J. D. (2008). Theory derivation and the telenovela： Facilitating Mexican American family use of home healthcare. *Nursing Science Quarterly, 21* (1), 39 – 40.

Crist, J. D., & Haradon, J. B. (2011). Telenovelas and cafecitos： Culturally sensitive intervention strategies for Latina women. In M. L. Wykle & S. Gueldner (Eds.), *Aging well： Gerontological education for nurses and other health professionals* (pp. 495 – 506). Sudbury, MA： Jones & Bartlett Learning.

Dow, M. (2010). *WomenStories： Information and inspiration from breast cancer survivors.* Retrieved May 19, 2011, from http：//www. womenstories. org.

Farr, A. C., Witte, K., Jarato, K., & Menard, T. (2005). The effectiveness of media use in health education: Evaluation of an HIV/AIDS radio campaign in Ethiopia. *Journal of Health Communication*, *10* (3), 225 – 235.

110 Fishbein, M. , & Yzer, M. C. (2003). Using theory to design effective health behavior interventions . *Communication Theory*, *13* (2), 164 – 183.

Fisher, W. R. (1984). Narration as human communication paradigm: The case of public moral argument. *Communication Monographs*, *51*, 1 – 22.

Freire, P. (1992). *Pedagogy of the oppressed.* New York: Continuum. (Original work published 1970)

Glanz, K. , Rimer, B. K. , & Lewis, F. M. (2002). Theory, research and practice in health behavior and health education. In K. Glanz, B. K. Rimer, & F. M. Lewis (Eds.), *Health behavior and health education: Theory, research, and practice* (3rd ed. , pp. 3 – 21). San Francisco: Jossey-Bass.

Green, M. C. (2006). Narratives and cancer communication. *Journal of Communication*, *56*, S163 – S183.

Green, M. C. , Brock, T. C. , & Kaufman, G. F. (2004). Understanding media enjoyment: The role of transportation into narrative worlds. *Communication Theory*, *14* (4), 311 – 327.

Hecht, M. L. , & Baldwin, J. R. (1998). Layers and holograms: A new look at prejudice. In M. L. Hecht (Ed.), *Communicating prejudice* (pp. 57 – 86). Thousand Oaks, CA: Sage.

Hinyard, L. J. , & Kreuter, M. W. (2007). Using narrative communication as a tool for health behavior change: A conceptual, theoretical, and empirical overview. *Health Education Behavior*, *34* (5), 777 – 792 .

Hoffman, B. R. , Monge, P. R. , Chou, C. P. , & Valente, T. W. (2007). Perceived peer influence and peer selection on adolescent smoking. *Addictive Behaviors*, *32* (8), 1546 – 1554.

Hoshmand, L. T. (2005). Narratology, cultural psychology, and counseling research. *Journal of Counseling Psychology*, *52* (2), 178 – 186.

Janz, N. K. , Zimmerman, M. A. , Wren, P. A. , Israel, B. A. , Freudenberg, N. , & Carter, R. J. (1996). Evaluation of 37 AIDS prevention projects: Successful approaches and barriers to program effectiveness. *Health Education Quarterly*, *23* (1), 80 – 97.

Knobloch-Westerwick, S. , & Keplinger, C. (2007). Thrilling news: Factors generating suspense during news exposure. *Media Psychology*, *9* (1), 193 – 210.

Korhonen, T. , Huizink, A. C. , Dick, D. M. , Pulkkinen, L. , Rose, R. J. , & Kaprio, J. (2008). Role of individual, peer and family factors in the use of cannabis and other illicit drugs: A longitudinal analysis among Finnish adolescent twins. *Drug and Alcohol Dependence*, *97* (1), 33.

Kreuter, M. W. , Buskirk, T. D. , Holmes, K. , Clark, E. M. , Robinson, L. , Si, X. ,

96

et al. (2008). What makes cancer survivor stories work? An empirical study among African American women. *Journal of Cancer Survivorship*, *2*, 33 – 44.

Lambert, J. (2002). *Digital storytelling: Capturing lives, creating community.* Berkeley: Digital Diner Press.

Larkey, L. K., & Gonzalez, J. A. (2007). Storytelling for promoting colorectal cancer prevention and early detection among Latinos. *Patient Education and Counseling*, *Special Issue*, *67*, 272 – 278.

Larkey, L. K., & Hecht, M. L. (2010). A model of effects of narrative as culture-centric health promotion. *Journal of Health Communication*, *15* (2), 114 – 135.

Larkey, L. K., Hecht, M. L., Miller, K. I., & Alatorre, C. (2001). Hispanic cultural norms for health-seeking behavior in the face of symptoms. *Health Education and Behavior*, *28*, 65 – 80.

Larkey, L. K., Lopez, A. M., Minnal, A., & Gonzalez, J. (2009). Storytelling for promoting colorectal cancer screening among Latinas. *Cancer Control*, *16* (1), 79 – 87.

Larkey, L. K., Lopez, A. M., & Roe, D. (2008). *Measures to assess narrative influences on cancer prevention behaviors.* Poster presentation at American Association for Cancer Research: Frontiers in Cancer Prevention Research, Washington, DC.

Larkey, L. K., Staten, L. K., & Ritenbaugh, C. (2000). Communication strategies used by Latina lay advocates of the Women's Health Initiative. *Women and Cancer*, *2*, 37 – 42.

Livo, N. J., & Rietz, S. A. (1986). *Storytelling process and practice.* Littleton, CO: Libraries Unlimited.

Miller, M., Hecht, M., & Stiff, J. (1998). An exploratory measurement of engagement with live and film media. *Journal of the Illinois Speech and Theatre Association*, *49*, 69 – 97.

Murray, M. (2002). Connecting narrative and social representation theory in health research. *Social Science Information*, *41* (4), 653 – 673.

Papa, M., Singhal, A., Law, S., Pant, S., Sood, S., Rogeres, E. M., et al. (2000). Entertainment-education and social change: An analysis of parasocial interaction, social learning, and paradoxical communication. *Journal of Communication*, *50* (4), 31 – 55.

Rappaport, J. (1995). Empowerment meets narrative: Listening to stories and creating settings. *American Journal of Community Psychology*, *23* (5), 795 – 807.

Robillard, A. (2011). *Narrative health promotion to increase colorectal cancer screening in African American churches.* Manuscript in preparation.

Sharan, M., & Valente, T. W. (2002). Spousal communication and family planning adoption: Effects of a radio drama serial in Nepal. *International Family Planning Perspectives*, *28* (1), 16 – 25.

Singhal, A., Cody, M. J., Rogers, E. M., & Sabido, M. (2004). *Entertainment-education and social change: History, research, and practice*. Mahwah, NJ: Lawrence Erlbaum.

Singhal, A., & Rogers, E. M. (2002). A theoretical agenda for entertainment-education. *Communication Theory*, *12* (2), 117 – 135.

Slater, M. D., & Rouner, D. (2002). Entertainment-education and elaboration likelihood: Understanding the processing of narrative persuasion. *Communication Theory*, *12* (2), 173 – 191.

Slater, M. D., Rouner, D., & Long, M. A. (2006). Television dramas and support for controversial public policies: Effects and mechanisms. *Journal of Communication*, *56* (2), 235 – 252.

Williams-Brown, S., Baldwin, D. M., & Bakos, A. (2002). Storytelling as a method to teach African American women breast health information. *Journal of Cancer Education*, *17*, 227 – 230.

112 推荐阅读

Hecht, M. L., & Krieger, J. L. (2006). The principle of cultural grounding in schoolbased substance abuse prevention. *Journal of Language and Social Psychology*, *25*, 301 – 319.

Kreuter, M., Green, M., Cappella, J., Slater, M., Wise, M., & Storey, J. D. (2007). Narrative communication in cancer prevention and control: A framework to guide research and application. *Annals of Behavioral Medicine*, *33* (3), 221 – 235.

理论与实践问题

1. 想想你自己的参照群体（年龄、文化等），想象你和你的同伴就一个有争议的健康行为问题接受采访（例如，在一些年龄组，戴头盔或使用安全套是被抵制的）。对于抵制或改变建议的行为，你个人有什么看法？

2. 如果你正在编写一个叙事性的公共卫生信息，你会选择你的故事吗？为什么？你用什么标准来判断？

3. 如果你想在国外推广一个与健康相关的行为，你将如何获取有助于推广这一行为传播模式的关键信息？

4. 如果你在健康促进活动中使用他人的故事，你会如何确保分享故事的人的隐私权得到保护？

第二部分

以受众为中心的信息设计

第七章
量身定制健康信息的文化差异框架

雷切尔·E. 戴维斯 （Rachel E. Davis）

肯·雷斯尼科 （Ken Resnicow）

一、引言

有那么一刻，你脑海中会浮现出这样一幅画面：一位60岁的老太太坐在位于佛罗里达迈阿密的自家阳台上，望着大海。她出生在古巴，年轻时移民到美国。当她打开邮件时，她正在一家古巴咖啡馆。其中一封信来自她的医疗保健计划。信的开头是这样的："亲爱的洛佩兹女士：和许多墨西哥裔女性一样，你患糖尿病的风险更高。"读完这篇文章后，洛佩兹太太把信扔进了她椅子旁边的垃圾桶里。

这个虚构的例子展示了健康信息对文化细节的关注会影响其是否会引起目标受众的注意、这个信息是否会被他们阅读以及受众是否会对其给予足够的思考。因此，本章将讨论如何设计具有文化敏感性的健康信息。

根据雷斯尼科和布雷斯韦特（Resnicow, & Braithwaite, 2001, p. 517）的定义，文化敏感性是指"目标人群的种族/文化特点、经验、规范、价值观、行为模式和信仰、相关历史、环境和社会力量在针对性的健康促进材料的设计、交付和评估中体现的程度"。

对文化敏感性的关注很重要，因为美国有文化多样性的历史，而且文化多样性在美国不会衰退。根据2000年的美国人口普查，80%的美国人认同一个以上的种族或祖先（Brittingham, & de la Cruz, 2004）。2005年至2050年期间，移民及其直系后裔估计将占美国新人口增长的82%。到2050年，大约五分之一的美国人口将由第一代移民组成（Passel, & Cohn, 2008）。这些数字表明，公共卫生研究人员和从业者需要掌握与文化多样性人群沟通的技能。

对文化的关注很重要的另一个原因是，文化可能与影响健康结果的行为模式有关。文化经常影响与健康行为相关的价值观、态度和信念。例如，对禁欲主义或宿命论的信仰可能会促使个人推迟就医。目前，由文化因素导致的健康行为模式和效果的数据很少。然而，根据人种和种族群体的研究，健康行为及其效果可能因文化而有所不同。例如，这些差异体现在吸烟的普及程度（Fagan，Moolchan，Lawrence，Fernander，& Ponder，2007；Kim，Ziedonis，& Chen，2008）、香烟品牌偏好（Giovino et al.，2004）、初次吸烟年龄（Fagan et al.，2007；Kim et al.，2008；White，Nagin，Replogle，& Stouthamer - Loeber，2004）、吸二手烟的程度（Fagan et al.，2007）以及每天吸烟的数量（Fagan et al.，2007；Trinidad et al.，2009）。发病率和患病率不仅在不同人种和种族之间存在差异（Flores，& the Committee on Pediatric Research，2010；Mead et al.，2008），而且在群体内部也有差异（Flegal et al.，1991；Miller，Chu，Hankey，& Ries，2008）。

由于文化因素影响传播，这就进一步说明在健康信息的设计中对文化的关注的重要性。文化归属很可能决定受众对不同信息风格的偏好和反应。例如，文化可以决定沟通渠道的规范——比如，口头交流的意义是仅由说话者建构还是由说话者和听众共同建构，沟通方式是直接还是间接，如何表达个人意见，如何选择语言和方言，是否使用俚语或粗话，语言礼貌随和的程度，使用更个性化的与更非个人的风格，使用叙述性手法还是仅仅基于事实来传递信息、交流感情。

本章首先介绍了文化的定义，并讨论对基于文化进行健康信息设计的两种方法之间的差异——信息定制化和信息个性化。接下来，提出了一个新的概念框架，即文化差异框架，用于回答文化对健康信息的影响。此外，本章还提供了已发表和正在进行的研究项目中使用文化个性化的健康信息案例。最后，简要讨论了形成性研究和预测试，以指导基于文化进行健康信息设计的发展。

（一） 文化界定

设计具有文化敏感性的健康信息需要对目标受众的文化有深刻的理解。但是，什么是文化？文化有许多定义。特里安迪斯（Triandis，1995）提供了一种最为实用的文化定义。特里安迪斯将文化定义为一群人共享的一组规范信念、行为、规范、角色、价值和假设。他将这组文化元素称为一个群体的"主观文化"（Triandis，1972）。按照这个定义，文化可被广泛地应用到许多场合，而不是作为人种或种族的同义词。人种和种族可能是由文化界定的群体，但情况并不总是如此，有许多文化团体跨越人种和种族的界限——例如军人、学者、穆斯林等。根据特里安迪斯（1995）的定义，一个群体的主观文化作为过去经验和规范的参照物，可以指导成员在未来情境中的行为和解释。许多学者一致认为文化是人类通过社会交往创造和实施的。文化的另一特征还在于，信仰和行为的模式可能是文化群体的一种规范，以至于群体中的个体甚至无法注意到它们。这意味着，契合受众文化规范和期望的健康信息虽然可能更具吸引力、更突出，但是与文化契合的信息似乎是如此自然，以至于受众甚至感觉不到。相反，文化契合度低的信息对受众来说可能是不匹配或荒谬的，甚至具有冒犯性。

（二）　信息的定制化（targeting）和个性化（tailoring）

有两种策略可用于改善健康信息的文化契合度，分别是定制化和个性化。尽管经常用于对照，但这两个概念实际上代表了信息定制和受众细分的不同程度（Hawkins，Kreuter，Resnicow，Fishbein，& Dijkstra，2008）。"定制化"被定义为，利用群体数据为特定受众群体或部分受众群体制定健康消息——这些人群在特定健康结果的决定因素上具有同质化特征。"个性化"的原理与定制化相同，但是其量身定做和细分的程度更高。每个受众成员收到一组基于个体数据开发出来的、独特的健康消息。例如定制群体的减肥消息可能涉及群体内的关于体重、饮食行为和运动的规范，但是为个人个性化的健康消息则针对每个受众对体重和食物的偏好、习惯和运动，提出独特的方案。

当以文化数据为基础来理解"定制化"和"个性化"时，这些策略通常被称为"文化定制化"和"文化个性化"（Kreuter，Lukwago，Bucholtz，Clark，& Sanders-Thompson，2002）。在与健康决定因素相关的文化特征上，如果一个群体的成员相对同质化，那么采用定制化策略的消息可能足以实现其行为改变。但是，如果这个群体在文化上是异质性的，那么文化个性化的信息可能会更有效。最近刚刚推出的个性化软件可以测试文化对健康促进行为的支持力度。有关文化个性化的研究还处于起步阶段。但是，至少有两个观察表明，文化个性化在实现健康行为改变方面可能比文化定制化更有效：①研究表明，基于非文化变量的个性化信息在实现行为改变方面往往比定制化信息或一般信息更有效（Noar，Benac，& Harris，2007）；②受众成员在个人层面上对文化变量的认同可能存在差异。

二、解决健康信息设计中的文化差异：一个新的框架

为了解决健康信息设计中的文化问题，有必要考虑文化对健康行为的影响。公共卫生文献中有大量的定性和定量数据，记录了依据文化定义的群体与健康态度、行为和信念之间的联系。但现存的文献却留下了许多未解之谜。例如，

文化究竟如何影响健康结果？为什么文化和健康结果之间的联系在不同研究中存在差异？为什么文化与健康结果之间的关联性在相同文化群体的研究参与者中间存在差异？最重要的是，健康信息应该如何融入文化，从而有效地引导健康行为改变？

在本章中，我们提出了一个新的框架，它包含个人层面的文化差异，以帮助阐明其中的一些问题——文化差异框架。该框架假设了文化影响健康行为的三种途径：身份从属、文化属性和语境特异性，如表7.1所示。

表7.1　文化差异框架

文化影响的途径	定义
身份从属	个人认同的主观文化，当人们在践行信仰、行为、规范、角色、价值观和预设时，同样会借鉴这种主观文化
文化属性	构成个人主观文化的特定信仰、规范、价值观和行为
语境特异性	在特定情境中，语境线索对身份从属或文化属性对个人的重要性的影响程度

（一）身份从属

文化影响健康行为最明显的途径是通过身份从属。受众成员的身份从属是其自我认同的主观文化，并且在形成信仰、行为、规范、角色、价值和假设时主要倾向于利用这些文化。大多数个人由于需要扮演多种社会角色，往往会附属于多种文化群体。例如，中年妇女可以同时隶属于种族文化（例如俄罗斯）、宗教文化（例如犹太人）和社会定义的文化团体（例如民主党人）。个性化健康信息可以通过寻找个体的一个或多个身份来进行。然而，只有当身份从属强烈，并且这种认同影响了健康结果的决定性因素，才会被认为是健康信息个性化的有效变量。

这一框架要求从更传统的、关于文化如何在群体层面上运作的思考，转变为关于文化和个人如何相互作用的思考。如前所述，文化被定义为群体层面的共同主观文化（Triandis，1995）。这意味着大多数群体成员认同那些构成他们共同的主观文化的要素集合。但这并不意味着群体中的每个成员对作为整体的主观文化的认同程度都相同。文化群体成员常常（虽然并不总是）在对他们共同文化的自我认同程度上存在着个体差异。参与者自我认同的程度可能会影响

他们的健康行为、态度和信念，以及他们对影响信息风格（例如信息的语调、

范式）的健康传播因素的偏好。

群体的定制化健康信息是在群体层面设计的，建立在目标受众的身份从属完全相同这个前提上。因此，这种健康信息很可能适合那些与目标主观文化有着强烈联系的受众。然而，与目标主观文化关系薄弱或不存在关系的受众，或与其他主流文化（双重文化）关系密切的受众可能会认为，群体的定制化健康信息与他们在文化上不相关或不具备文化敏感性。而相比之下，文化个性化可以通过将信息内容和样式与每个接收者的身份相匹配来实现文化敏感性的最大化。例如，对于强烈认同日本文化的日裔美国受众而言，有效的健康信息可能会强调与日本人、产品和沟通渠道的关联。而另一个日裔美国人可能兼有日本和美国的文化取向，因此会更积极地回应提及日本人和美国人、产品、沟通渠道等特征的健康信息。

个性化被认为是有效的，因为它使得受众更关注健康信息，更投入到对信息的认知和情感处理中，并且更聚焦于自我比较（Hawkins et al.，2008）。可见，如果能使用基于身份从属的个性化来鼓励受众专注并思考健康消息与自己行为的关联，文化个性化的信息就越有可能有效实现健康行为的改变。

有关身份从属产生个体层面差异的两个例子是人种/种族身份和文化适应。根据科克利（Cokley，2007，p. 225）的定义，种族身份是"种族群体归属的主观意识，包括自我归类、归属感、对群体的偏好、对种族群体的积极评价、种族知识、参与种族群体活动"。与种族相似，人种身份可以定义为个人与某一人种群体的联系强度。在青少年和成年人中，种族认同和人种认同均与健康态度和行为的变化有关。对人种/种族身份方面的认同程度越高，造成了黑人越少遵守Ⅱ型糖尿病的饮食限制（de Groot et al.，2003），使黑人和拉丁裔成年人对某些类型的疼痛越敏感（Rahim-Williams et al.，2007），黑人少女对高风险性行为的态度更负面（Belgrave，Van Oss Marin，& Chambers，2000），白人（White，& Calschild，2004）和黑人儿童（Belgrave，Brome，& Hampton， *121* 2000）更少使用毒品，印第安儿童吸毒和酗酒更多（Marsiglia et al.，2004），黑人少年（Caldwell，Sellers，Bernat，& Zimmerman，2004）和成年人（Herd，& Grube，1996；Klonoff，& Landrine，1999；Pugh，& Bry，2007）喝酒较少，印第安青少年吸烟更多（Marsiglia et al.，2004），黑人儿童终生吸烟更多（Marsiglia et al.，2004）。这些发现显示出个体在对其人种和种族认同的程度上存在显著差异，并暗示如果健康信息与个体接收者的身份从属相匹配，健康信息可能更有效。

文化适应与人种/种族身份有时相关，有时等同。文化适应最初被定义为线性的同化过程，在这个过程中，个体放弃了来源地的文化并采用新环境的文化

（Gordon，1964）。然而，基于贝里（Berry，1997）的研究，文化适应越来越多地按照两个轴定义：①个体对其来源地文化的认同程度，范围从低到高；②个体认同他们所处的新文化的程度（通常由于移民），其范围也从低到高。当它们交叉时，这两个轴将个体分成四个组别：①强烈认同其来源地文化而较弱地认同其新环境文化的人；②对其来源地文化认同较弱但对其新环境文化认同较强的人；③强烈认同两种文化的人；④两种文化认同都很弱（或根本不认同）的人。强烈认同其来源地文化和新环境文化的个体被认为是融合的或双重文化的，而两种文化均不认同的个体被认为在两种文化中都被边缘化（Berry，1997；Cuellar，Arnold，& Maldonado，1995）。

当文化适应被完全定义为个人对其人种或种族群体的依恋程度时，人种/种族身份和文化适应可能是同义词。这些术语之间的区别是，无论个体是否在不同文化之间切换身份，人种/种族身份可适用于任何人，而文化适应仅适用于那些根源在一种文化但居住在由另一种文化主导的环境中的个体。出于这个原因，通常对移民或种族飞地群体（译者注：种族飞地指在一个与自身种族文化不同的国家中，在自己居住的社区里保持自己的种族文化）衡量其文化适应，而在非移民人口中更多地评估人种和种族身份。

文化适应与一系列健康行为有关。例如，被盎格鲁文化同化越深，拉丁裔摄入的水果和蔬菜就越少（Gregory-Mercado et al.，2006；Neuhouser，Thompson，Coronado，& Solomon，2004；Perez-Escamilla，& Putnik，2007），拉丁裔母亲母乳喂养的可能性越低（Gibson，Diaz，Mainous，& Geesey，2005），墨西哥裔（Marsiglia，Kulis，Husseini，Nieri，& Becerra，2010）和亚裔青少年（Tosh，& Simmons，2007）饮酒越多，拉丁裔运动越多（Perez-Escamilla，& Putnik，2007）。这些关系表明，在两种或多种文化之间适应的个体中，文化适应可能对其健康行为具有强大的影响。因此，基于个体的文化适应水平的健康消息的有效性可能会增强。

人种/种族身份和文化适应受到许多因素的影响，包括文化谱系、当代文化接触、受歧视的经历以及群体内与群体外的亲缘关系。因为这些因素在个体层面上不同，个体的个人身份从属也可能不同。例如，并不是所有的古巴裔美国人都认为自己是古巴裔美国人、古巴人、美国人或者别的什么人。即使在那些认同是古巴裔美国人的群体中，也不是所有人都同等程度地认同古巴裔美国人的文化。

示例1：针对种族身份的个性化

"为生活而吃"研究（Resnicow et al.，2009）旨在比较针对种族身份而定制化和个性化的这两种健康干预措施的效果。这项研究测试了两种干预措施在黑人成年人中增加其水果和蔬菜摄入量的效果。这项研究的 560 名参与者是从亚特兰大和底特律的卫生系统成员中招募的，随机分为对照组和实验组，他们在 3 个月内收到 3 份寄往家中的报纸。两组都收到了个性化的干预。对照组和实验组的简报都是根据参与者的姓名（个性化）以及一系列常用于个性化饮食干预的非文化变量个性化的，包括个人水果和蔬菜摄入量、水果和蔬菜偏好、饮食限制、购物和烹饪的社交意义、吃水果和蔬菜的障碍、结果预期、健康状况、卫生系统隶属关系、性别、婚姻状况、是否有孩子住在家里以及就业状况。对照组和实验组之间的唯一区别是：参与者是接受了种族身份的"定制化"还是"个性化"。对照组参与者收到的简报以普通美国黑人受众为目标，略微带有一些非洲中心主义色彩（表 7.2）。实验组的参与者收到了针对每个人

表 7.2 "为生活而吃"研究信息样本

定义特征	标识类型	示例消息
被同化型	低种族显著性；作为黑人或任何人种/种族的一员并不重要	你可能已经知道，如果美国人饮食不健康，他们患糖尿病、心脏病、高血压和癌症的风险更高。美国人的健康状况正在好转，但仍有很大的改善空间。肥胖正在增加，只有大约三分之一的美国人有规律地锻炼
非洲中心型	高度的种族显著性；感觉与非洲和/或非洲文化有很强的联系	你有没有想过为什么非洲人比非裔美国人更不易患肥胖、糖尿病、高血压和癌症？研究人员将非洲部分地区这些疾病的低发病率归功于许多非洲文化的传统饮食，这些饮食文化富含水果和蔬菜。水果和蔬菜能为你的身体创造奇迹
美国黑人型	高度的种族显著性；感到自豪并强烈地与美国黑人的历史和文化联系在一起	你可能已经知道，美国黑人比其他种族的人患糖尿病、心脏病、高血压和癌症的风险更高。美国黑人的健康状况正在好转，但仍有改善的空间。肥胖正在增加，只有大约四分之一的美国黑人有规律地锻炼
双重文化型	高度的种族显著性；观察到黑人和白人社会之间的割裂，并为他或她成功地驾驭这两个世界的能力感到自豪	你可能已经知道，美国黑人比白人更容易患糖尿病、心脏病、高血压和癌症。美国黑人的健康状况正在好转，但仍有改善的空间。所有美国人的肥胖率都在上升，但黑人的肥胖率上升得更快

定义特征	标识类型	示例消息
多元文化型	高度的种族显著性；欣赏和感受与世界许多文化的联系；对跨越人种和种族界限为社会正义而进行的斗争感同身受	你可能已经知道，美国黑人比其他种族的人患糖尿病、心脏病、高血压和癌症的风险更高。美国黑人的健康状况正在好转，但仍有改善的空间。在美国黑人和其他族裔群体中，肥胖率正在上升

的种族身份类型而个性化的简报。研究者使用黑人身份分类量表（Davis et al.，2010）对种族身份进行评估。该量表是专门为"为生活而吃"研究而开发的，用来将不同组合的16种民族身份类型的参与者归入代表性的五种核心身份类型：被同化型、非洲中心型、美国黑人型、双重文化型和多元文化型。表7.2列出了根据核心族裔身份类型定制的信息示例。

如表7.2中的例子所示，种族身份从属决定了信息是如何根据所引用的人种/种族（美国人、非洲人、美国黑人、其他族裔群体）进行个性化的。在"为生活而吃"简报的其他部分，信息是根据历史经验和象征意义个性化的。例如，具有美国黑人身份类型的实验组参与者收到一篇文章，讨论与"美国6·19奴隶解放日"有关的食品传统。在同一地点，非洲中心取向的参与者收到了一篇关于食物和宽扎节（译者注：美国黑人的节日）的文章，被同化的参与者收到了一篇关于波士顿烤豆的文章，多元文化的参与者收到了描述世界各地新年食品传统的文本。项目名称标语和图形也是根据种族身份类型个性化的。

"为生活而吃"研究的结果表明，实验组的参与者每天平均增加了1.1份水果和蔬菜的摄入量，而对照组的参与者每天增加了0.8份。研究组之间的这些差异在统计学上不显著。然而，种族身份弱化了研究结果。接受实验干预的、非洲中心型参与者在水果和蔬菜的摄入量上比对照组中有相同取向的参与者增加幅度更大。那些简报与他们的种族认同类型匹配得更好的参与者，其水果和蔬菜的摄入量也显著增加。来自"为生活而吃"研究的发现表明：①文化个性化可能对并不认同他们文化群体的个体最有效；②健康资料越符合个人的身份从属，个性化的干预可能就越有效。

（二）文化属性

文化影响健康行为的第二条途径是通过文化属性来实现。个体不仅在依赖一种或多种主观文化或身份的总体倾向上不同，而且在其依赖构成特定文化的文化属性的程度上也不同。文化属性是由特定信仰（例如宗教）、规范（例如通信风格）、价值观（例如家庭）和行为（例如服务于传统文化食物）等组合而成的主观文化。例如，尽管意大利文化经常与天主教联系在一起，但意大利人在参与宗教活动方面却有所不同。其他文化群体的成员可能也在其所属文化的具体信念、行为和预设的支持度与参与度上存在类似的差异。特定属性是否在多个文化中被共享无关紧要；正是文化属性的独特组合使文化与众不同（Triandis，1995）。

针对在人种/种族身份或文化适应程度高低的参与者而设计的、基于群组的健康信息隐含这样一个预设，即所有参与者都能识别出健康信息中的文化属性。然而，这种方法认为，个人在对文化属性的认可上几乎没有差异。信息中使用的文化属性与每个参与者对这些属性的认同之间不匹配的程度，反过来会影响接收者对信息反应的程度。例如，为墨西哥裔美国人撰写的信息可能提到家庭成员遵守家庭观念，这是一种强调交流、忠诚、义务、家庭成员之间互相提供社会支持的拉丁文化价值（Rodriguez，Mira，Paez，& Myers，2007；Steidel，& Contreras，2003）。然而，这类信息可能与家庭观念较弱的参与者所秉持的价值观不一致。这些人可能认为有关家庭成员的信息与他们的独立性、自我效能和自我管理无关，甚至是有损害的。

示例2：针对美国黑人文化属性的个性化

克罗伊特尔及其同事（Kreuter et al.，2005）首先测试了文化个性化的健康干预。他们的新研究由四个研究小组组成：行为个性化、文化个性化、行为与文化个性化以及延迟干预的常规护理。参与者是1 227名来自密苏里州圣路易斯公共卫生诊所的美国黑人女性。干预的目的是增加18～39岁女性的水果和蔬菜的摄入量以及提高40～65岁女性接受乳房X线摄影的可能性。所有的干预组参与者在18个月的时间里收到了6本寄到她们家里的个性化印刷杂志。行为个性化组的参与者收到的杂志使用了非文化个性化研究中常用的行为概念。这些概念包括知识、障碍、准备程度和自我效能。文化个性化组的参与者收到的杂志是使用了克罗伊特尔及其同事所谓的四种"文化概念"——种族自豪感、宗教信仰、集体主义（与个人主义相对）和时间导向（现在与未来）。使用本章介绍的概念框架，这些概念可以分为一个身份从属（种族自豪感）和三个文化属性（宗教、集体主义和时间导向）。行为和文化个性化组的参与者收到的杂志既包含行为个性化又包含文化个性化。在该干预实验中使用的消息的实例可以从其他地方获得（Kreuter et al.，2003）。克罗伊特尔及其同事发现，接受行为和文化个性化杂志的女性比接受行为个性化、文化个性化或常规护理团体的女性更有可能增加水果和蔬菜的摄入量或接受乳房X线摄影

（Kreuter et al.，2005）。研究小组还发现，相比于那些在这些文化结构上得分较低的女性，在宗教信仰、种族自豪感、集体主义和未来时间取向方面得分较高的女性更喜欢文化个性化的、与个人相关的杂志（Kreuter et al.，2003）。研究结果表明，文化个性化可以增强个性化信息对传统行为的影响。然而，身份从属和文化属性的差异如何影响参与者对信息的反应和后续的行为改变，还需要更多的研究。

示例3：针对墨西哥裔美国人文化属性的个性化

作者目前正在伊利诺伊州芝加哥进行形成性研究，以预测试墨西哥裔美国人对Ⅱ型糖尿病管理的文化个性化信息。目前正在进行两种类型的形成性研究——认知访谈和焦点小组。认知访谈被用来设计几种文化属性的量表。认知访谈是指一系列用于从参与者那里获得关于调查项目的口头定性反馈（Beatty，& Willis，2007）。根据认知访谈的不同做法，要求被访者投入的程度也不同。在被访者投入程度的一端，"大声思考"的方法要求参与者在解释和回答一项调查项目时表达他们的思维过程。而在另一端，面试者通过询问参与者如何解读并形成对调查问题的回答，从而研究他们的回答，主动引导他们完成预测试。焦点小组被用来预测试针对文化属性个性化的早期文本，以及针对在不同文化适应程度的墨西哥裔美国人中个体的身份从属而个性化设计。表7.3显示了在本研究中进行预测试的样本信息的关键文化属性和这些信息的初稿。来自该研究参与者的反馈将被用于开发针对墨西哥裔美国成年人的Ⅱ型糖尿病管理的文化个性化计划。

表7.3　墨西哥裔美国人Ⅱ型糖尿病患者的信息样本

文化属性（级别）	示例信息
家庭观念（低）	我们知道你的健康对你很重要。想一想你的糖尿病是如何影响你的健康的。改善你的糖尿病控制对你的生活有什么影响
家庭主义（高）	我们知道你的家庭对你很重要。想一想你的糖尿病是如何影响你的家人的。改善你的糖尿病控制会在哪些方面影响你与家人的关系
自我控制型	我还制定了一个好的方案来记住每天早饭和晚饭前吃药
集体约束型	谢天谢地，我妻子帮我想出了一个好办法，每天早饭和晚饭前都要吃药

文化属性（级别）	示例信息
专家驱动的沟通语调	因为你有糖尿病，每天检查你的脚是否有红斑、割伤、肿胀或水泡是很重要的。在每天同一时间检查你的脚，你会变得更容易记住做这件事。把它和你每天已经做的事情配对，比如穿衣服。如果你仍然发现自己忘记了，设置一个闹钟或者在你每天都能看到的地方给自己写个便条
自主驱动的沟通语调	许多糖尿病患者发现很难记住每天检查他们的脚是否有红斑、割伤、肿胀或水泡。你可以做几件事用来提醒自己。有些人在每天他们都能看到的地方给自己留一张便条。其他人会有人提醒他们。有什么你每天可以做的事，你可以把它和检查你的脚放在一起做
宗教（上帝作为伙伴）	上帝依靠我来照顾这个他赐给我的身体
宗教（宿命论）	这段安静的独处让我想起上帝在守护着我，我可以在他的手中放松
宗教（非宗教）	当我开始对自己的糖尿病感到压力时，快速的应对策略，比如深呼吸，会让我放松，感觉更好

（三）语境特异性

128

文化差异的第三个来源是语境特异性。基于人种/种族身份理论的研究（Sellers，Smith，Shelton，Rowley，& Chawy，1998；Triandis，1995），个体可能会在一个特定的身份从属或文化属性上整体排名很高，但身份从属或文化属性可能仅在特定的语境中显著或有效。这些文化因素是否突出，很可能取决于如何解决和竞争行为相关的价值观与个体偏好之间的冲突。例如，在一项多种族样本的定性研究中，康纳斯、比索尼、索巴尔和德瓦恩（Connors，Bisogni，Sobal，& Devine，2001）发现了五个对大多数受访者来说最重要的、影响他们食物选择的价值观——健康、味道、成本、时间/便利和处理人际关系。总体而言，参与者试图解决与食物相关的价值观冲突，因为这些冲突不但诞生于具体情境中，而且当生活中发生了重要的事情时（例如搬入一个新社区、孩子的出生），为了降低负罪感，同时为了维持一个需要尽可能少付出努力也能维持价值均衡的食物选择系统，通常会发生与食物相关的价值观冲突。这些发现表明，特定的文化因素只有在以下情况才会影响健康行为：①文化因素与被讨论的健康行为相关；②文化因素要么不与其他和行为相关的价值、偏好（例如口味、成本）形成竞争，要么成为该语境下最突出的价值或偏好。

例如，一名波兰裔美国女性可能认为天主教是她个人身份的重要组成部分，但天主教可能对她如何喂养孩子没有影响，因为天主教不影响她食物选择的价值判断。相反，当她的天主教信仰影响她提供给孩子的晚餐食物时，那就是一种食物选择价值了（例如在四句斋周五不吃肉）。但这种信仰不会影响除食物选择之外的行为，比如她提供的晚餐食物的数量、家人是否一起吃饭，或者家人是否在电视前吃饭。同样，一个重视家庭的波多黎各母亲更有可能让家庭成员帮她带孩子，并与多代家庭成员分享膳食。虽然这些人可能持不同育儿观念或提供不健康但有意义的本民族菜肴（即优先考虑象征意义的价值），但在这些情况下，她可能会放松她关于孩子健康的价值观，以维系家庭成员之间的关系。一个墨西哥裔美国人可能会在大体上认同 simpatía——这是一种认为个人在人际交往中应表现出礼貌、随和与尊重的拉丁文化精神（Triandis，Marin，Lisansky，& Betancourt，1984）。他可能会在与同事的谈话中注意遵守这种文化，但他可能仍然会拒绝他们给他的高糖食物。同样，美国黑人女性可能会为自己是美国黑人感到自豪，还将自己的黑人身份视为个人身份的核心组成部分。她可能也重视为孙辈提供传统的美国黑人食物来传承美国黑人的文化传统。然而，她的人种/种族身份可能与她早餐吃什么、她如何与朋友一起吃、她是否锻炼何时锻炼以及她的其他健康行为都没有绝对关联。虽然这些例子是假设的，但它们说明了文化因素的重要性如何根据语境而变化。

语境因素如何决定与健康行为相关的特定文化因素会于何时被诱发，这点尚未得到系统的研究。因此，对文化变量的语境特异性的个性化还没有得到检验。然而，可以使用项目参与者的价值、身份从属、文化属性和文化因素与语境的关联这些数据来编写个性化的健康消息，以解决文化因素的语境特定性，或者帮助个人解决与文化和语境相关的价值冲突，从而做出关于健康行为的正确选择。例如，上面提到的美国黑人的祖母，她重视把她的文化传统传给她的孙子。相比起笼统地讨论美国黑人健康的饮食信息，建议如何将美国黑人传统的食物加入她为孙子准备的饭食中的健康信息，以上哪一种情况可能会获得更积极的反应？如果她会对这两种消息做出同样的反应，额外的数据收集和针对语境特性的个性化就变成多余的了吗？这些和其他关于语境特异性个性化有效性的问题是未来研究的目标。

三、形成性研究和前测

在起草健康信息之前，必须进行形成性研究，以确定身份从属、文化属性和语境特异性如何影响目标受众的特定健康行为。对此，可以使用定性方法，如焦点小组和一对一深入访谈，了解文化因素何时以及如何发挥作用，文化因素是否以及何时与非文化身份、价值观和优先事项产生竞争关系。形成性研究还可用于探索受众沟通规范，如受众偏好何种沟通渠道、喜欢绘画还是文本以及喜好何种信息语调（如专家指导还是自主支持）。其他地方更详细地介绍了在焦点小组中探索文化问题的具体方法，如种族测绘（Resnicow，& Braithwaite，2001）。

为了确定文化个性化变量在预期受众中的分布、手段和模式，定量形成性研究也是有必要的。这样的数据可以帮助健康干预设计人员决定在人群的关键变量中是否存在足够的差异，以证明个性化干预方法的合理性。定量数据还有助于启发未来的决定，而这一点是有针对性地干预最核心的内容。频率分布可告知研究者，为了实现针对不同群体认同或文化属性的个性化信息，需要多少变种。例如，在双峰分布中，某一属性可以依据在两个众数之间的中间点，被分为"低"和"高"两个级别。在该属性上得分较低的参与者需要获得与得分较高的参与者不同的个性化消息。相反，如果是多峰分布或连续分布，那就需要根据几个分割点，划分出多个级别的个性化。通过这些做法，关于文化变量分布的定量数据可以为健康干预设计人员在决定个性化算法时提供有价值的指导。

在投入文化个性化干预所需的大量策划和消息编写之前，预测试对于检验健康消息的草案是必不可少的。例如，"为生活而吃"研究（Resnicow et al.，2009）中的信息草稿进行了预测试，美国黑人参与了按种族身份类型分层的焦点小组。参与者被问到他们是否喜欢代表不同种族身份取向的信息。总的来说，这个预测试证实了研究小组的假设，即参与者更喜欢为他们的身份类型而设计的消息。这些数据有助于让健康干预设计人员相信，信息草稿可以触及他们的目标读者。个性化的信息也可以通过一对一的访谈进行预测试。对于印刷内容，最好进行面对面的访谈，以便可以向受访者显示草稿材料。首选由访谈者亲自采访，这样可以最大程度地利用准备好的访谈提纲以及在访谈中出现的线索来探究参与者的反应。如果资源允许，还应采用定量方法来检验个性化干预材料的吸引力和有效性。例如，可以对材料的接受者进行调查，看他们是否喜欢这些材料、阅读这些材料，感觉这些材料是否适合他们，以及这些材料是否能让他们思考相关行为。斯特洛拉、甘斯和里希卡（Strolla, Gans, & Risica，2006）提供了关于整合定性和定量程序以预测试个性化消息内容的指导。

四、未来研究方向

本文就何时使用定制化、何时使用个性化、何时处理文化变量、如何处理个人层面的文化差异以及处理哪些文化变量可以提高不同文化群体健康信息的有效性做了专门的研究。接下来的研究还需要将其进一步放置到国际环境中，通过印刷品以外的传播渠道，面向其他人群和具有多种文化身份的受众来验证文化个性化是否有效。

五、结论

文化个性化这一策略有可能增强健康信息的文化适应性。然而，关于文化个性化的研究仍处于起步阶段。因此，有必要进行实证研究来指导如何创建有效的、具有文化敏感性的健康信息。我们提出了文化差异框架，以指导思考文化如何影响健康行为。尽管从定义上讲，文化是一个共享的群体概念，但在某种程度上，个体与特定的整体文化身份联系在一起的程度、认可某种文化中特定观念的程度以及他们的文化价值观念何时被激活都存在差异。文化差异框架旨在提供一个有用的理论框架，以指导信息设计者仔细考虑具体的文化因素何时以及如何影响健康行为。通过将健康信息聚焦于身份从属、文化属性和语境特异性来构建文化差异框架，旨在协助公共卫生研究人员和从业人员增强健康信息的文化敏感性和信息的有效性。

参考文献

Beatty, P. C. , & Willis, G. B. （2007）. Research synthesis：The practice of cognitive interviewing. *Public Opinion Quarterly*, *71*（2）, 287 – 311.

Belgrave, F. Z. , Brome, D. R. , & Hampton, C. （2000）. The contribution of Africentric values and racial identity to the prediction of drug knowledge, attitudes, and use among African American youth. *Journal of Black Psychology*, *26*（4）, 386 – 401.

Belgrave, F. Z. , Van Oss Marin, B. , & Chambers, D. B. （2000）. Cultural, contextual, and intrapersonal predictors of risky sexual attitudes among urban African American girls in early adolescence. *Cultural Diversity and Ethnic Minority Psychology*, *6*（3）, 309 – 322.

Berry, J. W. （1997）. Immigration, acculturation, and adaptation. *Applied Psychology：An International Review*, *46*（1）, 5 – 68.

Brittingham, A. , & de la Cruz, G. P. （2004）. Ancestry：2000. Washington, DC：U. S. Census Bureau.

Caldwell, C. H. , Sellers, R. M. , Bernat, D. H. , & Zimmerman, M. A. （2004）. Racial identity, parental support, and alcohol use in a sample of academically at-risk African American high school students. *American Journal of Community Psychology*, *34*（1/2）, 71 – 82.

132 Cokley, K. （2007）. Critical issues in the measurement of ethnic and racial identity：A referendum on the state of the field. *Journal of Counseling Psychology*, *54*（3）, 224 – 234.

Connors, M. , Bisogni, C. A. , Sobal, J. , & Devine, C. M. (2001). Managing values in personal food systems. *Appetite*, *36*, 189 – 200.

Cuellar, I. , Arnold, B. , & Maldonado, R. (1995). Acculturation Rating Scale for Mexican Americans—II: A revision of the original ARSMA scale. *Hispanic Journal of Behavioral Sciences*, *17* (3), 275 – 304.

Davis, R. E. , Alexander, G. , Calvi, J. , Wiese, C. , Greene, S. , Nowak, M. , et al. (2010). A new audience segmentation tool for African Americans: The Black Identity Classification Scale. *Journal of Health Communication*, *15* (5), 532 – 554.

de Groot, M. , Welch, G. , Buckland, G. T. , III, Fergus, M. , Ruggiero, L. , & Chipkin, S. R. (2003). Cultural orientation and diabetes self-care in low-income African Americans with type 2 diabetes mellitus. *Ethnicity & Disease*, *13*, 6 – 14.

Fagan, P. , Moolchan, E. T. , Lawrence, D. , Fernander, A. , & Ponder, P. K. (2007). Identifying health disparities across the tobacco continuum. *Addiction*, *102* (Suppl. 2), 5 – 29.

Flegal, K. M. , Ezzati, T. M. , Harris, M. I. , Haynes, S. G. , Juarez, R. Z. , Knowler, W. C. , et al. (1991). Prevalence of diabetes in Mexican Americans, Cubans, and Puerto Ricans from the Hispanic Health and Nutrition Examination Survey, 1982 – 1984. *Diabetes Care*, *14* (7, Suppl. 3), 628 – 638.

Flores, G. , & the Committee on Pediatric Research. (2010). Racial and ethnic disparities in the health and health care of children. *Pediatrics*, *125* (4), e 979 – e1020.

Gibson, M. V. , Diaz, V. A. , Mainous, A. G. , III, et al. (2005). Prevalence of breastfeeding and acculturation in Hispanics: Results from NHANES 1999 – 2000 study. *Birth*, *32* (2), 93 – 98.

Giovino, G. A. , Sidney, S. , Gfroerer, J. C. , O'Malley, P. M. , Allen, J. A. , Richter, P. A. , et al. (2004). Epidemiology of menthol cigarette use. *Nicotine & Tobacco Research*, *6* (Suppl. 1), S67 – S81.

Gordon, M. M. (1964). *Assimilation in American life: The role of race, religion, and national origins.* New York: Oxford University Press.

Gregory-Mercado, K. Y. , Staten, L. K. , Ranger-Moore, J. , Thomson, C. A. , Will, J. C. , Ford, E. S. , et al. (2006). Fruit and vegetable consumption of older Mexican American women is associated with their acculturation level. *Ethnicity & Disease*, *16* (1), 89 – 95.

Hawkins, R. P. , Kreuter, M. W. , Resnicow, K. , Fishbein, M. , & Dijkstra, A. (2008). Understanding tailoring in communicating about health. *Health Education Research*, *23* (3), 454 – 466.

Herd, D. , & Grube, J. (1996). Black identity and drinking in the US: A national study. *Addiction*, *91* (6), 845 – 857.

133 Kim, S. S. , Ziedonis, D. , & Chen, K. (2008). Tobacco use and dependence in Asian American and Pacific Islander adolescents: A review of the literature. *Journal of Ethnicity in Substance Abuse*, 6 (3), 113 – 142.

Klonoff, E. A. , & Landrine, H. (1999). Acculturation and alcohol use among Blacks: The benefits of remaining culturally traditional. *Western Journal of Black Studies*, 23 (4), 211 – 216.

Kreuter, M. W. , Lukwago, S. N. , Bucholtz, D. C. , Clark, E. M. , & Sanders-Thompson, V. (2002). Achieving cultural appropriateness in health promotion programs: Targeted and tailored approaches. *Health Education & Behavior*, 30 (2), 133 – 146.

Kreuter, M. W. , Steger-May, K. , Bobra, S. , Booker, A. , Holt, C. L. , Lukwago, S. N. , et al. (2003). Sociocultural characteristics and responses to cancer education materials among African American women. *Cancer Control*, 10 (5), 69 – 80.

Kreuter, M. W. , Sugg-Skinner, C. , Holt, C. L. , Clark, E. M. , Haire-Joshu, D. , Fu, Q. , et al. (2005). Cultural tailoring for mammography and fruit and vegetable intake among low-income African-American women in urban public health centers. *Preventive Medicine*, 41 (1), 53 – 62.

Marsiglia, F. F. , Kulis, S. , Hecht, M. L. , & Sills, S. (2004). Ethnicity and ethnic identity as predictors of drug norms and drug use among preadolescents in the US Southwest. *Substance Use & Misuse*, 39 (7), 1061 – 1094.

Marsiglia, F. F. , Kulis, S. , Hussaini, S. K. , Nieri, T. A. , & Becerra, D. (2010). Gender differences in the effect of linguistic acculturation on substance use among Mexicanorigin youth in the Southwest United States. *Journal of Ethnicity in Substance Abuse*, 9 (1), 40 – 63.

Mead, H. , Cartwright-Smith, L. , Jones, K. , Ramos, C. , Siegel, B. , & Woods, K. (2008). *Racial and ethnic disparities in U. S. health care: A chartbook*. Washington, DC: Commonwealth Fund.

Miller, B. A. , Chu, K. C. , Hankey, B. F. , & Ries, L. A. G. (2008). Cancer incidence and mortality patterns among specific Asian and Pacific Islander populations in the U. S. *Cancer Causes and Control*, 19 (3), 227 – 256.

Neuhouser, M. L. , Thompson, B. , Coronado, G. D. , & Solomon, C. C. (2004). Higher fat intake and lower fruit and vegetables intakes are associated with greater acculturation among Mexicans living in Washington state. *Journal of the American Dietetic Association*, 104 (1), 51 – 57.

Noar, S. M. , Benac, C. N. , & Harris, M. S. (2007). Does tailoring matter? Metaanalytic review of tailored print health behavior change interventions. *Psychological Bulletin*, 133 (4), 673 – 693.

Passel, J. S. , & Cohn, D. (2008). *U. S. population projections: 2005 – 2050*. Washington, DC: Pew

Research Center.

Perez-Escamilla, R. , & Putnik, P. (2007). The role of acculturation in nutrition, lifestyle, and incidence of type 2 diabetes among Latinos. *Journal of Nutrition*, *137* (4), 860 – 870.

Pugh, L. A. , & Bry, B. H. (2007). The protective effects of ethnic identity for alcohol and *134* marijuana use among Black young adults. *Cultural Diversity and Ethnic Minority Psychology*, *13* (2), 187 – 193.

Rahim-Williams, F. B. , Riley, J. L. , III, Herrera, D. , Campbell, C. M. , Hastie, B. A. , & Fillingim, R. B. (2007). Ethnic identity predicts experimental pain sensitivity in African Americans and Hispanics. *Pain*, *129* (1 – 2), 177 – 184.

Resnicow, K. , & Braithwaite, R. L. (2001). Cultural sensitivity in public health. In R. L. Braithwaite & S. E. Taylor (Eds.), *Health issues in the Black community* (2nd ed. , pp. 516 – 542). San Francisco: Jossey-Bass.

Resnicow, K. , Davis, R. E. , Zhang, N. , Strecher, V. J. , Tolsma, D. , Calvi, J. , et al. (2009). Tailoring a fruit and vegetable intervention on ethnic identity: Results of a randomized study. *Health Psychology*, *28* (4), 394 – 403.

Rodriguez, N. , Mira, C. B. , Paez, N. D. , & Myers, H. F. (2007). Exploring the complexities of familism and acculturation: Central constructs for people of Mexican origin. *American Journal of Community Psychology*, *39* (1 – 2), 61 – 77.

Sellers, R. M. , Smith, M. A. , Shelton, J. N. , Rowley, S. A. J. , & Chavous, T. M. (1998). Multidimensional model of racial identity: A reconceptualization of African American racial identity. *Personality and Social Psychology Review*, *2* (1), 18 – 39.

Steidel, A. G. L. , & Contreras, J. M. (2003). A new familism scale for use with Latino populations. *Hispanic Journal of Behavioral Sciences*, *25* (3), 312 – 330.

Strolla, L. O. , Gans, K. M. , & Risica, P. M. (2006). Using qualitative and quantitative formative research to develop tailored nutrition intervention materials for a diverse low-income audience. *Health Education Research*, *21* (4), 465 – 476.

Tosh, A. K. , & Simmons, P. S. (2007). Sexual activity and other risk-taking behaviors among Asian-American adolescents. *Journal of Pediatric and Adolescent Gynecology*, *20* (1), 29 – 34.

Triandis, H. C. (1972). *The analysis of subjective culture*. New York: John Wiley.

Triandis, H. C. (1995). *Individualism and collectivism*. Boulder, CO: Westview Press.

Triandis, H. C. , Marin, G. , Lisansky, J. , & Betancourt, H. (1984). Simpatía as a cultural script of Hispanics. *Journal of Personality and Social Psychology*, *47* (6), 1363 – 1375.

Trinidad, D. R. , Pérez-Stable, E. J. , Emery, S. L. , White, M. M. , Grana, R. A. , & Messer, K. S. (2009). Intermittent and light daily smoking across racial/ethnic groups in the United States. *Nicotine & Tobacco Research*, *11* (2), 203 – 210.

White, H. R., Nagin, D., Replogle, E., & Stouthamer-Loeber, M. (2004). Racial differences in trajectories of cigarette use. *Drug and Alcohol Dependence*, 76 (3), 219 – 227.

135 推荐阅读

Green, M. C. (2006). Narratives and cancer communication. *Journal of Communication*, 56 (Suppl. 1), S163 – S183.

Kreuter, M., Farrell, D., Olevitch, L., & Brennan, L. (2000). *Tailoring health messages：Customizing communication with computer technology*. Mahwah, NJ：Lawrence Erlbaum.

Kreuter, M. W., & McClure, S. M. (2004). The role of culture in health communication. *Annual Review of Public Health*, 25, 439 – 455.

Pasick, R. J., D'Onofrio, C. N., & Otero-Sabogal, R. (1996). Similarities and differences across cultures：Questions to inform a third generation for health promotion research. *Health Education Quarterly*, 23 (Suppl.), S142 – S161.

Strecher, V. J., McClure, J. B., Alexander, G. L., Chakraborty, B., Nair, V. N., et al. (2008). Web-based smoking-cessation programs：Results of a randomized trial. *American Journal of Preventive Medicine*, 34 (5), 373 – 381.

理论与实践问题

1. 文化在哪些方面影响健康行为？
2. 除了本章提供的变量外，还有哪些类型的变量可能对文化个性化有用？
3. 文化价值观如何与其他类型的价值观相互作用，影响不同类型的健康行为？
4. 人种、种族和文化的概念有哪些地方是重叠的？又在哪些方面不同？
5. 什么时候文化个性化比文化定制化更合适？
6. 什么时候文化定制化比文化个性化更合适？

第八章
基于身份传播理论的健康信息设计框架

迈克尔·L. 赫克特（Michael L. Hecht）　　崔慧贞（HyeJeong Choi）

一、引言

个体的身份会影响其信念、态度和行为的形成。因此，基于个体身份和健康密不可分这一假设，许多学者研究了身份对个人健康选择、价值和行为的影响（Haslam，Jetten，Postmes，& Haslam，2009）。而"健康"本身也是一种身份的体现——健康促进运动中往往充斥着关于身体健康意味着什么的信息。因此，我们有必要通过全面的方法来研究身份，以便更充分地了解其在健康促进中的作用。

西方身份理论认为，个体的某些行为方式是为了与群体的规范保持一致（社会身份理论）（Harwood，& Giles，2005；Tajfel，& Turner，1986），并使自我的社会角色与规范和解释保持一致（如在符号互动论中所解释的）（Cooley，1902；Mead，1934；Goffman，1967；Schlenker，1985）。尽管这两种方法在西 方科学的身份研究中发挥着特别重要的作用，但非西方传统的国家往往会通过悖论和极性、整体论、集体主义以及这些概念之间的相互作用来考虑身份问题（Hecht，Jackson，& Ribeau，2003；Hecht et al.，2004）。尽管本章不会详细回顾这些观点，但它们确实启发了身份传播理论（CTI）的发展。这一理论借鉴了分层的视角（Hecht，Jackson，Ribeau，2003；Hecht et al.，2004），以便整合这些不同的观点。下面我们将简要介绍这些理论，更详细的讨论见赫克特等人的研究（Hecht et al.，2004）。

CTI借鉴了社会身份理论中的一个概念，即身份建立在社会分类和共同的群体成员资格的基础之上（Turner，1991）。社会规范和实践通过基于社会分类的社会身份（特别是群体内外的区别）被个体内化。然而，CTI看到了超越群体和比较过程的影响，其中一些来自身份理论。

身份理论（Cooley，1902；Goffman，1967）以符号互动论为基础，为CTI

提供了社会与个体关系层面的解释。该理论假定，身份的形成基于角色、他人的归属、社会建构和表现这些因素（Banton，1965；Goffman，1967）。这些因素经过内化，最终形成与他人相对并被实现了的角色身份。在接受这些概念的同时，CTI 打破了这种方法，将社会行为本身视为自我的一个方面——执行的身份。也就是说，一个人的自我意识是个体社会行为的一部分，自我意识在社会交往中产生、定义和重新定义。CTI 还将身份作为关系的核心，并将身份作为一个话语过程来考虑。

乍一看，这些根源似乎相互矛盾，前后不一。CTI 运用东方哲学（如道教、儒教等）（Hecht et al.，2004）和后现代主义（Kellner，1992）作为这种整合的工具。从东方的思想来看，身份被认为是矛盾的，两极分化驱动着的过程，但这不一定意味着功能失调。后现代主义使我们认识到，身份是分层次的，大多数身份理论都明确界定了层次。在这些传统的基础上，CTI 扩展了身份的概念，将其视为分层的（Faulkner，& Hecht，2007）。基于这一理论，CTI 将身份定义为个体和社群在社会上建构自身的多层次方式。

我们认为 CTI 可作为一种基于身份研究健康传播的方法。本章对 CTI 进行解释，并提供了在 CTI 框架下身份与健康行为相关的案例。最后，我们为使用 *139* CTI 构建健康信息以及向目标受众传播健康信息提供了一些思路指南。我们的目标是阐明健康和身份的复杂性，并为理论、研究和实践提供一个框架。我们从对 CTI 的解释以及 CTI 与健康之间的关系开始说起。

二、什么是身份传播理论（CTI）

CTI 是在理论和实证数据的基础上发展起来的。它表明沟通是一种要素，而不仅仅是身份的产物。在试图将身份视为更具过程性和层次性的一组新兴理论中，CTI 提出了一种更全面或更综合的身份观，将社区、传播、社会关系和自我概念整合在一起，同时将身份"定位"在所有这些层面上。

CTI 有 10 个命题（关于这些命题的更多信息以及对每个框架的扩展，请见 Hecht et al.，2004）。这些基础的、框架性的命题进一步定义了身份，它们是：

①身份具有个人、社会和公共属性。

②身份是持久的，也是不断变化的。

③身份是情感、认知、行为和精神层面的。

④对身份的解读既包括内容又包括关系。

⑤身份包括主观意义和归属意义。

⑥身份是在会话中表达并定义社区成员资格的符号。

⑦身份具有以核心符号、意义和标签表示的语义属性。

⑧身份规定了适当和有效的沟通方式。

⑨身份是期望和动机的来源。

⑩身份是逐步形成的。

这种"分层"的观点将一个人身份的形成和管理视为与自我和他人进行交流的过程，而不是简单的交流产品或产生交流的基础（Hecht，1993；Hecht，Jackson，& Ribeau，2003）。该理论认为，个体通过交流将社会交往、人际关系和自我意识内化为身份。反过来，身份是通过沟通来表达或实现的。换句话说，沟通和身份之间的关系是相互的。从这个角度看，沟通有助于建立、维持和改变一个人的身份。

此外，CTI 将身份定义为集体或群体性质。作为社会建构的一种形式，身份认同具有"共有"的特征。正如某些群体中的成员承认或共享某种特定的语言、信仰、规范和文化一样，他们也共享超越群体成员、并反映在文化产品和神话中的"自我"或身份的共同形象。

因此，CTI 认为，身份存在于四个层面——个人层面、表现层面、关系层面和公共层面，它们相互作用并受彼此影响（Hecht，1993；Hecht，Jackson，& Ribeau，2003）。换句话说，这四个身份层面并非单独存在。它们总是相互关联的，这种性质被称为"相互渗透"。然而，出于分析的目的，它们通常被单独定义和理解。以下各小节描述了这四层中每一层的基本前提以及它们之间的关系（Hecht，1993；Hecht，Jackson，& Ribeau，2003）。

（一）个人层面与健康

个人层面将个体视为身份的核心或框架。这一层面可被认为类似于一个人的自我概念、自我形象、自我认知、对自我或自尊的感觉以及一种精神上的存在感。个人层面的身份往往解释为"个人在一般情况和特殊情况下如何定义对自己的理解"（Hecht，Collier，& Ribeau，1993，pp. 166 - 167）。当一个人在说"我很聪明"（或有趣，或精力充沛）时，其实他是在表达个人身份。个人身份的许多方面与健康有关。在健康背景下最常被研究的个人身份是性别（Wade，2008）、种族（Barger，& Gallo，2008）和健康（Hagger，& Orbell，2003）。

（二）表现层面与健康

在这一层中，身份被视为通过信息所表现的传播。这一层将身份定义为一种展示、一种被表达的东西。因此，在这一层中，沟通往往是身份的核心。当人们以一种有说服力或清晰的方式交流时，他们可能正在形成一种身份。其中一些身份的表现对健康有重大的影响。例如当人们参加乳腺癌马拉松比赛时，向其他人表明他们是癌症幸存者；癌症幸存者通过分享他们的癌症故事来证明他们的身份（Ford, & Christmon, 2005）。与个人层面和关系层面相比，这一身份领域的研究较少，因此为未来的健康传播研究留出了空间。

（三）关系层面与健康

在这一层中，关系是身份的核心。在这里，身份被视为一种相互作用的产物，它通过人际交流在人际关系中协商、共同形成。关系层有三个方面。首先，一个人通过与他人的社会互动构成自己相对于他人的身份。个人身份的形成和不断改变受到其他人对那个人看法的影响，特别是归属和分类。例如，一个人可以因为被父母和朋友描述成"一个好人"而形成自己是"好人"的关系身份。第二，个人根据与他人的关系——如婚姻伴侣、同事和朋友（如我是丈夫、会计、朋友等）进行身份识别，创建他的身份。社会角色在塑造这一方面的身份上尤其重要。第三，关系本身可以是身份的单位。例如，一对夫妇可以把夫妻关系作为自己身份的单元。把自己描述成某人的男朋友或女朋友，也是在表达一种关系身份。[1]

健康行为也会受到人们如何定义他们关系身份的影响。这种影响可以很简单，例如确定由谁做出与健康相关的决定；也可以很复杂，例如健康或不健康的关系。通过1986年和1989年的全国小组调查数据，翁伯森（Umberson，1992）表明，妻子比丈夫更有可能试图控制家庭健康。许多研究还表明，如果青少年的朋友吸烟，他们也更容易吸烟（Alexander, Piazza, Mekos, & Valente, 2001; Urberg, Degirmencioglu, & Pilgrim, 1997）。

一个人的身份在其人际关系中介入的程度对于一个人的幸福起着重要的作用。当人们失去或改变他们的关系身份（如离婚、死亡）时，他们更有可能从事像吸毒一类与健康有关的消极行为（Umberson, 1992）。个人改变其关系身份的难易程度也会影响心理状况。例如，自愿形成或是相对短暂的身份（例如朋友、去教堂的人）不容易造成个体情绪上的困扰，而相对持久的身份（例如父母、儿子、儿媳）只有在个人承担较少的身份压力时才会减少个体的情绪困扰（Thoits, 1992）。

（四）公共层面与健康

如上所述，群体也被定义为身份的一个层面。虽然群体成员身份（如性别、种族）可以是个人身份的基础，但集体或社区本身也有身份。这一观点似乎与西方社会科学的个人主义体系格格不入，但集体认同却以多种方式表现出来。群体成员具有共同的特征、历史和集体记忆——它们超越个体，形成共同的身份。有时，这些身份表现在刻板印象中，但有时，它们仅仅是群体成员存在的文化准则，即个体如何在群体层面上被社会建构。

如果说电视节目《办公室》（The Office）提供了职业身份的视角，而《老友记》（Friends）和《宋飞正传》（Seinfeld）则清楚地表达了朋友身份，或者塑造了"呆伯特"（Dilbert）的工程师身份（甚至可能是极客或书呆子身份），这说明了社群身份的概念。不幸的是，与族裔或性别身份有关的负面刻板印象也是公共身份。正如你所看到的，当群体成员的形象被以刻板的方式呈现出来时，诸如"呆伯特"这样的公共身份很容易被视为刻板印象。[2] 地方身份，例如与农村地区的身份认同，是另一个社群身份影响健康的例子，即社群身份影响到获得服务或护理质量等问题（Ching，2001）。社群认同还有其他重要的健康影响，包括它们在健康差异中的作用（Ndiaye，Krieger，Warren，Hecht，& Okuyemi，2008）。例如，将农村居民定型为没见过世面的人而将其边缘化（Krieger，Moreland，& Sabo，2010），这会影响他们与医疗提供者的互动。

三、各层之间的相互渗透和健康促进（身份差距）

语言上的限制导致了四个层次的表达，尽管它们从来没有被认为是相互独立的。关于 CTI 的许多问题都围绕着这种重叠。例如，有人可能会问，"种族是个人身份还是集体身份？"答案往往是两者兼而有之。个人可以在个人层面认同为某一种族群体的成员（Hecht，Jackson，& Ribeau，2003），而人种群体本身也可以具有公共身份。这种重叠使得询问某人是否足够"X（替换成你最喜欢的群体）"成为可能。

因此，CTI 认为，四个身份层并不是相互独立的，而是相互渗透的。相互渗透可以用海洋及其潮汐作为类比来理解——个别潮汐可以自我识别，但海洋仍然是一个包括这些独立潮汐的整体。以同样的方式，身份层次可以被独立地标识，但也可以一起构成整体。因此，如果一次考虑两层、三层或同时考虑所有四层，身份分析就很丰富了。*143*

有许多方法可以检查这种相互渗透关系。一些反映相互渗透的研究侧重于身份冲突（Baumeister，1986；Lin，2008）。到目前为止，CTI 的研究集中于各层之间的"差距"对健康的影响（Jung & Hecht，2004，2008；Jung，Hecht，& Wadsworth，2007；Wadsworth，Hecht，& Jung，2008）。这些研究都将这种差距定义为四个身份框架之间的差异，并在大学生（美国学生和国际学生）和社区中进行了研究。大多数实证研究聚焦于两种身份差距，第一种是由于个人对自己的看法与他所表现出来的身份之间的不一致而造成的身份差距（个人—表现身份差距），第二种是由于个人对自己的看法与别人对自己的看法不一致而造成的身份差距（个人—关系身份差距）。荣格和赫克特（Jung & Hecht，2004）以及霍兹沃斯等（Wadsworth, Hecht, & Jung，2008）发现，这些身份差距与会话的不恰当、无效以及抑郁等健康结果高度相关。

四、为开发健康信息提供框架的身份传播理论

CTI不仅有助于理解健康实践，而且还为健康信息设计提供了框架（Hecht, & Miller-Day，2009；Kreuter, Lukwago, Bucholtz, Clark, & Sanders-Thompson，2003；Roberto, Krieger, & Beam，2009）。最近的研究表明，如果信息策略以群体成员身份为目标或重点（Schultz, Nolan, Cialdini, Goldstein, & Griskevicius，2007），或者为个人量身定制时（Noar, Benac, & Harris，2007），这些信息可能更有效。在此，我们解释两种将CTI应用于健康信息设计的策略。

当研究人员考虑目标受众的信息设计和传递时，他们需要考虑目标受众最显著的身份。由于身份包含多个层面，如个人身份、表现身份、关系身份和公共身份，发现哪种身份与特定环境中所期望的行为变化最为相关是很重要的。一种方法是通过形成性研究找到显著的身份。例如，叙述性访谈可以揭示显著的身份（例如，告诉我一个你……的时候）。当人们讨论健康挑战和选择时，相关的层次和身份通常出现在他们的谈话中。在其他情况下，健康学者可能设计信息来唤起目标受众的特定身份。下面我们将解释每一层身份该如何用于健康信息的设计，以达到身份唤醒的目的。

（一）个人层面：你将成为一个更好的人

在健康信息设计中唤起个人身份的一种方式是通过设定目标和增强个体对自我效能的感知来实现的——自我效能即相信自己可以成功执行习得行为的信念（Bandura，1977）。这样的信息设计包括使个人设定一个目标，通过成为"一个更好的人"来实现自己的目标。例如，通过"如果你做……，你将成为一个更好的人"的信息呼吁个体变得更好；如果采纳健康工作者的建议，实施他们推广的健康行为，"我"将达到这种期望的状态。例如，法格林、齐克蒙德和乌贝尔（Fagerlin, Zikmund, & Ubel，2007）使用这一策略激励妇女采取避孕措施，因为她们希望成为"更好的人"（例如，在未来拥有更好的健康状况）；而且她们相信，通过采取某种行为，她们可以变得更好。然而，单纯的

目标设定策略很难产生行为改变，除非个体意识到他们有能力实施行为，例如，社会认知理论中的自我效能（Bandura，1991）、计划行为理论中的感知行为控制（Ajzen，1991）。例如 *Keepin' It Real* 是中学毒品预防项目中被传播得最广的，它的一个目标是教导学生如何有效地抵制使用药物的同侪压力，并最终教导学生如何保持理想的身份（Hecht，Marsiglia et al.，2003）。

（二） 表现层面： 你会变得更受欢迎

通过要求个体向他人展示他们的个人身份和关系身份，研究人员可以使用公共承诺的方式，来向个体宣扬他们重要的身份并强化所期望的改变。其他健康信息可以对期望的行为和实施的健康身份做出示范。这些信息表明，通过特定行动来表现特定的身份，个体就可能获得期望的身份。例如，人们戴上粉色丝带，承认自己是乳腺癌幸存者或支持者，以获得抗击乳腺癌的支持。这使得人们能够以健康或低风险的方式表现他们想要的身份：比如经常锻炼的人被认为是健康和年轻的。

（三） 关系层面： 你将成为一个更好的家庭成员

关系层面可以通过多种方式加以利用。首先，人们可以通过对重要关系的认同来鼓励健康的行为。例如，父母很少选择危害其子女的健康（Rosenbaum，& Murphy，1990），而采用有效的养育方式可能能够促进子女的戒烟、饮食、锻炼和处方药安全存放等一系列行为。专注于提高母亲育儿技能的"加强家庭计划"显示出预期的结果：比如即使母亲没有接受药物滥用治疗，她们仍然会减少药物的使用（Spoth，Redmond，& Shin，2001）。

其次，关系身份也可能是必须克服的、对健康信息的抗拒来源。如果一个人重视他与另一个有不健康行为（如吸烟）的人之间的关系（如朋友），他不太可能改变这种行为（Falomir，& Invernizzi，1999）。在这种情况下，可能需要改变的是关系框架。例如，哈伍德和斯帕克斯（Harwood，& Sparks，2003）使人们从认定自己是从事不健康行为的人的朋友转变为认定自己是从事健康行为的人的朋友。另外一个应用可能是在那些重视该身份的群体中设计这样的消息：如果你做……，你将是一个更好的家庭（或其他群体）成员。虽然那些认同这种群体的人可能不愿意改变自己的行为来促进自己的健康（个人身份），但如果这种改变与他们在家庭或其他重要群体中的角色有关，他们可能愿意这样做。

（四） 公共层面： 你的家庭/团队/公司将会受益

最近，健康学者在社区层面实施了预防方案，也就是说，他们已经开始通过建设基础设施、发展社会资本、推广社区中健康的个体来关注社区层面的变化。社区方法的一个很好的例子是"关心你的社区"项目，即"一个通过关注经验识别到的风险和保护因素来解决青少年健康和行为问题，由此给社区赋权的预防系统"（Hawkins et al.，2008，p. 15）。在该项目中，社区成员选择他们的领袖，这些领袖与其他社区成员一起进行社区评估，并根据结果从指导清单中选择基于实证证据的方案，用于在社区中实施。这种做法的假设是，社区成员对其社区有专门的了解，赋予他们权力将会促使他们做出改变的承诺，而且这种承诺的效果更持久。

146　　　这些计划是由那些相信他们所做的一切将有助于改善他们的社区的成员所实施的。这一策略在关系密切的群体和/或内/外群体差异显著的群体中特别有用。人们可以通过影响这些身份来推动以个人主义路径无法实现的行为改变。

　　　理解身份的层次可以为这些共同努力提供一个组织结构。虽然是在公共层面上定义的，但许多实际的干预措施针对的是个人、人际关系（特别是家庭）和表现层面。对于像"关心你的社区"这样的方法来说，以这种多层次的方式思考他们的努力可能是有益的。

（五）　利用身份差距激励行为改变

　　　如上所述，"相互渗透"概念产生的一个启发是，各层次可能彼此冲突。尽管身份差距可能威胁心理健康并增强压力水平（Jung, & Hecht, 2008；Jung et al.，2007），但它们也可以用作行为改变信息中的激励因素。根据认知失调理论（Festinger, 1957），当认知不一致发生时，个体会改变行为。费斯廷格、里肯和沙赫特（Festinger, Riecken, & Schachter, 1956）认为，当人们接触到与其信仰不一致的信息时，就会引起认知失调。在这种情况下，信息可以被设计成唤起不一致的身份认知，并且提供减少不一致的解决方案。

　　　一个很好的例子是利用身份差距来改变个人的规范性信念，即通过改变描述性规范（例如，关于大多数人做什么的信念）和指令性规范（例如，关于人们应该做什么的信念），健康学者可以预防有害行为。有些基于学校的毒品预防计划成功改变了学生们的规范性信念（Tobler et al.，2000）。青少年通常认为自己是"青少年"（如个人身份），并认为因为"许多青少年"（如公共身份）都会吸毒，所以他们也应该吸毒。纠正这些描述性规范（例如，向他们表明较少的同龄人使用毒品）并加强禁止性规范的信息将促使他们不使用毒品（例如，向他们表明同龄人不赞成使用药物）。

126

五、结论与未来研究方向

尽管许多实证研究已经表明个体的身份与健康行为和健康相关的信念有关系，但是很少有研究者为了将身份策略融合到健康消息设计中而仔细研究身份理论，例如 CTI 这种更加复杂和综合性的理论框架。换言之，关于个体身份的研究已有很长的历史，但是健康信息设计学者直到最近才注意到诸如 CTI 所提供的、关于身份的更全面的定义。即使考虑了除个人之外的层次，这种方法也不总是包含身份框架。"关心你的社区"（Hawkins，Catalano，& Arthur，2002）是一个以社区为基础的例子，这种路径没有明确关注公共身份，也没有认为目标变化是多层次的。基于 CTI 的消息设计的应用可以产生更全面的干预，这是预防研究的前沿之一（Hecht，& Krieger，2006）。

CTI 的一个用途是将群体身份应用于信息设计，例如种族。基于群体的身份和健康行为的研究大多采用人口统计学的方法。也就是说，在大多数实际应用中，种族通常被理解为一种类别身份，例如药物预防计划（Hecht，Marsiglia et al.，2003），但这可能并不能反映文化身份的丰富性（Hecht，& Krieger，2006），只会以刻板的方式过度简化或"粉饰"身份。

在实证层面对 CTI 框架进行的研究才刚刚开始。尽管理论本身的复杂性对 CTI 提出了挑战，但我们认为 CTI 为研究健康行为和设计健康信息提供了有价值的方法。这些仅仅暗示了 CTI 可能会带来丰富的应用，但我们还需要继续进行概念性和实证性的研究，以测试和进一步发展 CTI。尤其重要的是，要阐明这四个层次是如何被测量的以及它们如何与个体行为和集体结构相关。本章的意图是为这项工作指明方向。

参考文献

Ajzen, I. (1991). The theory of planned behavior. *Organizational Behavior and Human Decision Processes*, *50*, 179 – 211.

Alexander, C., Piazza, M., Mekos, D., & Valente, T. W. (2001). Peer networks and adolescent cigarette smoking: An analysis of the National Longitudinal Study of Adolescent Health. *Journal of Adolescent Health*, *29*, 22 – 30.

Bandura, A. (1977). Self-efficacy: Toward a unifying theory of behavior change. *Psychological Review*, *84*, 191 – 215.

Bandura, A. (1991). Self-regulation of motivation through anticipatory and self-reactive mechanisms. In R. A. Dienstbier (Ed.), *Perspectives on motivation*: *Nebraska Symposium on Motivation* (Vol. 38, pp. 69 – 164). Lincoln: University of Nebraska Press.

Banton, M. (1965). *Roles*: *An introduction to the study of social relations*. London: Tavistock.

Barger, S. D. , & Gallo, L. C. (2008). Ability of ethnic self-identification to partition modifiable health risk among US residents of Mexican ancestry. *American Journal of Public Health*, *11*, 1971 – 1978.

Baumeister, R. F. (1986). *Identity: Cultural change and the struggle for self.* New York: Oxford University Press.

Ching, B. (2001). *Wrong's what I do best: Hard country music and contemporary culture.* New York: Oxford University Press.

Cooley, C. H. (1902). *Human nature and the social order.* New York: Scribner.

Fagerlin, A. , Zikmund-Fisher, B. , & Ubel P. A. (2007). "If I'm better than average, then I'm ok?": Comparative information influences beliefs about risk and benefits. *Patient Education and Counseling*, *69*, 140 – 144.

Falomir, J. M. , & Invernizzi, F. (1999). The role of social influence and smoker identity in resistance to smoking cessation. *Swiss Journal of Psychology*, *58*, 73 – 84.

Faulkner, S. L. , & Hecht, M. L. (2007). Tides in the ocean: A layered approach to culture and communication. In B. B. Whaley & W. Samter (Eds.), *Explaining communication: Contemporary theories and exemplars* (pp. 393 – 402). Mahwah, NJ: Lawrence Erlbaum.

Festinger, L. (1957). *A theory of cognitive dissonance.* Stanford, CA: Stanford University Press.

Festinger, L. , Riecken, H. W. , & Schachter, S. (1956). *When prophecy fails.* Minneapolis: University of Minnesota Press.

Ford, L. A. , & Christmon, B. C. (2005). Every breast cancer is different: Illness narratives and the management of identity in breast cancer. In E. B. Ray (Ed.), *Health communication in practice: A case study approach* (pp. 157 – 169). Mahwah, NJ: Lawrence Erlbaum.

Goffman, E. (1967). *Interaction ritual.* New York: Pantheon.

Hagger, M. S. , & Orbell, S. (2003). A meta-analytic review of the common-sense model of illness representations. *Psychology & Health*, *18*, 141 – 184.

Harwood, J. , & Giles, H. (2005). *Intergroup communication: Multiple perspectives.* New York: Peter Lang.

Harwood, J. , & Sparks, L. (2003). Social identity and health: An intergroup communication approach to cancer. *Health Communication*, *15*, 145 – 159.

Haslam, S. A. , Jetten, J. , Postmes, T. , & Haslam, C. (2009). Social identity, health and well-being: An emerging agenda for applied psychology. *Applied Psychology: An International Review*, *58*, 1 – 23.

Hawkins, J. D. , Brown, E. C. , Oesterle, S. , Arthur, M. W. , Abbott, R. D. , & Catalano, R. F. (2008). Early effects of Communities That Care on targeted risks and initiation of delinquent behavior and substance use. *Journal of Adolescent Health*, *43*, 15 – 22.

Hawkins, J. D. , Catalano, R. F. , & Arthur, M. W. (2002). Promoting science-based prevention in communities. *Addictive Behaviors*, *27*, 951 – 976.

Hecht, M. L. (1993). A research odyssey: Towards the development of a communication theory of identity. *Communication Monographs*, *60*, 76 – 82.

Hecht, M. L., Collier, M. J., & Ribeau, S. A. (1993). *African American communication: Ethnic identity and cultural interpretation*. Newbury Park, CA: Sage.

Hecht, M. L., Jackson, R. L., II, & Ribeau, S. (2003). *African American communication: Exploring identity and culture* (2nd ed.). Mahwah, NJ: Lawrence Erlbaum.

Hecht, M. L., & Krieger, J. L. (2006). The principle of cultural grounding in schoolbased substance abuse prevention. *Journal of Language and Social Psychology*, *25*, 301 – 319.

Hecht, M. L., Marsiglia, F. F., Elek-Fisk, E., Wagstaff, D. A., Kulis, S., Dustman, P., et al. (2003). Culturally-grounded substance abuse prevention: An evaluation of the Keepin' it R. E. A. L. curriculum. *Prevention Science*, *4*, 233 – 248.

Hecht, M. L., & Miller-Day, M. (2009). The Drug Resistance Strategies Project: Using narrative theory to enhance adolescents' communication competence. In L. Frey & K. Cissna (Eds.), *Handbook of applied communication* (pp. 535 – 557). New York and London: Routledge.

Hecht, M. L., Warren, J., Jung, J., & Krieger, J. (2004). Communication theory of identity. In W. B. Gudykunst (Ed.), *Theorizing about intercultural communication* (pp. 257 – 278). Newbury Park, CA: Sage.

Jung, E., & Hecht, M. L. (2004). Elaborating the communication theory of identity: Identity gaps and communication outcomes. *Communication Quarterly*, *52*, 265 – 283.

Jung, E., & Hecht, M. L. (2008). Identity gaps and level of depression among Korean immigrants. *Health Communication*, *23*, 313 – 325.

Jung, E., Hecht, M. L., & Wadsworth, B. D. (2007). The roles of identity in international students' psychological well-being: A model of depression level, identity gaps, discrimination, and acculturation. *International Journal of Intercultural Relations*, *31*, 605 – 624.

Kellner, D. (1992). Popular culture and the construction of postmodern identities. In S. Lash & J. Friedman (Eds.), *Modernity and identity* (pp. 141 – 177). Cambridge, UK: Blackwell.

Kreuter, M. W., Lukwago, S. N., Bucholtz, D. C., Clark, E. M., & Sanders-Thompson, V. (2003). Achieving cultural appropriateness in health promotion programs: Targeted and tailored approaches. *Health Education and Behavior*, *30*, 133.

Krieger, J. L., Moreland, J., & Sabo, J. (2010, November). *Hillbilly or redneck? Linguistic stereotypes of rural Americans*. Paper presented to the Intercultural Division at the annual meeting of the National Communication Association, San Francisco.

Lin, E. (2008). Family and social influences on identity conflict in overseas Chinese. *International Journal of Intercultural Relations*, *32*, 130 – 141.

Mead, G. H. (1934). *Mind, self, and society from the standpoint of a social behaviorist.*

Chicago: University of Chicago Press.

150 Ndiaye, K. , Krieger, J. L. , Warren, J. R. , Hecht, M, & Okuyemi, K. (2008). Health disparities and discrimination: Three perspectives . *Journal of Health Disparities and Research*, *2*, 51 – 71.

Noar, S. M. , Benac, C. N. , & Harris, M. S. (2007). Does tailoring matter? Metaanalytic review of tailored print health behavior change interventions. *Psychological Bulletin*, *133*, 673 – 693.

Roberto, A. J. , Krieger, J. L. , & Beam, M. A. (2009). Enhancing web-based kidney disease prevention messages for Hispanics using targeting and tailoring . *Journal of Health Communication*, *14*, 525 – 540.

Rosenbaum, M. , & Murphy, S. (1990). Women and addiction: Process, treatment, and outcome. In E. Y. Lambert (Ed.), *The collection and interpretation of data from hidden populations* (Research Monograph 98, pp. 127 – 145). Washington, DC: National Institute on Drug Abuse.

Schlenker, B. R. (1985). Introduction: Foundations of the self in social life. In B. R. Schlenker (Ed.), *The self and social life* (pp. 1 – 28). New York: McGraw-Hill.

Schultz, P. W. , Nolan, J. M. , Cialdini, R. B. , Goldstein, N. J. , & Griskevicius, V. (2007). The constructive, destructive, and reconstructive power of social norms. *Psychological Science*, *18*, 429 – 434.

Spoth, R. L. , Redmond, C. , & Shin, C. (2001). Randomized trial of brief family intervention for general populations: Adolescent substance use outcome 4 years following baseline. *Journal of Consulting and Clinical Psychology*, *69*, 627 – 642.

Tajfel, H. , & Turner, J. (1986). The social identity theory of intergroup behavior. In S. Worchel & W. Austin (Eds.), *Psychology of intergroup relations* (2nd ed. , pp. 7 – 24). Chicago: Nelson Hall.

Thoits, P. A. (1992). Identity structures and psychological well-being: Gender and marital status comparisons . *Social Psychology Quarterly*, *55*, 236 – 256.

Tobler, N. S. , Roona, M. R. , Ochshorn, P. , Marshall, D. G. , Streke, A. V. , & Stackpole, K. M. (2000). School-based adolescent drug prevention programs: 1998 meta-analysis. *Journal of Primary Prevention*, *20*, 275 – 336.

Turner, J. C. (1991). *Social influence.* Milton Keynes, UK: Open University Press.

Umberson, D. (1992). Gender, marital status and the social control of health behavior. *Social Science & Medicine*, *34*, 907 – 917.

Urberg, K. A. , Degirmencioglu, S. M. , & Pilgrim, C. (1997). Close friend and group influence on adolescent cigarette smoking and alcohol use. *Developmental Psychology*, *33*, 834 – 844.

Wade, J. C. (2008). Masculinity ideology, male reference group identity dependence, and African American men's health-related attitudes and behaviors. *Psychology of Men &*

Masculinity, *9*, 5 – 16.

Wadsworth, B. C., Hecht, M. L., & Jung, E. (2008). The role of identity gaps, discrimination, and acculturation in international students' educational satisfaction in American classrooms. *Communication Education*, *57*, 64 – 87.

注释

1. 将这些层次分成三个不同的层次可能是有利的。为了简洁起见，我们将关系的三个属性组合到单一层次中。

2. 有些人认为在个人和公共层面都存在个人、表现、关系和公共身份（Hecht、Warren、Jung，& Krieger，2004）。也就是说，个人通过定义自我（个人/个体）、表现身份（表现/个体）、透过关系（关系/个体）和团体成员属性（团体/个体）来识别自己。同时，还有关于自我（个人/集体）、表现（表现/集体）、关系（关系/集体）和团体（团体/集体）的集体定义。该公式的一个优点是，它明确地关注个体级别上的成员身份。然而，出于保持简洁的考虑，我们保留本章中的原始表述。

推荐阅读

Hecht, M. L., & Faulkner, S. L. (2000). Sometimes Jewish, sometimes not：The closeting of Jewish American identity. *Communication Studies*, *51*, 372 – 387.

Hecht, M. L., Faulkner, S. L., Meyer, C. R., Niles, T. A., Golden, D., & Cutler, M. (2002). Looking through Northern Exposure at Jewish American identity and the communication theory of identity. *Journal of Communication*, *52*, 852 – 870.

Hecht, M. L., Jackson, R. L., II, Lindsley, S., Strauss, S., & Johnson, K. E. (2001). A layered approach to ethnicity：Language and communication. In W. P. Robinson & H. Giles (Eds.), *The new handbook of language and social psychology* (pp. 429 – 449). Chichester, UK：Wiley.

Kam, J. A., & Hecht, M. L. (2009). Investigating the role of identity gaps among communicative and relational outcomes within the grandparent-grandchild relationship：The young-adult grandchildren's perspective. *Western Journal of Communication*, *73*, 456 – 480.

理论与实践问题

1. 为什么我们说身份是"分层的"？为什么这对健康信息设计很重要？

2. 定义你身份的每一层。解释如何设计一条信息来影响你的健康行为。

3. 定义"身份差距"。你经历过"身份差距"吗？如果经历过，你认为这对你的健康有什么影响？

4. 如何在信息设计中使用在线身份（如头像）？

5. 基于 CTI 设计信息时，可能有哪些潜在的意外影响？

第九章
宗教信仰、精神信仰以及健康传播信息和干预措施的设计

谢丽尔·L. 霍尔特 （Cheryl L. Holt）

一、引言

本章重点回顾了在健康传播干预中设计并使用宗教信仰（religiosity）和精神信仰（spirituality）的方法。我们之所以会提出这个方法，是受到了一个研究项目的启发：该项目的目标是缩小非裔美国人在癌症控制方面的健康差距。然而，所讨论的原则也广泛适用于其他健康状况和其他人口统计学上的群体。本章概述了宗教信仰和精神信仰在健康传播中的作用，并举例说明了该方法在健康传播中的效用，简要总结了该方法有效性的重要证据，最后对今后的研究方向提出了一些建议。

二、宗教信仰和精神信仰的定义

首先，我们有必要去了解一些术语以及它们如何在本章中使用的。在健康研究的背景下，关于宗教信仰和精神信仰的术语存在一定程度的分歧和混淆。很多时候，这些术语可以互换使用，尽管它们不是一回事。一般来说，宗教信仰或宗教参与是指有组织地参与或涉及对更高力量的崇拜（Thoresen，1998）。精神信仰是一个更为广泛的概念，涉及对生活中的意义和目的的探索，并且可能涉及宗教（但也可能不涉及宗教）。这是本章设定的一个临时定义，一般适用于主流非裔美国人，尽管有些人从更广泛的意义上看待精神信仰。在社区研究中，基于精神信仰的干预通常指那些整合宗教和精神主题内容用以支持核心健康信息，如接受癌症筛查（Holt, Kyles, Wiehagen, & Casey, 2003；Holt, Wynn et al. , 2009a, 2009b）。本章提及干预方法时，将使用"基于精神信仰"

这一术语，以便涵盖更广泛的精神信仰概念，例如健康的身体、心灵和精神的平衡。同时，需要指出的是，我们通常使用精神信仰这一术语而不是宗教信仰（Holt，Wynn et al.，2009a）。但在讨论更普遍的问题时，我们将使用宗教信仰/精神信仰这一术语，因为这一领域的研究往往包括宗教和精神两方面。

三、宗教信仰/精神信仰在健康结果中的作用

近年来，该领域的两个全面的综述研究显示，越来越多的研究关注宗教信仰/精神信仰在健康认知、行为和结果中的作用（Koenig，McCullough，& Larson，2001；Levin，2001）。尽管多数研究表明宗教信仰/精神信仰对健康结果有积极或"有益"的影响（大多数研究是跨领域的，因此因果关系不能得到支持），但研究结果并不一致：一些研究表明没有关联，一些研究显示负相关。研究指标、人群和结果也存在巨大的差异，这可能是研究结果不一致的一个原因。然而，该领域普遍认为，宗教信仰/精神信仰在健康促进中会带来更多有益的结果，而不是有害或没用的。

宗教信仰/精神信仰似乎在美国黑人和妇女等群体中更为突出（Ferraro，& Koch，1994；Levin，& Taylor，1993；Levin，Taylor，& Chatters，1994；Taylor，Chatters，Jayakody，& Levin，1996）。相比起其他群体，美国黑人的疾病负担更重，这种现象被称为健康差异，或者在最近被称为健康不公正。与此同时，也出现了一种趋势，以努力消除健康差异：这种趋势强调基于社区的参与性研究（Israel，Eng，Schulz，& Parker，2005；Minkler，& Wallerstein，2003），强调健康传播需要考虑文化因素，或尊重文化。正是基于这一视角，宗教信仰/精神信仰开始在健康传播信息设计中得以应用，出现了"基于精神的干预"。近年来，我们的研究小组开发了基于广泛社区参与的四项干预措施，其中三项已在美国黑人教会的随机对照试验中进行了有效性测试：一项鼓励乳腺癌筛查（Holt et al.，2003），一项鼓励结直肠癌筛查（Holt，Wynn et al.，2009b），另一项鼓励关于前列腺癌筛查的合理决定（Holt，Wynn et al.，2009b）。第四项采用前后对比的方式，在美国黑人和白人教会环境中评估一项鼓励结直肠癌筛查的干预措施（Holt et al.，2011）。

在本章中，基于精神信仰指的是，将宗教信仰/精神信仰内容（例如主题、图像、经文）整合到信息中进行干预。建议宗教信仰/精神信仰的内容和主题根据需要优先考虑的群体或接收信息的目标人群来确定，并由该群体成员利用形成性研究过程进行广泛的预测试。根据温尼特和他同事的研究（Winett et al.，1999），基于教会的干预可以按照四个层次来组织：在第一层次中，教会

被用作参与者招募的场所，但干预内容本质上是世俗的；在第二层次中，同样也是在教会环境中，但由卫生保健专业人员实施长期干预；在第三层次中，是由教会环境中的普通人实施世俗的干预；第四层次干预也采取第三层次的方法，但将宗教或精神内容纳入其中。本章将重点讨论第四层次方法，在基于教会的健康促进文献中，第四层次的方法比前三种更为罕见。温尼特和同事（Winett et al.，1999）认为第四层次方法虽然是必要的，但不足以持续改变行为，并呼吁进行随机试验，以评估该方法的有效性。这一呼吁表明，研究者已经认识到宗教信仰/精神信仰在许多美国黑人的健康认知、行为和结果中的重要性，并推动了检验基于精神信仰的健康传播方法的功效作为当前研究的计划。

科学研究通过探索"宗教—健康联系"或宗教信仰/精神信仰在健康认知、行为和结果中的作用来推动理论的发展，从而为基于精神信仰的干预提供基础（Ellison，& Levin，1998；Levin，& Vanderpool，1989；Musick，Traphagan，Koenig，& Larson，2000；Oman，& Thoresen，2002）。这些研究的目的是，进一步发展和检验"为什么参与宗教活动和精神信仰常常在健康结果中起保护作用"这一假说。这些研究结果被应用于基于精神信仰的健康传播信息设计。例如，最近针对患有癌症的美国黑人的宗教参与和精神信仰对身体和情绪的功能的研究表明，宗教信仰/精神信仰的意义和积极情感在宗教参与、精神信仰以及情绪功能之间的关系中起着中介（解释）作用（Holt，Wang et al.，2010）。换句话说，宗教参与、精神信仰与情感功能之间的积极联系，可以通过其意义和积极情感得到部分解释。这一研究成果对信息设计的启示是，在为患有癌症的美国黑人开发以宗教信仰为基础的健康信息时，可以利用宗教信仰/精神信仰来帮助患者了解疾病的意义，并通过崇拜或与更高权力建立关系来唤醒患者的积极情绪，达到促进健康的目的。这样，以精神信仰为基础的干预不仅可以从健康行为改变理论中得到启示，也可以从宗教—健康关系理论中得到启示，这可能会提高干预措施的效力。其他研究者提出了具有类似中介变量的理论模型，这些也值得考虑纳入健康传播干预（Levin，& Vanderpool，1989；Mullen，1990）。

宗教信仰/精神信仰通常与健康认知、行为和结果有着积极的联系。在尊重文化的健康传播背景下，在制定基于教会的干预措施时，将宗教信仰/精神信仰内容纳入健康信息具有直观的意义。在非宗教信仰的环境中，如果无法对参与者的信仰系统做出假设，这种方法则被认为是不适当的，甚至是不道德的。

当本章讨论在宗教信仰的环境中传递基于精神信仰的信息时，通常让人联

想到礼拜场所，例如教堂。宗教信仰的环境不一定是教堂，但本章研究中使用 *157*
的例子是基于教会和精神信仰的干预。我们研究的例子大多与美国黑人基督徒
有关（如浸信会、卫理公会、黑人卫理公会圣公会等），只有一个项目涉及白
人教会。当然，基于精神信仰的方法可以被应用于其他人群和各种信仰。需要
注意的是，针对任何人群进行传播时，越笼统的信息就越不适合整个人群。我
们可以这样理解这个问题：有一个连续的数轴，数轴的一端是对每个人都一样
的"一刀切"的信息，另一端是为一个人单独定制的信息。有针对性的信息策
略是针对人群中的小群体而制定的。当考虑基于精神信仰的信息是如何被运用
到宗教信仰的环境中时，我们必须考虑这些小群体的规模和同质性。例如，如
果专注于美国黑人的基督教会，我们可以创造出一个基于精神信仰的信息，即
通过提到"上帝"使之与信息接收者"契合"。然而，小群体的其他部分（例
如美国黑人穆斯林）由于缺乏信息契合度必然被排除在外。本章后面也对此进
行了讨论。

若与美国黑人基督教信仰团体合作，一个基本的假设是所有信息接收者参
与宗教活动的程度都很高。这意味着，这些人通常每周至少去一次教堂，有些
人每周去一次以上（例如周三晚上学习圣经）。高度的宗教参与也意味着这些
人频繁地祈祷，并与上帝建立了密切的个人关系。在健康方面，上帝被认为在
保持个人健康方面发挥了重要作用，通常被视为直接的治疗者和/或通过医生
发挥其作用（Holt，Caplan et al.，2009）。宗教信仰/精神信仰的作用渗透到健
康认知和行为中，因此与健康结果有关。在本章提到的大多数美国黑人教会
中，女性成员多于男性成员，这些人通常会开车到很远的地方参加他们的家庭
教会，而不是去附近的教堂。

四、基于精神信仰的健康传播

如前所述，目前的研究小组已经开发了一个研究项目，研究在美国黑人的
教会环境中，以精神信仰为基础的健康传播方法是否有效。本章将详细介绍以
下示例程序，即"为自己的健康负责"——结直肠癌筛查的精神信仰指南。 *158*

该项目旨在评估美国黑人教会中基于精神信仰的干预是否有效，该干预鼓
励人们进行结直肠癌筛查（Holt，Roberts et al.，2009）。来自16个教会的人群
接受了作为社区健康顾问的培训，并领导结直肠癌早期筛查的小组教育课程。
本章后面题为"设计以精神信仰为基础的健康信息"的章节将详细讨论这一
举措。

另一些人也在教会中以基于精神信仰的方法传播健康信息。我们发现，相对比以非精神信仰的方法促进乳腺癌筛查项目，基于精神信仰的方法传播健康信息更为有效（Husaini et al.，2002；Paskett et al.，1999）。在对美国黑人的戒烟干预中，干预内容涉及关于吸烟的布道、在教会服务中的证言，以及带有日常信息的、通过精神信仰来劝说人们戒烟的小册子（Voorhees et al.，1996）。祷告的小册子使用来自圣经的经文和段落、鼓舞人心的信息和提示来帮助戒烟（Stillman，Bone，Rand，Levine，& Becker，1993）。唱诗班创作了一首福音歌曲来支持这一计划，歌曲中还包括了牧师发表的布道词。这是通过磁带分发给节目参与者的。与自助干预相比，这种干预在戒烟的改变阶段产生了更积极的变化。

"欢乐"——一项基于信仰的妇女心血管健康促进项目，采用了精神信仰和非精神信仰的干预方法（Yanek，Becker，Moy，Gittelsohn，& Koffman，2001）。小组会议从祈祷开始，选择相关的经文并将其纳入干预。在练习环节中听取福音音乐或跳崇拜舞蹈。牧师们在健康简报中提供有关饮食和运动的小贴士、每月信息。最后，教堂每年举办一次活动，如舞蹈表演、步行马拉松或水果义卖。精神信仰干预和非精神信仰干预在研究结果方面表现相当。这可能是因为，参与非精神信仰干预的女性自发地将精神信仰引入到了干预活动中，进而导致一种干预"污染"。

五、设计以精神信仰为基础的健康信息

与其他健康传播干预一样，基于精神信仰的信息设计遵循迭代的方法，需要与优先考虑的社区展开紧密合作。为了说明这种方法，我们将使用最近倡议的一个例子，即"掌管你的健康：结直肠癌筛查的精神信仰指南"（Holt，Scarinci et al.，2010；Holt，Wynn et al.，2009b；Roberts-McDavid et al.，in press）。该项目的主要目的是提高居住在城市的美国黑人对结直肠癌的认识，并促使他们进行结直肠癌筛查。这一项目对16个教会进行了随机对照试验，其中一半接受基于精神信仰的干预，另一半接受相同核心内容和概念的非精神信仰（例如，世俗）对比干预。干预措施由受过培训的社区健康顾问设计，他们在自己的教会中组织了两次团体教育会议，并得到了专门研究的教材的支持。我们收集了基线数据，即1个月的随访（在第2次会议之后）和1年之后的随访数据。

干预内容以四个因素进行指导：①结直肠癌核心内容；②健康行为改变理论；

③基于精神信仰的内容；④社区参与/投入。图9.1显示了干预设计的一般过程。

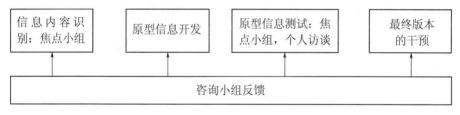

图9.1 干预设计的过程

（一） 结直肠癌核心内容

核心内容来源于以下几处：首先，我们进行了焦点小组访谈，主要针对需要优先考虑的人群，以确定目标人群对信息的需要。第二，我们审查了现有材料，以确定主要领域。第三，研究胃肠病学家对所有研究材料进行了专业审查，以确保它们的科学性。

（二） 健康行为改变理论

干预内容和对研究结果的评价以健康信念模型（HBM）为基础（Rosenstock, Strecher, & Becker, 1988）。选择HBM是基于在结直肠癌背景下，接受筛查所存在的障碍仍具有显著影响。HBM的关键概念（易感知性、严重性、感知障碍、感知益处和自我效能）被整合到干预内容中。对结直肠癌严重性的感知涉及恐惧管理：尽管这种疾病可能是致命的，但它并不总是"死刑判决"；如果发现及时，它可以通过切除癌前息肉得以成功治疗甚至预防。易感知性反映在与结直肠癌风险因素相关的内容中，例如需要筛查50岁以上的人群以及美国黑人，他们患这种病的风险较高。筛查可以及早发现问题从而挽救一个人的生命：如果发现时是早期结直肠癌就可以得到有效的治疗，这样，人们就可以陪在自己家人的身边。对结直肠癌筛查的感知障碍包括缺乏医生支持、已经进行过筛查、害怕筛查或害怕医生、缺乏知识、缺乏保险、恐惧、傲慢、为筛查做准备以及羞耻。这些问题都应在干预中得到解决。社区健康顾问接受的培训主要关于本地哪里可以提供免费或低成本的筛查。他们试图通过鼓励参与者与他们的医生讨论筛查来提高参与者的自我效能。他们表示，如果医生不建议筛查，那么可以更换医生。

HBM的构建也被评估为研究的次要结果和潜在的干预调节剂或介质。研究使用先前已验证过的量表，这些量表内容不仅涵盖结直肠癌知识，而且包括结直肠癌筛查的感知益处和障碍，以及结直肠癌筛查的自我效能（粪便隐血试验、柔性乙状结肠镜检、结肠镜检）。研究采用了结直肠癌自我报告筛查的验证措施（大便隐血试验、乙状结肠镜、结肠镜、钡灌肠）。尽管我们考虑过医疗记录的验证，但这并不是可行的方法，因为研究不是在封闭系统中进行的（例如医疗保险记录、退伍军人管理局）。最后，我们使用标准模型测量参与者的人口统计学特征，并评估宗教参与水平，以确定干预效果是否取决于个人的宗教信仰。

（三） 基于精神信仰的内容

基于精神信仰的内容与研究咨询小组密切相关，该小组由各种利益相关者组成，如基于信仰的社区领袖、全科医生、筛查提供者和癌症幸存者。与教会有联系并不是咨询小组的必要条件，但小组要吸纳那些能够为信息设计提供精神信仰视角的人，如几名小组成员在当地教区担任领导职务（如主日学校教师、牧师、牧师妻子）。在一系列会议中，对基于精神信仰的方法进行了详细的阐述，会议要求小组提供宗教信仰或精神信仰思想的主题和经文，以支持结直肠癌的早期发现。这个抽象的任务最初有些困难，所以研究人员向小组提供了一些在以前的干预项目中使用的以精神信仰为基础的信息和概念，以作为新的概念和想法的基础。他们给小组成员分配了一个"家庭作业"任务，要求他们带来他们认为可以支持结直肠癌早期发现的精神信仰概念和经文草案，以便在随后的会议上使用这些材料。会议上分享了这些信息，并由研究人员收集。随后研究人员使用这些草稿来设计以精神信仰为基础的信息，从而为干预进行预测试。基于精神信仰的信息示例包括以下信息：

> "如果我们身体强壮，我们就能尊敬神，并尽我们最大的力量去服侍他。这意味着我们要照顾好自己，进行我们需要的检查。我们需要尽自己的一份力量，确保我们能活得健康长寿。"
> "上帝给了你一个选择。你可以选择对自己的健康负责！"
> "管理好上帝赐予你的健康和身体，这是很重要的。"
> "你的身体和生活是有目的的，应该得到重视和保护。"

咨询小组大约在一年的时间内每月举行一次会议。除了制定在信息设计中使用的精神信仰主题外，小组还就项目的其他方面（如征聘战略、教育会议后勤、培训社区健康顾问）提出了建议。随着印刷材料原型版的开发，小组提供了新的建议（如颜色、字体、图形和标题）。精神信仰小组的社区健康顾问与对照组的社区健康顾问分别接受培训，培训为期2天。课程内容包括项目概述、社区健康顾问的作用、癌症概述、结直肠癌概述（解剖、风险因素、症状、预防、早期检测、筛查、询问医生的问题）、健康信念（基于健康信念模型）、成人的学习方式、领导技能、沟通技能、如何开展教育课程、文献、研究伦理和当地癌症防治资源（筛查、治疗）。在以精神信仰为基础的小组中，人们在传递以精神信仰为基础的健康信息方面接受了额外的培训。首先，我们讨论了宗教信仰/精神信仰在健康方面的重要作用。考虑到研究环境，使用精神信仰来构建健康信息对于社区卫生顾问来说是一种自然的方法。为了尽量避免非精神信仰小组的社区健康顾问不自觉地将精神信仰的内容应用于课程，该组使用没有涉及精神信仰内容的材料进行标准化培训。此外，参加教育课程的研究参与者根据他们对精神信仰内容的描述程度对课程进行了评分。这种归纳检查为两种方法之间的差异提供了支持。最后，所有的课程都由不了解分组情况的研究人员进行了录像和编码。

（四） 社区参与/投入

制定了草稿（包括社区健康顾问培训手册等印刷材料）之后，我们就对社区成员进行预测试。焦点小组提供了关于印刷材料的以图形呈现的反馈（Holt, Wynn et al. , 2009b）。形成性研究数据收集、修订材料、后续数据收集的过程反复进行，直到材料最终定稿，并且内容质量达到专业水准。我们为焦点小组的参与者展示了一些印刷材料的模版。参与者表明对其中一个具有更柔和的颜色和更多图形的模式有明显的偏好，柔和的配色方案给人一种鼓励的感觉；另一个模版在封面上大量使用了黑色，参与者不喜欢这种设计，因为他们觉得使用太多的黑色给人一种绝望的感觉。参与者更喜欢在教堂里看到真人的照片，但需要避免只出现一种类型的人（如只有老年人、年轻人或夫妇出现），照片中最好包含各种各样类型的人。"为你的健康负责"这个题目收到良好反响。最后，只有当耶稣基督的照片没有体现出欧洲中心论的思想时，它们才会被接受。

我们使用了认知反应访谈，以确保所有印刷材料内容可以被受众理解，且言辞恰当、无冒犯他人的内容。认知反应访谈的一个要求是阅读材料中段落要简短，要求参与者复述内容并询问他们在阅读这些段落时的想法。参与者基本上可以理解该内容（Holt, Wynn et al. , 2009b）。一些癌症统计数据不被理解，其中一些数据令人困惑（例如，结直肠癌是癌症死亡的第三大原因，并不是所有的死亡原因）。另一个不被理解的是叶酸一词，许多参与者对此并不熟悉。因而为了避免分散注意力，这一术语被删除了。

由于教会牧师承担了许多角色，他们通常都很忙碌，所以他们会指定一个联络人，如卫生部的负责人，作为项目的主要联络人。牧师通常在讲道坛上支持该项目，但不直接参与干预措施的制定或实施。

六、以精神信仰为基础的健康信息有效吗？

一些试验试图明确宗教信仰/精神信仰内容在健康传播干预中的影响，在目前的研究中，专门针对这一问题设计了随机对照试验。在当前结直肠癌早期检测的示例中，我们将基于精神信仰的干预与具有相同核心内容、针对特定人群的高质量内容、有吸引力的干预进行比较。尽管这种比较干预在假设检验方面具有科学严谨性，但它很难证实"在所有其他条件相同的情况下，基于精神信仰的干预将比非精神信仰的干预更有效地影响学习效果"这一假设。然而，这种局限性也反映了基于社区的研究方法的优势。未接受干预的对照组或接受较差干预的对照组不符合社会正义原则。如果采用这些方法来控制或比较各组，可能会显示出更稳健的干预效果。然而，对这些项目不可能有如此高的信任，也不可能有如此高水平的参与、实施和保留（本例中为在 12 个月内保留率为 90%）。

最后，这些研究设计决策取决于所测试的研究问题和假设。对于这些研究，选择控制/比较组的成本导致干预效果有限，但在干预实施和保留方面可能有好处。在结直肠癌研究中，相比于非精神信仰的干预，基于精神信仰的方法筛检的感知益处在术后获得了更显著的提高（$p < 0.05$）（Holt，Scarinci et al.，2010）。其他结果似乎相当，例如知识的增加和对筛选的感知障碍的减少，两组从测试前到测试后都获得了显著的益处。这种干预似乎对妇女和有中等宗教信仰的人最有效（而不是宗教信仰坚定的人；我们采用中位数将人群分成了高和中两组，因为考虑到样本都是教徒，宗教信仰的总体平均值相对较高，因此不存在"低宗教"群体）。干预措施似乎对筛查产生了影响，特别是在提高对不同筛查方式的认识上。本研究仍在分析数据，以确定对自我汇报的筛查的影响。

从这四个试验的结果来看，至少基于精神信仰的方法与在教会环境中的非精神信仰（世俗）干预一样有效，并且对于某些结果和亚群体可能更有效。对于一些亚群体来说，如妇女和不同宗教参与程度的人，这可能是比传统的世俗干预更有希望的方法。当然可能还有更多的群体有待研究，对他们来说，精神信息可能是特别相关或有效的。我们已发现社区成员对该方法做出了相当积极

140

的反应，并认识到干预措施将他们的精神信仰/宗教信仰纳入了健康行为改变目标的范围内。

七、健康传播实践的建议

尽管研究仍在展开，但目前看来，在以教会为基础的环境中，将一定程度的宗教信仰/精神信仰融入干预信息中似乎没有什么坏处。在以社区为基础的参与性研究中，这是可以纳入干预材料的文化适当性的一个方面。

在设计这类信息时，应考虑精神信仰/宗教信仰主题的特殊性。不同信仰之间以及它们的表达方式之间存在相当大的差异，例如，浸信会信徒表达信仰的方式与黑人卫理公会锡安、天主教或耶和华见证人的信徒表达信仰的方式不完全相同。因此，必须考虑以精神信仰为基础的信息传递方法，以便对这种宗派变化保持敏感。有几种方法可以解决这个问题：①使用基于信仰的图像和信息概念，这将广泛适用于不同的教派；②考虑有可能认同第一种策略的教派。后者不可避免地导致某种程度的包容或排斥。例如，这项研究还没有接触到穆斯林或佛教社区。这样做很重要，虽然这对研究设计的角度提出了挑战，但也为该领域今后的研究提供了契机。我们应该使用基于社区的参与方法，与信徒密切合作，以确定相关的精神信仰内容，而不是做出假设。

在以教会和精神信仰为基础的健康传播研究中通常出现的另一个问题，涉及如何基于诸如规模、位置和教派等特征来选择试验中的教会。关于教会的规模，虽然诸如"巨型教会"这样的大型教会有可能接触到大量合格的参与者而具有吸引力，但它们往往具有复杂的行政结构，因此可能会由于层级较多阻碍项目的批准，而且这些组织也更有可能已经主办了类似的健康促进干预。因此与规模较小的教会（如200～500个成员）合作可能会在以下方面更有优势：①更容易获得项目批准；②服务于更有需要的人群。另一方面，还有更小的基于信仰的组织需要考虑，包括"店面"教堂（译者注：店面教堂是人们利用商店进行宗教集会）。在考虑到诸如统计效力等问题时，研究者必须确定较小的组织是否有足够的参与者。此外，要考虑的其他组织因素是名称和地点，这些决策通常与项目被允许的异质性（或同质性）相关。这可以追溯到之前有关针对性干预措施的讨论，例如，干预的内容可能能够非常紧密地围绕浸信会教义或农村人口进行设计，但这将限制其普遍性。

八、后续研究

关于健康传播干预中的宗教信仰/精神信仰信息，有许多潜在的途径可供进一步探索。出于近期研究在推广上的局限的考虑，有必要接触主流基督徒以外的人群。因为一种信息并不适合所有人，在开发以精神信仰为基础的信息时，人群的选择至关重要，这一原则在主流基督教派中也可以得到有效的论证。值得注意的是，随着这一领域的研究重点从功效研究转移到传播和实施以及技术的发展，所有研究材料和方案都可以被广泛使用，这样团体们就能够从网站上下载这些材料和方案，酌情修改使其适应其社区。此外，经过培训，社区健康顾问能够在初始项目完成后着手解决其他健康问题，这种能力建设提高了项目的可持续性。

如前所述，基于精神信仰的方法似乎仅仅用于教会或基于信仰的环境中，这似乎是采用这种方法的最适当的背景。例如，在诸如医生的办公室候诊室、药房或杂货店的设置中放置基于精神信仰的消息不但可能出乎人们的意料，更可能违反伦理道德。因为我们不能假设在这些场所中会出现有宗教信仰的个体，也不能假设在这些场所中不同宗教信仰的人不会同时出现，这种情况下基于精神信仰的消息就可能会冒犯到出现在这些场所中的人。相反，从"为你的健康负责"项目中学到的经验表明，教会的环境本身也可能对信息的感知方式产生影响。具体而言，归纳检查表明，尽管基于精神信仰的干预被认为在性质上比非精神信仰明显"更属灵"，但即使是非精神信仰小组的成员在参与了他们的干预之后，也给出了中等程度属灵的评价。这可以有两种解释，要么有关数据收集环境的需求特征，要么是教堂的环境会触发个体认为干预至少应具有中等程度的灵性。一些正在进行的、有计划的研究对比了参加教育课程的人和不了解研究分组的外部评价者对他们参与课程的"属灵程度"的认知，这样的研究应该会对教会背景在基于精神信仰的交流中的作用产生重要的启发。

九、结论

这项研究对美国黑人社区中以精神信仰为基础的健康传播方法进行了设计和评估，但应当认识到，这可能只是与这一群体中的健康传播干预有关的核心文化概念之一。选择宗教信仰/精神信仰作为重点领域，主要是因为：①其与健康认知、行为和结果有关的复杂性；②与健康的关系；③在美国黑人生活和文化中的突出地位。目前已被检验的其他文化概念包括种族自豪感、现在/未来取向和家庭/集体主义的重要性（Deshpande，Sanders Thompson，Vaughn，& Kreuter，2009；Kreuter，& McClure，2003；Kreuter，& Haughton，2006），并且可能存在值得健康传播学者和实践者关注的另外的重要概念。这一研究和其他正在进行的研究，以及本章所述的专门针对宗教信仰/精神信仰的研究，为今后将文化应用于健康传播领域的研究提供了扎实基础，作为消除弱势群体健康差距研究成果的一部分。

本章描述的研究表明，以精神信仰为基础的教会健康传播方法可能并不比标准的、在一些情况下非精神信仰的方法产生更加有效的结果。然而对于某些结果该方法可能更为有效，至少与高质量的比较干预措施一样有效。与基于社区的研究原则相结合，该方法可以为基于提高文化恰当性的路径提供合理的理由，它与基于社区的参与性研究实践等其他公认的方法都是健康传播研究人员用来缩小我们所服务的人群的健康差距的重要工具。

参考文献

Deshpande, A. D., Sanders Thompson, V. L., Vaughn, K. P., & Kreuter, M. W. (2009). The use of sociocultural constructs in cancer screening research among African Americans. *Cancer Control*, 16, 256 – 265.

Ellison, C. G., & Levin, J. S. (1998). The religion-health connection: Evidence, theory, and future directions. *Health Education & Behavior*, 25 (6), 700 – 720.

Ferraro, K. F., & Koch, J. R. (1994). Religion and health among Black and White adults: Examining social support and consolation. *Journal for the Scientific Study of Religion*, 33 (4), 362 – 375.

Holt, C. L., Caplan, L., Schulz, E., Blake, V., Southward, P., Buckner, A., et al. (2009). Role of religion in cancer coping among African Americans: A qualitative examination. *Journal of Psychosocial Oncology*, 27, 248 – 273.

Holt, C. L., Kyles, A., Wiehagen, T., & Casey, C. M. (2003). Development of a spiritually-based breast cancer educational booklet for African American women. *Cancer Control*, 10, 37 – 44.

Holt, C. L., Roberts, C., Scarinci, I. C., Wiley, S. R., Eloubeidi, M., Crowther, M., et al. (2009). Development of a spiritually-based educational program to increase colorectal cancer screening among African American men and women. *Health Communication*, 24, 400 – 412.

Holt, C. L., Scarinci, I. C., Debnam, K., McDavid, C., Litaker, M., McNeal, S. F., et al. (2010). Spiritually-based intervention to increase colorectal cancer awareness among African Americans: Intermediate outcomes from a randomized trial. *Manuscript submitted for publication*.

Holt, C. L., Shipp, M., Eloubeidi, M., Fouad, M., Britt, K., & Norena, M. (in press). Your body is the temple: Impact of a spiritually-based colorectal cancer educational intervention delivered through community health advisors. *Health Promotion Practice*.

Holt, C. L., Wang, M. Q., Caplan, L., Schulz, E., Blake, V., & Southward, V. L.

(2010). Role of religious involvement and spirituality in functioning among African Americans with cancer: Testing a mediational model. *Manuscript submitted for publication.*

Holt, C. L., Wynn, T. A., Southward, P., Litaker, M. S., Jeames, S., & Schulz, E. (2009a). A comparison of a spiritually-based and a non-spiritually based educational intervention for informed decision making for prostate cancer screening among church-attending African American men. *Urologic Nursing*, *29*, 249 – 258.

Holt, C. L., Wynn, T. A., Southward, P., Litaker, M. S., Jeames, S., & Schulz, E. (2009b). Development of a spiritually-based educational intervention to increase informed decision making for prostate cancer screening among church-attending African American men. *Journal of Health Communication*, *14*, 590 – 604.

Husaini, B. A., Sherkat, D. E., Levine, R., Bragg, R., Cain, V., Emerson, J. S., et al. (2002). The effect of a church-based breast cancer screening education program on mammography rates among African-American women. *Journal of the National Medical Association*, *94*, 100 – 106.

Israel, B. A., Eng, E., Schulz, A. J., & Parker, E. A. (Eds.). (2005). *Methods in community-based participatory research for health.* San Francisco: Jossey-Bass.

Koenig, H. G., McCullough, M. E., & Larson, D. B. (2001). *Handbook of religion and health.* New York: Oxford University Press.

Kreuter, M. W., & Haughton, L. T. (2006). Integrating culture into health information for African American women. *American Behavioral Scientist*, *49*, 794 – 811.

Kreuter, M. W., & McClure, S. M. (2003). The role of culture in health communication. *Annual Review of Public Health*, *25*, 439 – 455.

Levin, J. S. (2001). *God, faith, and health: Exploring the spirituality-healing connection.* New York: John Wiley.

Levin, J. S., & Taylor, R. J. (1993). Gender and age differences in religiosity among Black Americans. *The Gerontologist*, *33* (1), 16 – 23.

Levin, J. S., Taylor, R. J., & Chatters, L. M. (1994). Race and gender differences in religiosity among older adults: Findings from four national surveys. *Journal of Gerontology*, *49* (3), S137 – S145.

Levin, J. S., & Vanderpool, H. Y. (1989). Is religion therapeutically significant for hypertension? *Social Science and Medicine*, *29* (1), 69 – 78.

Minkler, M., & Wallerstein, N. (Eds.). (2003). *Community-based participatory research for health.* San Francisco: Jossey-Bass.

169 Mullen, K. (1990). Religion and health: A review of the literature. *International Journal of Sociology and Social Policy*, *101*, 85 – 96.

Musick, M. A., Traphagan, J. W., Koenig, H. G., & Larson, D. B. (2000). Spirituality in physical health and aging. *Journal of Adult Development*, *7* (2), 73 – 86.

Oman, D. , & Thoresen, C. E. (2002). Does religion cause health? Differing interpretations and diverse meanings. *Journal of Health Psychology*, *7* (4), 365 – 380.

Paskett, E. D. , Tatum, C. M. , D'Agostino, R. D. , Rushing, J. , Velez, R. , Michielutte, R. , et al. (1999). Community-based interventions to improve breast and cervical cancer screening: Results of the Forsyth County Cancer Screening (FoCaS) Project. *Cancer Epidemiology, Biomarkers & Prevention*, *8*, 453 – 459.

Roberts-McDavid, C. , Holt, C. L. , Martin, M. Y. , Lee, C. , Scarinci, I. , Litaker, M. S. , et al. (in press). Lessons learned in the development and implementation of a spiritually-based colorectal cancer intervention in African American churches. *Health Communication and Faith Communities.* Cresskill, NJ: Hampton Press.

Rosenstock, I. , Strecher, V. , & Becker, M. (1988). Social learning theory and the health belief model. *Health Education and Behavior*, *15*, 175 – 183.

Stillman, F. A. , Bone, L. R. , Rand, C. , Levine, D. M. , & Becker, D. M. (1993). Heart, body, and soul: A church-based smoking-cessation program for urban African Americans. *Preventive Medicine*, *22*, 335 – 349.

Taylor, R. J. , Chatters, L. M. , Jayakody, R. , & Levin, J. S. (1996). Black and White differences in religious participation: A multi-sample comparison. *Journal for the Scientific Study of Religion*, *35* (4), 403 – 410.

Thoresen, C. E. (1998). Spirituality, health, and science: The coming revival? In S. Roth-Roemer, S. R. Kurpius, & C. Carmin (Eds.), *The emerging role of counseling psychology in health care* (pp. 409 – 431). New York: W. W. Norton.

Voorhees, C. C. , Stillman, F. A. , Swank, R. T. , Heagerty, P. J. , Levine, D. M. , & Becker, D. M. (1996). Heart, body, and soul: Impact of church-based smoking cessation interventions on readiness to quit. *Preventive Medicine*, *25* (3), 277 – 285.

Winett, R. A. , Anderson, E. S. , Whiteley, J. A. , Wojcik, J. R. , Rovniak, L. S. , Graves, K. D. , et al. (1999). Church-based health behavior programs: Using social cognitive theory to formulate interventions for at-risk populations. *Applied and Preventive Psychology*, *8*, 129 – 142.

Yanek, L. R. , Becker, D. M. , Moy, T. F. , Gittelsohn, J. , & Koffman, D. M. (2001). Project Joy: Faith based cardiovascular health promotion for African American women. *Public Health Reports*, *116* (Suppl. 1), 68 – 81.

推荐阅读

Glasgow, R. E. , Marcus, A. C. , Bull, S. S. , & Wilson, K. M. (2004). Disseminating effective cancer screening interventions. *Cancer*, *101*, 1239 – 1250.

Green, J. (2010). The role of theory in evidence-based health promotion practices. *Health Education Research*, *15*, 125 – 129.

Kerner, J. F. , Guirguis-Blake, J. , Hennessey, K. D. , Brounstein, P. J. , Vinson, C. , Schwartz, R. H. , et al. (2005). Translating research into improved outcomes in comprehensive cancer control. *Cancer Causes and Control*, *16*, S27 – S40.

Kreuter, M. W. , Holmes, K. , Alcaraz, K. , Kalesan, B. , Rath, S. , Richert, M. , et al. (2010). Comparing narrative and informational videos to increase mammography in low-income African American women. *Patient Education and Counseling*, *81*, S6 – S14.

McQueen, A. , & Kreuter, M. W. (2010). Women's cognitive and affective reactions to breast cancer survivor stories：A structural equation analysis. *Patient Education and Counseling*, *81*, S15 – S21.

Thompson, V. L. , Kalesan, B. , Wells, A. , Williams, S. L. , & Caito, N. M. (2010). Comparing the use of evidence and culture in targeted colorectal cancer communication for African Americans. *Patient Education and Counseling*, *81*, S22 – S33.

理论与实践问题

1. 基于迄今为止的证据，在未来发展文化相关的健康传播中，追求宗教信仰/精神信仰或其他文化概念是否合理？

2. 关于健康行为改变的其他理论可能与基于精神信仰的健康传播的发展相关吗？

3. 在为非基督徒人群设计以精神信仰为基础的健康传播时，什么是重要的考虑因素？对于那些在美国以外国家的人群呢？

4. 我们如何能更加充分地利用教会的组织因素来设计以精神信仰为基础的健康传播呢？

第十章
通过健康信息设计解决健康素养问题

雅各布·D. 詹森 （Jakob D. Jensen）

一、引言

健康传播研究和实践的一个共同目标是确定目标人群（包括技能有限的人群）能够接受的信息（美国卫生及公众服务部，2000）。这是一个挑战，因为大约36%的美国成年人只有有限或基本的健康知识。也就是说，素养和解决问题的技能限制了他们处理各种健康状况的能力（Gazmararian et al.，1999；Kutner，Greenberg，Yin，& Paulsen，2006）。此外，关于科学和健康的主要信息在20世纪变得越来越复杂（Hayes，1992）。因此，健康传播人员承担着将日益复杂的信息传达给不具备解读能力的受众的任务。

本章的目的是回顾关于如何为仅具备有限或基本健康素养的受众设计健康信息的研究。第一部分对健康素养进行了定义，并简要回顾了检验其潜在健康影响的研究。第二部分介绍了信息策略；根据现有证据，建议采用三种策略。最后一部分介绍了几个有前景的未来研究领域。

二、健康素养：定义和启示

（一） 健康素养的定义

医学研究所健康素养委员会（2004，p.1）将健康素养定义为"获得、处理和理解基本健康信息和服务并能够据此做出适当健康决定的能力"。贝克（Baker，2006）在解释健康素养时指出，这一定义包括两种与健康有关的素养（基于印刷品和口头传播的健康信息素养），这两种素养都受到阅读流利程度和个人知识储备的影响。阅读流利是阅读和理解文本（文章素养）、查找和使用信息（档案素养）以及执行简单数学任务（计算）的能力。个人知识储备包括对关键术语（词汇）的熟悉和理解程度，以及对基础过程和框架（概念知识）的掌握。因此，如果人们能够找到所需的健康信息，并且一旦找到，就能使用先前储备的知识来理解文本和数字信息，那么他们就具有功能性健康素养（译者注：功能性健康素养指人们所具备的健康素养能帮助他们解决实际健康问题）。

（二）健康素养的测量

现有的一些衡量标准专指理解与健康有关的文本的能力，这些标准涵盖了这种能力的一个或多个方面。健康活动素养研究（The Health Activities Literacy）量表（Kutner et al.，2006；Rudd，2007）、成人功能性健康素养测试（the Test of Functional Health Literacy in Adults）（Parker，Baker，Williams，& Nurss，1995）、"最新关键指标"测试（the Newest Vital Sign）（Weiss et al.，2005）和"谈话触摸屏"（the Talking Touchscreen）（Yost et al.，2009）能测量文章素养、档案素养和计算能力。广泛成就测验（the Wide Range Achievement Test）（Wilkinson，1993）、成人素养快速评估（the Rapid Estimate of Adult Literacy Measure）（Davis et al.，1993）以及健康素养的短期评估——西班牙语和英语（the Short Assessment of Health Literacy-Spanish and English）（Lee，Stucky，Lee，Rozier，& Bender，2010）则主要涉及词汇水平的测量。广泛成就测试不局限于健康领域，但该测试已被证明与其他测量和健康有关的文本的理解能力的量表有很强的相关性（Parker et al.，1995）。目前已有研究人员使用了具体问题量表，这种量表从测量角度看可能是更有意义的，或者至少可以作为开发通用评估工具的模型（Macek et al.，2010）。但尽管如此，针对一般健康相关概念知识的测量方法仍不存在。

与健康有关的口语素养（health-related oral literacy）仍然是个有待研究的话题。罗特、厄比、拉森和艾林顿（Roter，Erby，Larson，& Ellington，2009）过去曾对口语素养进行过调查，目前有联邦政府资助继续开展这项研究。此外，贝克（2006）建议，微型精神状态测验（the Mini-Mental State Exam）的记忆项目可以作为测量听力（听觉素养，是口语素养的一方面）的替代品。应当注意的是，"oral health literacy"这一术语也用于描述一种测量口腔科词汇的方法，该方法模仿了最初版本的REALM量表（REALMD-30）（Jones，Lee，& Rozier，2007）。REALMD-30被认为是一种更适用于具体语境中与健康相关词汇的量表，而不是用来测量听说能力的。

通过使用这些测量方法中的一种或多种，研究人员发现，大约三分之一的美国人具有健康素养缺陷（Gazmararian et al.，1999；Kutner et al.，2006）。如果结合背景来看，功能性健康素养似乎比科学素养更具普遍性。如果个人有足够的词汇技能和概念知识来理解基本的科学概念，那么他们就是有科学素养的。几十年来，米勒（Miller，2004）一直发现超过80%的美国人没有科学素养。也就是说，基于当前的测量实践，功能性健康素养的门槛可能低于科学素养的门槛。

（三）　健康素养的启示

健康素养低的人更有可能是男性、65岁以上、受教育程度较低、收入较低、没有保险、入学前说英语以外的语言的人，以及多为黑人、西班牙裔、美洲印第安人或多种族的人（Kutner et al.，2006）。总之，传统上得不到美国医疗体系服务的人群，其健康素养普遍较低。因此，健康素养被用于解释健康差异的机制（Jensen，King，Davis，& Guntzviller，2010）。这一观点具有历史依据——社会经济地位较低的个人往往被剥夺获得阅读技能的权利，以维持传统的社会等级制度（Bernhardt，& Cameron，2003；Manguel，1996）。

撇开人口统计数据不谈，健康素养与几种认知能力有关。对老年人进行的两项研究（Baker et al.，2002；Federman，Sano，Wolf，Siu，& Halm，2009）发现，健康素养与微型精神状态评估（一种通常用于评估痴呆的工具）的表现呈负相关。健康素养不足的老年人在注意力、视觉结构和对时间地点的总体定位方面存在困难。费德曼等（Federman，Sano，Wolf，Siu，& Halm，2009）还发现，健康素养较低的老年人信息回忆能力（使用韦氏记忆量表进行评估）和语言流利程度都较低（使用动物命名测试进行评估）。在低收入成年人样本中，健康素养与对医疗保健的批判性思维呈正相关（Jensen，King，Guntzviller，& Davis，2010）。健康知识水平低的人不太可能对他们享有的医疗护理产生忧虑。与这些发现一致的是，健康素养与执行功能相关，即"为实现目标而努力引导行为所需的一系列能力"（Banich，2009，p.89）。事实上，最近的研究表明，健康素养测试与执行功能的传统测试（如伦敦塔任务测试、颜色轨迹测试和伍德考克·约翰逊三世成就测试的应用问题子测试）呈正相关（Waldrop-Valverde et al.，2010）。目前还不清楚执行功能的缺陷是导致健康素养缺失的原因，还是导致健康素养缺失的结果，但两者之间的关系很重要，所以健康传播者在设计信息时应该予以考虑。换言之，健康素养测量可能会发现有限的读写技能以及更普遍的认知和执行障碍。针对前者的干预措施或工具仍无法满足弱势群体的更大需求。除了基本的素养需求之外，还需要为健康素养较差的人群提供更多时间和援助，从而更有效地改善健康结果。

与贝克（2006）的解释一致，健康素养与健康知识正相关。具有功能性健康素养的个体往往掌握更多的疾病知识（Kalichman，& RompA，2000；Williams，Baker，Honig，Lee，& Nowlan，1998；Williams，Baker，Parker，& Nurss，1998）和更高程度的知情同意（Miller，O'Donnell，Searight，& Barbarash，1996），能获得更多的患者出院指导（Spandorfer，Karras，Hughes，& Caputo，1995），并具有更强的术后自我护理能力（Wilson，& McLemore，1997）。更重要的是，健康素养是健康行为和结果的重要预测因子（DeWalt，Berkman，Sheridan，Lohr，& Pignone，2004）。例如，健康素养是全球健康状况（Baker，Parker，Williams，Clark，& Nurss，1997）和死亡率（Sudore，Yaffe et al.，2006）的重要预测指标。

因此，较低的健康素养是相对普遍的，而且更可能出现在医疗服务资源不足的人群中。健康素养与执行功能（包括回忆和批判性思维）有关，是健康知识的重要预测因子。最后，健康素养低的个体执行健康行为的可能性较小，因此健康状况较差。鉴于这些发现，《健康2010》（*Healthy People 2010*）将消除健康知识缺陷列为主要公共卫生优先事项（Department of HHS，2000）。

三、基于实证研究的信息策略

德维利斯（DeVellis，2003）认为，应用经常先于理论基础。换句话说，在有足够的证据保证采取任何特定的行动之前，从业者就已经自己发现或是从其他人那里获得了解决方案。这种情况是可以预见得到的，因为人们通常在可行的解决方案被验证之前很久就发现了问题。

健康素养就是如此，对这一问题的了解远远超过了提倡任何特定补救方法的研究证据。研究人员最初推荐了几个从其他领域（包括平面设计、市场营销和教育）挑选出来的信息策略作为权宜之计。不管是逻辑还是实践，都表明这些策略对健康素养有限的受众有适用性（Doak，Doak，Friedell，& Meade，1998；National Cancer Institute，1994）。尽管在许多方面现今情况依旧没有改变，然而，有一些证据表明，以下三个行动方案可能对低素养水平的受众有独特的好处。

（一）降低阅读水平

信息可以根据受众的技能水平来构建。例如，在编写小册子时，可以确保具有五年级（或更高）阅读水平的人都能理解。从健康素养干预措施中发现，仅仅降低健康文本的阅读门槛就可以帮助低素养人群理解该材料（Pignone，DeWalt，Sheridan，Berkman，& Lohr，2005）。

目前的研究还没有确定健康文本的理想阅读门槛。如果可能，健康传播者应根据其目标人群的具体能力做出这一决定（Bernhardt, & Cameron, 2003）。除此之外，干预研究已发现这一干预对阅读水平从三年级（Coleman et al., 2003）到七年级（Davis, Holcombe, Berkel, Pramanik, & Divers, 1998）的人群均有益处。功能性健康素养的典型界限是九年级（Davis et al., 1993），这表明使用低于该门槛的阅读水平是可取的。在 Microsoft Word 中检查文档阅读水平的一种简单方法是执行拼写检查。拼写检查后，会出现一个可读性窗口，报告文本的阅读水平（即 Flesch-Kincaid 等级水平）。

有证据表明，降低健康文本的阅读水平对所有人都有好处（无论技能水平如何）。坎杜拉等（Kandula et al., 2009）发现，参加为低素养水平人群设计的多媒体糖尿病教育计划的全部参与者都获得了同等的学习收益。这一结果并不完全令人惊讶，因为许多健康文本在词汇上具有一定的挑战性（Doak et al., 1998；Hayes, 1992），可能超出即使是素养水平最高的受众的能力。然而，它确实表明，降低文本的阅读门槛可能是解决健康素养问题的第一步：这是有效接触低素养水平群体必要但不充分的手段。

（二）促进分层学习

知识通常是分级的：要理解 C，你必须知道 A 和 B（Gagné, 1962）。素养水平较高的受众可能拥有更多的基础知识，能够从信息中获得比素养水平较低的受众更多的隐性信息。因此，受过良好教育的受众可能能够驾驭那些没有按照分层方式构建的知识。

低文化程度的受众可能缺乏处理健康信息所必需的基础知识。健康传播人员应努力识别健康信息背后的知识层次或学习层次。受众研究或对健康专业人员的访谈可能有助于揭示这一层次结构，并减少潜在的知识差距。一旦发现了特定健康问题的层次子结构，就可以将这种结构用作信息呈现的模板。根据关于学习层次的研究（Gagné, Mayor, Garstens, & Paradise, 1962），传播者应以线性方式呈现信息，使基础知识不足的人能成功地浏览信息。

举一个例子。格伯等（Gerber et al., 2005）使用加涅（Gagné, 1962）的学习分层法开发了多媒体糖尿病教育干预。干预包括多个模块，这些模块可以按照参与者期望的任何顺序分别完成。每个模块都有不同的学习层次，为受众在进入下一层次之前提供基础知识。例如，许多人在理解糖尿病或如何管理糖尿病之前需要学习血糖知识。事实证明，干预措施比对照组的措施（一系列试图以问答形式教授的多项选择题）更有效，但这种有效性仅限于健康素养低的个人。在基线血糖控制较差的低健康素养参与者中，干预显著降低了平均血糖

（A1c）水平。

（三）允许重复

低健康素养的个人必须克服多重障碍（如新术语、不熟悉的学习层次）才能充分理解健康信息。完成这项艰难的任务可能需要时间，并需要控制节奏和重复材料的能力。健康素养水平较高的受众可能会在第一遍理解信息，而低素养的受众可能需要一次或多次暂停或重复内容，耗费更多的时间。

贝克（2009）指出，这种情况与掌握学习的概念是一致的，这个概念指出：学习是所需时间除以可用于学习的时间的副产品（Carroll，1963；Guskey，1997）。所需的时间在很大程度上取决于任务背后的学习层次的复杂性以及个人对该层次的基础知识的掌握情况（Trembath，& White，1975）。布鲁姆（1968）在他自己关于测量和扩展掌握学习的研究中提出，如果给超过90%的人足够的时间去学习，他们就能够有效掌握学习内容。因此，掌握学习暗示，为个体提供更多的时间，并在必要时控制他们的节奏并重复内容，将会提高学习效果。因此，掌握学习非常适合教育具有学习障碍和技能缺陷的个人（Bloom，1988；Guskey，Passaro，& Wheeler，1995），尽管对掌握学习干预的元分析发现，该技术在帮助学习障碍或执行功能缺陷的人方面最有效（Kulik，Kulik，& Bangert-Drowns，1990）。

最近几项关于健康素养的研究似乎证明了这一假设的有效性。苏多尔、兰费尔德等（Sudore，Landffeld et al.，2006）向与会者提供知情同意文件，然后测试他们对协议的了解程度。他们发现，低素养水平的人需要更多的步骤才能掌握材料。与掌握学习的概念一致，80%的参与者在第2遍之后掌握材料（与第1遍的28%相比）。萨卡尔等（Sarkar et al.，2007）在糖尿病教育干预的评估中也有类似的发现。该研究中，干预是通过一个自动电话系统进行的，通过该系统，每月与新诊断的糖尿病患者通话1次，并提供教育内容。患者可以重复学习材料（想重复多少次就重复多少次），并通过系统控制自己的学习节奏。研究人员发现，这一干预改善了健康结果，特别是对于低素养水平的患者。同样重要的是，低素养水平的患者在使用该系统时更可能重复学习内容。

如前所述，坎杜拉等（2009）发现，多媒体糖尿病的教育干预提高了所有患者的理解水平。然而，一项后续研究表明，反复接触这些材料，也可以使低素养水平的参与者取得类似的学习效果（Baker，2009）。这种重复似乎可以有效帮助素养水平较低的个人，因为它抵消了基础知识的不均衡。换言之，尽管在最初的研究中获得了相同的知识，但素养水平高的参与者总体上仍然理解得更多，这主要是因为他们的基础知识高于低素养水平的参与者。也就是说，高素养水平的参与者在接触信息前似乎有更完整的学习层次。通过重复，低素养水平的参与者能够获得相同的知识。

最后，比克莫尔、普法伊费尔和帕斯奇奥洛（Bickmore, Pfeifer, & Paasche-orlow，2009）开发了一个利用虚拟代理人帮助解释同意书的软件程序。实验室研究的参与者更喜欢虚拟代理人而不是真人，这主要是因为他们发现，在与软件程序交互时更容易控制节奏并提出问题。该软件的一种变体目前正在一家医院被用于模拟检验护士（译者注：一种护士）的行为。患者可以通过触摸屏计算机与虚拟代理人互动。虚拟代理人可以应患者的请求重复信息。早期试验结果表明，低素养水平的患者对虚拟代理人有积极的看法，更有可能要求重复提供信息（Bickmore，2009）。

掌握学习理论表明，时间是学习的核心，因为它允许个人控制节奏和重复材料（如有必要）。根据这一理论，所有个人都是如此，然而，这对于有技能缺陷（如低健康素养）的人可能尤其重要。健康传播者在开发健康材料时应考虑这一需求。自动化技术可能是解决该问题的一种手段，但是我们也可以通过构建较低等级的技术来解决这一问题。例如，健康传播者应确保低技能个人能从健康资料中获得关键信息，或有可以反复获取信息的机会。

四、未来研究的前景

关于与低技能受众的沟通，仍有许多需要回答的问题。在下面这部分章节中，我们确定了五个问题，指出了今后研究的方向。撇开研究前景不谈，所有这些都是健康传播从业人员在与低健康素养人群打交道时需要考虑的问题。

（一） 词汇变异的影响

179

传播者有改变用词的倾向，即使他们的意思和以前一样。例如，一个人可能会在同一次发言中说"每年""每周年"和"每12个月"，尽管术语的变化并不意味着什么。

术语或措辞的变化会有潜在的问题，因为它可能会产生误解。低健康素养的受众可能特别容易产生误解，因为他们的词汇量较小，而且单词多样性可能会增加他们的信息处理时间。另一种选择是在一致的基础上使用相同的词/短语，这里称为标准化语言，可以用于增强理解并减少处理时间。

不必要的语言变化似乎在健康传播中很常见。例如，对药品标签的健康素养的研究发现，相对简单的信息在术语和措辞上存在相当大的差异（Wolf et al.，2009）。此外，目前对药品标签的处理方法使低健康素养的成年人感到困惑（Davis et al.，2006）。虽然正在进行改进药物标签的努力（Davis et al.，2009；Sheded et al.，2009），但更大的问题是，单词/短语的变化是否对健康素养低的个人产生了有意义的影响。研究这一问题的干预或实验室研究将有助于探明标准化语言是否值得一试。

（二） 视觉信息特征

缺乏健康素养的个体在阅读文本方面存在困难。因此，健康传播者经常提倡对这一人群使用视觉材料（Doak et al.，1998）。视觉图像可以是静止的（例如小册子图像）也可以是动态的（例如 DVD）——这两者都已在健康素养干预中实施。不幸的是，到目前为止，对可视化的效果评价不一（Pignone et al.，2005）。例如，格伯等（Gerber et al.，2005）构建并评估了一个富媒体但文本较少的糖尿病教育计划。健康结果在不同情况下并无差异，然而，处于干预状态的低素养参与者确实对糖尿病并发症有较高的感知易感性。

关于视觉信息的研究正在进行中。为了取得进展，研究人员需要开发关于视觉信息特征的类型，这是一种基于概念区别的分类系统。贝利（Bailey，*180* 1994，p. 2）在他关于类型学和分类学结构的文章中指出，第一步是确定"分类所依据的关键或基本特征"。这一步骤将需要对视觉图像的研究进行彻底的回顾，并仔细考虑视觉信息是如何变化的。

视觉信息特征类型对于知识的进步至关重要，因为视觉信息一般不太可能影响总体结果。更重要的问题是关于视觉影像的微观假设。例如，X 类视觉效果如何影响人群 Z 中的结果 Y？根据这一观点，刘、肯普和麦克唐德（Liu，Kemper，& McDowd，2009）发现，老年人对解释性视觉的理解较少，这大概是因为参与者难以将这类视觉与文本信息结合起来。当然，如果将这项研究置于视觉信息特征的更大类型范围内，就将会提供更多信息。所有这些都将有助于解决某些类型的视觉产品是否能改善低健康素养个人的学习或健康结果的问题。

（三） 自动化传播

掌握学习理论假设一些人需要更多的时间来掌握材料。健康知识有限的个人似乎属于这一类，这一现实表明，我们需要为用户提供使用时间更长的基础设施。现代卫生保健的限制意味着不可能有额外的人力用于帮助低技能的人浏览健康材料。

考虑到这些限制，未来似乎可以使用为个人用户定制信息的自动化传播界面（Sutherland，Campbell，Ornstein，Wildemuth，& Lobach，2001）或者镜像式人机交互，并允许增加用户控制（例如虚拟人）（Bickmore et al.，2009）。这些尝试的成功将在很大程度上依赖于将技术融合到人类环境中，并改善人机交互的流畅性。例如，比克莫尔、普法伊费尔和李茵（2008）考虑了手势在人机交互中的作用，以更好地模拟自动化传播中的这种行为。

健康素养研究者应该研究的两个相关问题是：低技能个体对自动化传播界面的反应如何以及某些功能是否提高了他们的舒适度（Bickmore，Caruso，Clough-Gorr，& Heeren，2005）。这方面的一个步骤是开发评估低技能个体在自动化传播技术方面的态度、感知和能力的测量工具。心理测量工具将有助于推进受众分析的初步研究，并为未来几十年可能出现的自动化传播研究的爆炸式增长提供经过验证的工具。

（四）弱势语言

语言可以被描述为强势和弱势（Hosman，& Siltanen，2006）。强势语言是明确坚定的（如每天吃 5 种水果和蔬菜可以预防癌症），而弱势语言是不确定的和暗示的（如调查研究表明，每天吃 5 种水果和蔬菜可以降低患结肠癌的终生风险）。

在科学交流中，弱势语言既是规范性的（Zehr，1999），又是控制性的语言（Jensen，2008；Meyer，1997）。也就是说，优秀的科学传播者通过间接说法来展示知识和技能。不幸的是，由于科学话语通常是从不确定（当呈现给同事时）发展到确定（当呈现给公众时），弱势的语言经常被删除（Star，1983）。起初，科学传播者希望科学家在大众眼中受到尊重而不采用间接描述（Zehr，1999）。而在最近，对语言的改进更多以可读性为基础。

研究人员应该研究低健康素养的受众对强势和弱势语言的反应。将弱势语言从科学中剔除是很有诱惑力的，因为弱势语言似乎令词汇变得更复杂，而这本身又是不必要的。这也许是正确的，但是传播者也需要注意这样一个事实：在科学中大大增加词汇复杂性是使用术语的副产品（Hayes，1992）。另一方面，弱势语言本身并不密集，它们是否应该被削减是研究人员需要考虑的问题。支持弱势语言的另一个论点是，它可以帮助受众处理健康信息，而不会经历负面的认知反弹，如宿命论思维（Jensen et al.，2011）。

（五）令人担忧的简化

从更大的意义上讲，面向低素养水平受众的信息设计通常要删除某些内容。诸如"简化""通俗化"和"删减"等术语常被使用：使用简化词汇目前被认为是改善与低技能群体沟通的最佳途径。本章并非完全不受这一趋势的影响，毕竟，降低信息的阅读水平是一种简化。然而，传播者应该谨防遗漏材料，特别是涉及个人或公共健康的材料。简化信息可以增加材料的可读性，但也会削弱对当前问题的理解（如通过破坏文本的衔接性）（Liu，Kemper，& Bovaird，2009）。从不同的角度来看，删减信息可能是一种过度杀伤，或者至少是一种效率较低的改善沟通的手段。

在政府层面，简化被普遍认为是一种改善沟通的有效手段。目前，美国的联邦机构被要求遵守简明语言准则（www. plainlanguage. gov）。对这一准则很少有指导方针或实证研究的基础，大多数准则都是从惯例或编写教科书中挑选出来的。在网站上，医生提供了几个例子来说明简单的语言原则，包括将联邦医疗保险受益人服务信在修改前后进行对比。前一版本内容如下（"联邦医疗保险欺诈信"，未注明出版日期）：

"承包商的调查人员将审查你的案例中的事实，并决定最合适的行动方案。大多数联邦医疗保险（Medicare）医疗服务提供者采取的第一步是对他们进行有关联邦医疗保险（Medicare）法规和政策的再教育。如果这种做法继续下去，承包商可以对供应商的医疗记录进行特别审计。通常，承包商通过这种方式收回对卫生保健提供者的超额付款。如果有足够的证据表明提供者一直违反医疗保险政策，承包商将记录这些违规行为并要求监察长办公室起诉该案件。这可能导致提供者被驱逐出医疗保险计划、面临民事罚款和监禁。"

后一版本修改为：

"我们将采取两个步骤来研究这个问题：我们将查明这是一个错误还是欺诈。我们会让你知道核查结果。"

后者已被简化，但人们怀疑该文件的意义是否仍然完整。或者可以说，后者是一个全新的信息，而不是前者的简化版本。所有这些都对试图通过简化、删减或减少内容来改善沟通的逻辑、效果和伦理提出了质疑。健康传播从业者可能认为，向低技能组（或所有组）提供简单但不完整的信息是不可接受的。这种方法可能会造成理解上的模糊，并引发许多其他非预期的信息效应（Cho，& Salmon，2007）。例如，美国卫生及公众服务部门（U. S. Department of Health and Human Services）的一份减肥小册子，作为简单语言网站上的一个例子，最初包括了关于适度锻炼和几种行为（"安全减肥"，未注明出版日期）：

183

"《美国饮食指南》建议,在大多数日子,最好每天进行半小时或更多的适度体育锻炼。活动可包括快步走、健身操、家庭护理、园艺、适度运动和跳舞。"

修订后的简洁版本除了一个例子外,没有提到适度锻炼,而是对时间间隔进行了重新表述:

"每周大部分时间都要做至少30分钟的运动,比如快步走。"

这不仅消除了人们应该从事适度锻炼的想法,而且还假设低技能观众会更愿意接受一个例子而不是六个。似乎同样合理的是,低技能群体将受益于更多的例子(例如,增加重复、扩大基础知识的可能性)。针对这些问题,研究者和实践者都应慎重考虑简单化。

五、结论

或许我们可以用较低的健康素养来解释健康卫生服务之间的差距和不平等。解决该问题是主要的健康优先事项,并且似乎位于健康传播领域内。本章主张从事健康信息设计的人员应采取三个行动方针:降低阅读水平、促进分层学习和允许重复内容。这些方针对低健康素养人群的效用都得到了有效的证实。还有许多与健康素养相关的未来研究方向,其中至少有一些可能会在信息设计方面带来卓有成效的改进。然而,研究人员和实践者都不应推广或采用缺乏实证证据基础的信息策略。例如,信息简化是一个可能存在问题的做法,需要仔细审查。实际上,目前最好的方法还是开展更多关于健康素养的研究,这 *184* 也是最有可能在公共卫生方面取得重大进展的方法。

参考文献

Bailey, K. D. (1994). *Typologies and taxonomies: An introduction to classification techniques*. Thousand Oaks, CA: Sage.

Baker, D. W. (2006). The meaning and the measure of health literacy. *Journal of General Internal Medicine, 21*, 878 – 883.

Baker, D. W. (2009, October). *Past is prologue: Future directions in healthy literacy research*. Paper presented at the Health Literacy Annual Research Conference, Washington, D. C.

Baker, D. W., Gazmararian, J. A., Sudano, J., Patterson, M., Parker, R. M., &

Williams, M. V. (2002). Health literacy and performance on the Mini-Mental State Examination. *Aging & Mental Health*, *6*, 22 – 29.

Baker, D. W. , Parker, R. M. , Williams, M. V. , Clark, W. S. , & Nurss, J. (1997). The relationship of patient reading ability to self-reported health and use of health services. *American Journal of Public Health*, *87*, 1027 – 1030.

Banich, M. T. (2009). Executive function: The search for an integrated account. *Current Directions in Psychological Science*, *18*, 89 – 94.

Bernhardt, J. M. , & Cameron, K. A. (2003). Accessing, understanding, and applying health communication messages: The challenge of health literacy. In T. L. Thompson, A. M. Dorsey, K. I. Miller, & R. Parrott (Eds.), *Handbook of health communication* (pp. 583 – 605). Mahwah, NJ: Lawrence Erlbaum.

Bickmore, T. (2009, October). *Addressing health literacy with relational agents.* Paper presented at the Health Literacy Annual Research Conference, Washington, D. C.

Bickmore, T. , Caruso, L. , Clough-Gorr, K. , & Heeren, T. (2005). "It's just like you talk to a friend" —Relational agents for older adults. *Interacting With Computers*, *17*, 711 – 735.

Bickmore, T. , Pfeifer, L. , & Paasche-Orlow, M. (2009). Using computer agents to explain medical documents to patients with low health literacy. *Patient Education and Counseling*, *75*, 315 – 320.

Bickmore, T. , Pfeifer, L. , & Yin, L. (2008). The role of gesture in document explanation by embodied conversational agents. *International Journal of Semantic Computing*, *2*, 1.

Bloom, B. S. (1968). Learning for mastery. *Evaluation Comment*, *1*, 1 – 12.

Bloom, B. S. (1988). Helping all children learn in elementary school and beyond. *Principal*, *67*, 12 – 17.

Carroll, J. B. (1963). *A model of school learning* (3rd ed.). New York: Hold, Rinehart & Winston.

Cho, H. , & Salmon, C. T. (2007). Unintended effects of health communication campaigns. *Journal of Communication*, *57*, 293 – 317.

Coleman, E. A. , Coon, S. , & Mohrmann, C. , et al. (2003). Developing and testing lay literature about breast cancer screening for African American women. *Clinical Journal of Oncology Nursing*, *7*, 66 – 71.

Davis, T. C. , Federman, A. D. , Bass, P. F. , Jackson, R. H. , Middlebrooks, M. , Parker, R. M. , & Wolf, M. S. (2009). Improving patient understanding of prescription drug instructions. *Journal of General Internal Medicine*, *24*, 57 – 62.

Davis, T. C. , Holcombe, R. F. , Berkel, H. J. , Pramanik, S. , & Divers, S. G. (1998). Informed consent for clinical trials: A comparative study of standard versus simplified forms. *Journal of the National Cancer Institute*, *90*, 668 – 674.

Davis, T. C., Long, S. W., Jackson, R. H., et al. (1993). Rapid estimate of adult literacy in medicine: A shortened screening instrument. *Family Medicine*, *25*, 391 – 395.

Davis, T. C., Wolf, M. S., Bass, P. F., Thompson, J. A., Tilson, H. H., Neuberger, M., et al. (2006). Literacy and misunderstanding prescription drug labels. *Archives of Internal Medicine*, *145*, 887 – 894.

DeVellis, R. F. (2003). *Scale development: Theory and applications.* Thousand Oaks, CA: Sage.

DeWalt, D. A., Berkman, N. D., Sheridan, S. L., Lohr, K. N., & Pignone, M. (2004). Literacy and health outcomes: A systematic review of the literature. *Journal of General Internal Medicine*, *19*, 1128 – 1239.

Doak, C. C., Doak, L. G., Friedell, G. H., & Meade, C. D. (1998). Improving comprehension for cancer patients with low literacy skills: Strategies for clinicians. *CA—A Cancer Journal for Clinicians*, *48*, 151 – 162.

Federman, A. D., Sano, M., Wolf, M. S., Siu, A. L., & Halm, E. A. (2009). Health literacy and cognitive performance among older adults. *Journal of the American Geriatrics Society*, *57*, 1475 – 1480.

Gagné, R. M. (1962). The acquisition of knowledge. *Psychological Review*, *69*, 355 – 365.

Gagné, R. M., Mayor, J. R., Garstens, H. L., & Paradise, N. E. (1962). Factors of acquiring knowledge of a mathematical task. *Psychological Monographs*, *76*, No. 562.

Gazmararian, J. A., Baker, D. W., Williams, M. V., Parker, R. M., Scott, T. L., Green, D. C., et al. (1999). Health literacy among Medicare enrollees in a managed care organization. *Journal of the American Medical Association*, *281*, 545 – 551.

Gerber, B. S., Brodsky, I. G., Lawless, K. A., Smolin, L. I., Arozullah, A. M., Smith, E. V., et al. (2005). Implementation and evaluation of a low-literacy diabetes education computer multimedia application. *Diabetes Care*, *28*, 1574 – 1580.

Guskey, T. R. (1997). *Implementing mastery learning* (2nd ed.). Belmont, CA: Wadsworth.

Guskey, T. R., Passaro, P. D., & Wheeler, W. (1995). Mastery learning in the regular classroom: Help for at-risk students with learning disabilities. *Teaching Exceptional Children*, *27*, 15 – 18.

Hayes, D. P. (1992). The growing inaccessibility of science. *Science*, *356*, 739 – 740.

Hosman, L. A., & Siltanen, S. A. (2006). Powerful and powerless language forms: Their consequences for impression formation, attributions of control of self and control of others, cognitive responses, and message memory. *Journal of Language and Social Psychology*, *25*, 33 – 46.

Institute of Medicine Committee on Health Literacy. (2004). *Health literacy: A prescription to end confusion* (L. Nielsen-Bohlman, A. M. Panzer, & D. A. Kindig, Eds.). Washington,

186

DC: National Academies Press.

Jensen, J. D. (2008). Scientific uncertainty in news coverage of cancer research: Effects of hedging on scientists' and journalists' credibility. *Human Communication Research*, *34*, 347 – 369.

Jensen, J. D., Carcioppolo, N., King, A. J., Bernat, J. K., Davis, L., Yale, R., & Smith, J. (2011). Including limitations in news coverage of cancer research: Effects of news hedging on fatalism, medical skepticism, patient trust, and backlash. *Journal of Health Communication*, *16*, 485 – 503 .

Jensen, J. D., King, A. J., Davis, L. A., & Guntzviller, L. M. (2010). Utilization of Internet technology by low-income adults: The role of health literacy, health numeracy, and computer assistance. *Journal of Aging & Health*, *22*, 804 – 826.

Jensen, J. D., King, A. J., Guntzviller, L. M., & Davis, L. A. (2010). Patient-provider communication and low-income adults: Age, race, literacy, and optimism predict communication satisfaction. *Patient Education & Counseling*, *79*, 30 – 35.

Jones, M., Lee, J. Y., & Rozier, R. G. (2007). Oral health literacy among adult patients seeking dental care. *Journal of the American Dental Association*, *138*, 1199 – 1208.

Kalichman, S. C., & Rompa, D. (2000). Functional health literacy is associated with health status and health-related knowledge in people living with HIV-AIDS. *Journal of Acquired Immune Deficiency Syndromes and Human Retrovirology*, *25*, 337 – 344.

Kandula, N. R., Nsiah-Kumi, P. A., Makoul, G., Sager, J., Zei, C. P., Glass, S., et al. (2009). The relationship between health literacy and knowledge improvement after a multimedia type 2 diabetes education program. *Patient Education & Counseling*, *75*, 321 – 327.

Kulik, C. C., Kulik, J. A., & Bangert-Drowns, R. L. (1990). Effectiveness of mastery learning programs: A meta-analysis. *Review of Educational Research*, *60*, 265 – 299.

Kutner, M., Greenberg, E., Jin, Y., & Paulsen, C. (2006). *The health literacy of America's adults: Results from the 2003 National Assessment of Adult Literacy* (NCES 2006 – 483). Washington, DC: U. S. Department of Education, National Center for Education Statistics.

Lee, S. D., Stucky, B. D., Lee, J. Y., Rozier, R. G., & Bender, D. E. (2010). Short assessment of health literacy—Spanish and English: A comparable test of health literacy for Spanish and English speakers. *Health Services Research*. doi: 10. 1111/j. 14756773. 2010. 01119.

Liu, C. -J., Kemper, S., & Bovaird, J. A. (2009). Comprehension of health-related written materials by older adults. *Educational Gerontology*, *35*, 653 – 668.

Liu, C. -J., Kemper, S., & McDowd, J. (2009). The use of illustration to improve older adults' comprehension of health-related information: Is it helpful? *Patient Education & Counseling*, *76*, 283 – 288.

Losing weight safely. (n. d.). *Before-and-after comparisons.* Retrieved May 10, 2011, from http：//www. plainlanguage. gov/examples/.

Macek, M. D., Haynes, D., Wells, W., Bauer-Leffler, S., Cotton, P. A., & Parker, et al. (2010). Measuring conceptual health knowledge in the context of oral health literacy： Preliminary results. *Journal of Public Health Dentistry.* doi：10. 1111/j. 17527325. 2010. 00165.

Manguel, A. (1996). *A history of reading.* London： HarperCollins.

Medicare fraud letter. (n. d.). *Before-and-after comparisons.* Retrieved May 10, 2011, from http：//www. plainlanguage. gov/examples/.

Meyer, P. G. (1997). Hedging strategies in written academic discourse： Strengthening the argument by weakening the claim. In R. Markkanen & H. Schröder (Eds.), *Hedging and discourse： Approaches to the analysis of a pragmatic phenomenon in academic texts* (pp. 21 – 41). Berlin, Germany： Walter de Gruyter.

Miller, C. K., O'Donnell, D. C., Searight, H. R., & Barbarash, R. A. (1996). The Deaconess Informed Consent Comprehension Test： An assessment tool for clinical research subjects. *Pharmacotherapy*, *16*, 872 – 878.

Miller, J. D. (2004). Public understanding of, and attitudes toward, scientific research： What we know and what we need to know. *Public Understanding of Science*, *13*, 273 – 294.

National Cancer Institute. (1994). *Clear & simple： Developing effective print materials for low-literate readers* (NIH Publication No. 95 – 3594). Washington, DC： U. S. Department of Health and Human Services.

Parker, R. M., Baker, D. W., Williams, M. V., & Nurss, J. R. (1995). The Test of Functional Health Literacy in Adults (TOFHLA)： A new instrument for measuring patients' literacy skills. *Journal of General Internal Medicine*, *10*, 537 – 542.

Pignone, M., DeWalt, D. A., Sheridan, S., Berkman, N., & Lohr, K. N. (2005). Interventions to improve health outcomes for patients with low literacy： A systematic review. *Journal of General Internal Medicine*, *20*, 185 – 192.

Roter, D. L., Erby, L., Larson, S., & Ellington, L. (2009). Oral literacy demand of prenatal genetic counseling dialogue： Predictors of learning. *Patient Education & Counseling*, *75*, 392 – 397.

Rudd, R. E. (2007). Health literacy skills of U. S. adults. *American Journal of Health Behavior*, *31*, S8 – S18.

Sarkar, U., Handley, M., Gupta, R., et al. (2007). Use of an interactive telephone-based self-management support program to identify adverse events among ambulatory diabetes patients. *Journal of General Internal Medicine*, *23*, 459 – 465.

Shrank, W. H., Gleason, P. P., Canning, C., Walters, C., Heaton, A. H., Jan, S., et al. (2009). Can improved prescription medication labeling influence adherence to chronic

188

medications? An evaluation of the Target pharmacy label. *Journal of General Internal Medicine*, *24*, 570 – 578.

Spandorfer, J. M. , Karras, D. J. , Hughes, L. A. , & Caputo, C. (1995). Comprehension of discharge instructions by patients in an urban emergency department. *Annals of Emergency Medicine*, *25*, 71 – 74.

Star, S. L. (1983). Simplification in scientific work: An example from neuroscience research. *Social Studies of Science*, *13*, 205 – 228.

Sudore, R. L. , Landefeld, C. S. , Williams, B. A. , Barnes, D. E. , Lindquist, M. S. , & Shillinger, D. (2006). Use of a modified informed consent process among vulnerable patients: A descriptive study. *Journal of General Internal Medicine*, *21*, 867 – 873.

Sudore, R. L. , Yaffe, K. , Satterfield, S. , Harris, T. B. , Mehta, K. M. , Simonsick, E. M. , et al. (2006). Limited literacy and mortality in the elderly: The health, aging, and body composition study. *Journal of General Internal Medicine*, *21*, 806 – 812.

Sutherland, L. A. , Campbell, M. , Ornstein, K. , Wildemuth, B. , & Lobach, D. (2001). Development of an adaptive multimedia program to collect patient health data. *American Journal of Preventive Medicine*, *21*, 320 – 324.

Trembath, R. J. , & White, R. T. (1975). Use of learning hierarchies in promoting mastery learning. *Research in Science Education*, *5*, 135 – 142.

U. S. Department of Health and Human Services. (2000). *Healthy people 2010: Understanding and improving health* (2nd ed. , Vols. 1 & 2). Washington, DC: Government Printing Office.

Waldrop-Valverde, D. , Jones, D. L. , Gould, F. , Gonzalez, P. , Kumar, M. , & Ownby, R. L. (2010). Neurocognitions, health related reading literacy and numeracy in medication management for HIV infection. *AIDS Patient Care & STDs*, *24* (8), 477 – 484.

Weiss, B. D. , Mays, M. Z. , Martz, W. , et al. (2005). Quick assessment of literacy in primary care: The Newest Vital Sign. *Annals of Family Medicine*, *3*, 514 – 522.

Wilkinson, G. S. (1993). *Wide Range Achievement Test: Administration manual*. Wilmington, DE: Wide Range.

Williams, M. V. , Baker, D. W. , Honig, E. G. , Lee, T. M. , & Nowlan, A. (1998). Inadequate literacy is a barrier to asthma knowledge and self-care. *Chest*, *114*, 1008 – 1015.

189 Williams, M. V. , Baker, D. W. , Parker, R. M. , & Nurss, J. R. (1998). Relationship of functional health literacy to patients' knowledge of their chronic disease: A study of patients with hypertension and diabetes. *Archives of Internal Medicine*, *158*, 166 – 172.

Wilson, F. L. , & McLemore, R. (1997). Patient literacy levels: A consideration when designing patient education programs. *Rehabilitation Nursing*, *22*, 311 – 317.

Wolf, M. S. , Shekelle, P. , Choudhry, N. K. , Agnew-Blais, J. , Parker, R. M. , & Shrank, W. H. (2009). Variability in pharmacy interpretations of physician prescriptions. *Medical Care*, *47*, 370 – 373.

Yost, K. J. , Webster, K. , Baker, D. W. , Choi, S. W. , Bode, R. K. , & Hahn, E. A. (2009). Bilingual health literacy assessment using the Talking Touchscreen/la Pantalla Parlanchina: Development and pilot testing . *Patient Education & Counseling*, *75*, 295 – 301.

Zehr, S. C. (1999). Scientists' representations of uncertainty. In S. Friedman, S. Dunwoody, & C. Rogers (Eds.), *Communicating uncertainty: Media coverage of new and controversial science* (pp. 3 – 21). Mahwah, NJ: Lawrence Erlbaum.

推荐阅读

Bickmore, T. , Pfeifer, L. , & Paasche-Orlow, M. (2009). Using computer agents to explain medical documents to patients with low health literacy. *Patient Education and Counseling*, *75*, 315 – 320.

DeWalt, D. A. , Berkman, N. D. , Sheridan, S. L. , Lohr, K. N. , & Pignone, M. (2004). Literacy and health outcomes: A systematic review of the literature. *Journal of General Internal Medicine*, *19*, 1228 – 1239.

Kandula, N. R. , Nsiah-Kumi, P. A. , Makoul, G. , Sager, J. , Zei, C. P. , Glass, S. , et al. (2009). The relationship between health literacy and knowledge improvement after a multimedia type 2 diabetes education program. *Patient Education & Counseling*, *75*, 321 – 327.

Pignone, M. , DeWalt, D. A. , Sheridan, S. , Berkman, N. , & Lohr, K. N. (2005). Interventions to improve health outcomes for patients with low literacy: A systematic review. *Journal of General Internal Medicine*, *20*, 185 – 192.

Shrank, W. H. , Gleason, P. P. , Canning, C. , Walters, C. , Heaton, A. H. , Jan, S. , et al. (2009). Can improved prescription medication labeling influence adherence to chronic medications? An evaluation of the Target pharmacy label. *Journal of General Internal Medicine*, *24*, 570 – 578.

Yin, H. S. , Mendelsohn, A. L. , Wolf, M. S. , Partker, R. M. , Fierman, A. , van Schaick, L. , et al. (2010). Parents' medication administration errors: Rose of dosing instruments and health literacy. *Archives of Pediatric & Adolescent Medicine*, *164*, 181 – 186.

理论与实践问题

190

1. 健康素养是否与读写能力有明显区别?

2. 如果健康素养差距是执行功能缺陷的副产品，这是否会改变健康传播从业人员处理这一问题的方式？

3. 如果知识是分层的，那么针对美国 50 岁以上成年人的结肠镜检查指南所需的基础知识是什么？

4. 除了自动化传播外，健康传播从业者如何为低健康素养人群提供足够的机会来重复健康信息？

5. 在低健康素养人群中，什么类型的视觉信息可以有效提高受众的理解能力？

6. 向素养水平较低的受众提供比其他人少的信息是否合乎道德？如果未来的研究表明素养水平较低的受众只能理解简单的信息呢？

第十一章
用健康信息应对宿命论

沈立江（Lijiang Shen）　　塞莱斯特·M. 康迪特（Celeste M. Condit）

一、引言

越来越多的实证证据表明，宿命论是健康行为的潜在决定因素。不同的研究人员对宿命论有不同的定义，但一般来说，宿命论是指个体相信一个人的健康取决于运气、命运或某种神的干预。信仰宿命论往往伴随着较低的行为改变意愿以及各种负面的健康后果。研究人员已经认识到在健康传播中宿命论的重要影响，并对宿命论进行了广泛的调研（Powe，& Finnie，2003）。

宿命论在健康传播中的重要意义还基于这样一个事实，即低收入和少数群体的宿命论信念往往较强，同时这些人群往往是医疗健康资源中的弱势群体（Mechanical，2002；Powe，& Johnson，1995）。因此，减少或消除宿命论信仰不仅有助于提高健康行为改变的可能性，还有可能缩小健康差距。

要研究和应对健康传播中的宿命论，必须对概念建立起一个清晰的定义和有效的测量标准，并通过设计有效的信息来减弱宿命论信念。本章的目的是回顾宿命论的概念、测量工具以及相关研究的最新进展，提出一种潜在的方法来解决健康传播中的宿命论问题，并报告一些初步的证据，并在本章末尾进行总结，对未来的研究提出建议。

二、宿命论的定义与测量

（一）宿命论的定义

宿命论有一系列定义，从"消极地否认个人控制"（Neff，& Hoppe，1993）到"相信当出现严重疾病（如癌症）时死亡是不可避免的"（Powe，Daniels，& Finnie，2005）。在现有的文献中，宿命论的本质认知包括以下维度中的一个或多个组合：①个人对其生活中的外部事件缺乏（内部）控制的能力（Chavez, Hubbell, Mishra, & Valdez, 1997；Davison, Fankel, & Smith, 1992；Kohn, & Schooler, 1983；Neff, & Hoppe, 1993；Straughan, & Seow, 1998；Wade, 1996）；②用命运、运气、宿命的观点去解释疾病或健康状况的前因后果（Cohen, & Nisbett, 1998；Davison et al., 1992；Straughan, & Seow, 1998；Vetter, Lewis, & Charny, 1991）；③出于对健康后果的负面预期而产生的无能为力、无望和无意义的感觉（Powe, & Johnson, 1995；Scheier, & Bridges, 1995）。

尽管有不同的观点存在，但这些学者倾向于认同宿命论本质是认识论（即信仰）。此外，这些文献表明，宿命论可以被定义为一系列信仰，包括命中注定、悲观和对人生中的重大事件（如健康、疾病）的归因等维度。

宿命论意味着一个人的健康风险和幸福是某种神干预的结果。例如，宿命论被定义为个体相信某些健康问题不是人类所能控制的（Straughan, & Seow, 1998）；癌症是上帝对错误行为的惩罚（Conrad, Brown, & Conrad, 1996）；某些疾病是不可避免的，命运不掌控在个人手中（Chavez et al., 1997）；治愈或应对疾病是由上帝决定的（Egede, & Ellis, 2010）。

悲观主义者认为，无论生活方式或行为方式如何改变，一个人的患病风险不会降低，其健康状况也不会得到改善。例如，宿命论提出"顺其自然"的理念（Davison et al., 1992），癌症宿命论认为癌症不能被治愈（所以为什么要费心去检查）（Michielutte, Digman, Sharp, Boxley, & Wells, 1996），以及当癌症发生时死亡是不可避免的（Powe, 1995）。

宿命论者倾向于相信运气能解释疾病的发生或重大事件的结果。将一个人的健康归因于运气，即个体认为自己的健康或生病只是运气的问题，而不是个人行为的结果。例如，有些幸运的人尽管有不健康和危险的行为，但仍然健康状况良好；有些不幸的人尽管生活方式非常健康，但健康状况不佳或死于疾病（Davison et al., 1992）；或者人生大事的结局都是偶然的（Cohen, & Nisbett, 1998）。

（二）宿命论的度量

在文献中有不少关于宿命论的概念界定和测量方法，许多学者定义并发展了关于宿命论的测量量表。对现有宿命论量表的评论可在鲍威和菲尼的文章（Powe, & Finnie, 2003）中找到，这篇综述表明，现有的大多数量表只涉及宿命论的单一维度（如宿命论、悲观主义）。换句话说，它们的内容效度可能较低，因为它们未能捕捉到宿命论的全部含义，对这些量表的心理测量特性和结构效度也缺乏评估；另一个共同特征是量表往往针对某些特定疾病，如癌症（Powe，1995）和糖尿病（Egede，& Ellis，2010）。

一些学者努力将该量表应用于多种情况，而不是针对特定的疾病。例如，科恩和尼斯贝特（Cohen，& Nisbett，1998）的宿命论量表由两部分组成。他们问了六个关于"一个人的死亡是如何被预先决定的"以及"一个人的生命是如何由上帝控制的"这种常规信仰问题。此外，他们还给受访者提供了四种情况：一名男子①被酒驾的司机撞死；②他的房屋被倒下的树摧毁；③中奖；④遇到他最终结婚的女人。然后他们问受访者，这些事更可能是出于偶然、命运还是上帝的旨意。在这一部分，宿命论被衡量为倾向于用命运或上帝意志解释这些生活事件。

总体而言，宿命论测量的不足集中在：①现有量表在内容效度上或多或少存在问题；②量表的统一维度尚未建立；③缺乏对量表结构效度的检验或证据。当研究人员和实践者努力通过健康传播应对宿命论时，可能会出现以下的问题。首先，测量过程缺乏一致性，内容有效性水平较低，这意味着研究人员可能使用了不同的定义，尽管他们使用的标签都是宿命论。因此，如果研究人员忽略了这些差异，他们可能会将两个不同的事物进行比较。其次，围绕宿命论测量的心理测量属性的不确定性也可能导致问题。一些学者已经认识到宿命论具有复杂的结构，其内容分布在多个领域（Powe，1995）。如果这些领域在更高的层次上形成单因素结构（即单维性），那么它们可以用单一量表来衡量。如果它们在更高的层次上没有形成一个单因素结构，那么单一的量表则不适合于宿命论的构建；相反，则应该使用衡量子域的子量表。这意味着可能需要不同的策略来处理宿命论中的不同内容领域，而不是用一种信息同时处理不同内容领域。第三，与结构效度相关的不确定性意味着现有的宿命论测量方法可能是无效的。因此，我们可能在测量一个不同的概念，尽管这个概念可能也重要。换句话说，如果测量标准无效，无论他们使用什么信息，研究人员都无法解决宿命论带来的问题。

康迪特（Condit）和她的同事进行的健康传播中关于宿命论的最新研究中（Condit，& Shen，正在出版中；Condit et al.，2009；Condit et al.，2010；Shen，Condit，& Wright，2009）认识到现有宿命论量表在内容效度、心理测量学属性和结构效度评估方面可能存在不足，他们开发并验证了宿命论量表。沈立江等（Shen et al.，2009）开发了一个由 20 个问题组成的宿命论量表以测量宿命、悲观和运气等维度，且这些问题也不是针对特定疾病的，这意味着该量表具有较好的内容效度。该量表对美国具有全国代表性的样本（$N = 1\,145$）进行了验证，验证性因子分析结果表明三个维度均为单因素二级结构，这意味着，当研究人员通过健康交流来应对宿命论问题时，可以将量表作为一个整体来使用和解释，而不是使用子量表并一次仅测量一个子维度，与此同时量表也显示出良好的可靠性（$\alpha = 0.88$）。

该量表的结构效度也获得了实证研究的数据验证。量表的结构效度是通过测量其与遗传决定论、感知到的生活方式改变的利益和实施健康行为的意向等变量之间的关联来评估的。正如预测的那样，宿命论量表与遗传决定论呈正相关，与感知到的生活方式改变的利益呈负相关。此外，各子量表（宿命、悲观、运气）与外部变量（决定论、利益、意图）之间的联系是相似的，显示出一种平行的结构。然而与预测相反的是，这个量表与实施健康行为的意向呈正相关（参见下面的功效部分的讨论）。

三、受众与宿命论

有人认为，由于社会、经济、民族和文化因素的不同，个体的宿命论倾向的程度也存在差异。沈立江等（2009）的研究也揭示了不同受众群体中宿命论的细微差别。这些结果的解释必须符合本研究中采用的方法和研究的样本。由专业研究公司知识网络（Knowledge Networks）从具有全国代表性的小组中随机挑选出参与者，他们都来自美国，共计800个普通人群样本，其中有两组共200多个样本是西班牙裔和非洲裔美国人。2007年6月26日至7月22日完成了1 218项调查。由于存在不完整数值，N减少到1 145。

在参与者中，17.4%来自东北部，21.9%来自中西部，37.4%来自南部，23.3%来自西部。年龄均在18岁以上，平均年龄46.73岁，标准差16.45，男性占48.2%。约66.0%的人认为自己是"白人，非西班牙人"；11.4%的人认为自己是"黑人，非西班牙人"；13.4%的人认为自己是"西班牙人"；5.0%的人认为自己是"其他非西班牙人"；4.3%的人认为自己是"两个或两个以上的种族，非西班牙人"。约3.2%的受访者为高中以下学历，12.9%有高中学历但没有文凭，31.5%高中毕业，21.7%有大学学历但没有学位，6.9%有副学士学位，14.7%有学士学位，6.7%有硕士学位，1.3%有专业学位，1.1%有博士学位。他们的家庭年收入由少于5 000美元（3.6%）到超过175 000美元（1.0%）不等；44.7%的家庭收入低于35 000美元。

沈立江等（2009）发现宿命论没有性别差异，但性别和地理区域之间存在显著的交互作用。具体地说，对于男性来说，生活在南部的人到目前为止是最相信宿命论的，而生活在中西部的人最不相信；对于女性来说，生活在南方的人比其他三个地区（美国东北部、中西部和西部）的女性更不相信宿命论。

尽管人们认为某些种族群体，如西班牙裔和美国黑人更有可能是宿命论者（Cuella，Arnold，& Gonzalez，1995；Niederdeppe，& Levy，2007；Powe，1997），但沈立江等（2009）的研究表明并非如此。他们发现了种族的主效应。对于那些将自己归类为"其他种族但非西班牙裔"的人，他们的宿命论得分明显高于白人非西班牙裔、黑人非西班牙裔、西班牙裔、两个或两个以上种族但非西班牙裔的人。宿命论倾向是性别、种族、地区三种因素的交互效应的结果。来自中西部的非西班牙裔其他种族女性最相信宿命论；其次是来自南方的非西班牙裔其他种族男性；来自南方的、非西班牙裔但血统上属两个种族的女性最不听天由命。

这些结果表明，至少在这个样本中，拉美裔和美国黑人并不在最具宿命论的种族/民族之列，这显然与"由于文化差异以及社会经济原因，某些少数民族人群中宿命论更普遍"的观点是不一致的。例如，宿命论的概念被认为是拉美裔文化不可分割的一部分；也有人认为宿命论可能会致使拉美裔将疾病视为上帝意志的一种表达（Abraido - Lanza et al.，2007）；还有人认为，由于社会经济因素上的劣势，某些少数群体的成员可能会因为过去的疾病经历而有更强的宿命论信念。

另一方面，与文献一致的是，在宿命论的人口统计变量中，教育和收入是主要影响因素（Mayo，Ureda，& Parker，2001；Powe，2001）。宿命论与收入、教育之间均存在负相关。也就是说，低收入和低教育程度的人表现出更高的宿命论水平。在癌症的背景下，鲍威和她的同事对低收入和少数族裔人群中的宿命论进行了广泛的研究（Powe，1995；Powe，& Johnson，1995；Powe，& Weinrich，1999；Powe et al.，2005）。此外，年龄与宿命论呈正相关，年龄较大的人宿命论水平更高。这些结果表明，年龄、收入和教育应该作为减少宿命论和促进健康行为的干预基础，而不是种族或民族。

四、解释宿命论

研究人员还解释了宿命论的可能形成原因，以及为什么宿命论会导致人们不遵守健康行为（Powe，& Finnie，2003）。这些解释包括基因决定论、低效能、双轨心理模型以及风险评估中的自我与他人的区别。

（一）基因决定论

一些人认为基因决定论可能是形成宿命论的原因之一（Emery，2001；Advanced，Marteau，& Peters，1998）。基因决定论相信基因决定身体和行为的表型。它通常认为一个人与生俱来的基因完全决定了一个人的命运（包括健康）（Parrott et al.，2004；Peters，2002）。沈立江等的研究结果（2009）提供了一些证据，证明基因决定论和宿命论之间存在正相关。这意味着相信基因决定个人健康水平的人往往拥有更强烈的宿命论信念。这可能表明，与普通公众交流遗传信息，包括人类基因组测绘和测序，可能会带来许多社会、心理和伦理挑战（Visser，& Bleiker，1997）。因此，遗传信息的传播应该仔细设计和实施，以避免增强宿命论。

（二） 低效能

有证据表明，低收入和低教育水平群体的宿命论信念较强（Mayo et al.，2001；Powe，2001）。由于缺乏知识、技能和其他资源，这些人群的自我效能感（即认为自己执行所考虑的行为的能力）往往较低（Bandura，1982）。他们的反应效能也往往较低（即对推荐行为感知到的有效性）（Rogers，1983），这反映在对结果的负面预期和将健康归因于运气上的看法，这种消极的期望可能会因为不健康导致的痛苦、折磨以及过去改变行为的失败经历而加剧。由于低效能信念，他们不太可能采取健康行为（Niederdeppe，& Levy，2007；Straughan，& Seow，1998）。即使当个体意识到健康行为行之有效时，他们的宿命论观念也可能会给这些行为赋予较低的反应效能，这种倾向反映在宿命论和可感知的改变生活方式的利益之间的负相关中（Shen et al.，2009）。如此低的反应效能可能会导致个体无所作为。

然而，令人惊讶的是，沈立江等（2009）发现宿命论与从事健康行为的意向（如吃水果和蔬菜、快速运动）之间存在正相关。考虑到相对较大和具有全国代表性的样本和统计功效，这种积极的联系不可能是虚假的，也不可能是由于抽样错误造成的。基于理论的预测与数据结果之间的不一致可能由几个原因导致。

第一种解释在于行为意图和实际行为之间的脱节。制订行为计划可能与实际情况下该行为的执行不同。这种脱节的一个看似合理的原因可能是感知到的行为控制（Ajzen，1991）。大部分宿命论者收入和教育水平较低，原因很可能是他们缺乏执行健康行为所需的资源（如知识、技能）。因此，这些人可能认为他们的健康不在他们的掌控之下：即使他们有实施健康行为的意图，他们也不太可能实施这些行为。

（三） 双轨心理模型

康迪特等（Condit et al.，2009）提出了第三种解释。他们提出宿命论可能并不总是坏的；相反，它可能有助于低收入、低教育人群应对困难。根据这一观点，宿命论可以作为一种言之有理的理论体系发挥作用，以减少个体的压力和不确定性，并保全面子（Keeley，Wright，& Condit，2009）。康迪特等表明大多数人在考虑健康结果时可能会使用"双轨"模型。

具体而言，在一个轨道中，人们会将健康结果归因于基因（即基因轨道），在另一个轨道中，人们会将健康归因于行为（即行为轨道）。人们可能会利用宿命论来理解行为轨迹和缺乏健康行为之间的明显差异。这意味着，个人可能会使用这种宿命论推理（即基因轨迹）来证明自己的生活方式是正当的，尽管他们可能很清楚自己的行为需要改变。换句话说，对于这些人来说，宿命论可能是一种能减少态度/意图和实际行为之间的差异导致的认知不和谐的机制。瑞比托和罗杰斯（Ripptoe，& Rogers，1987）还提出，宿命论可能起到一定的适应功能（如减少痛苦、控制恐惧）。

（四）　风险评估中的自我与他人区别

个体倾向于高估正面事件发生在自己身上的可能性，而低估负面事件发生在自己身上的可能性。对于其他人则恰好相反：正面事件发生在他人身上的可能性较小，负面事件发生在他人身上的可能性更大（Weinstein，1982）。个人的宿命论思想可能与他人更相关而不是自己——他们低估了他人对健康的控制和运气，但高估了自己对健康和事情的控制和运气。

五、应对宿命论

宿命论的原因可能是多个层面的，包括社会和个人层面，解决宿命论可能也需要在这两个层面作出努力。考虑到宿命论的潜在原因——低收入和低教育，所以解决这些问题需要提供更高的收入，减少贫困，并提供更多的教育机会。要完成这些任务，需要社会各方面的共同努力，并可采取宣传的形式进行。下一节讨论通过健康信息解决宿命论的几个个人层面的影响。

（一）　精神信仰

学者们努力通过健康信息来解决宿命论问题。鲍威和温瑞奇（Powe，& Weinrich，1999）发展并评估了一项健康干预的有效性。这项干预以"讲述故事，生活是上帝的意志"为题，聚焦于减弱癌症宿命论的精神信仰和希望。这段20分钟的视频将精神信仰和希望融入了关于癌症宿命论、癌症信息和粪便潜血测试（FOBT）演示的互动对话中。换句话说，这项干预使用的策略包括积极的宿命论（如希望和祈祷）、知识（如癌症信息）和效能（如 FOBT 的示范）。与对照组相比，干预组癌症宿命论得分（用 Powe 的宿命论问卷衡量）下降幅度更大，知识增长幅度也更大。然而，干预组和对照组在行为（FOBT）方面没有显著差异。

摩根、泰勒和福格尔（Morgan, Tyler, & Fogel, 2008）建议，有文化针对性的、基于信仰的干预可能是教育美国黑人了解癌症、增加癌症知识和减弱癌症宿命论的有效方法。后续需要更多的研究来确定如何将这些方法转化为具体的健康信息和干预策略，需要进一步的研究以实证评估这些方法在解决宿命论方面的有效性。

然而，这种以精神和信仰为基础的方法存在一个潜在的问题，即它植根于外部的控制中心。当面临健康风险时，外部控制源可能会促使个体采取宿命论和其他不良应对策略，而不是激励他们采取降低风险的行动、改变自己的行为。

200 （二）斗志

在一项评估集体心理治疗对乳腺癌晚期女性调整心态和生存时间的影响的研究中，克莱森、库普曼、安格尔和施皮格尔（Classen, Koopman, Angell, & Spiegel, 1996）评估了斗志（如我决心战胜这种疾病）和宿命论之间的关系。这项测量是用癌症心理调整量表中的子量表进行的，该量表旨在评估患者对癌症治疗的认知和行为反应。斗志与宿命论之间确实存在着负相关关系，这一发现表明，通过积极的思考、自我激励和决心来提升一个人的斗志可能是克服宿命论的一种方式。正如作者所说，一个潜在的问题是这项研究的横断面性质，也就是说，我们不清楚是斗志高涨导致了低宿命论，还是低宿命论导致了斗志高涨。

（三）基因–环境相互作用

康迪特等提出（Condit et al., 2009），另一种解决宿命论的方法是在健康信息中传达基因–环境相互作用的想法。基因–环境相互作用是指认为对环境因素、行为或行为改变的反应或适应取决于个体基因型的情况（Bouchard, 2008）。

例如，拥有易患肥胖症基因的人相比于没有这种基因的人，不健康饮食对肥胖的影响可能会被放大。另一方面，对于那些拥有该基因的肥胖和超重个体来说，采用健康的饮食将比那些没有该基因的人减肥效果更好。康迪特等（Condit et al.，2009）认为，在这样的"基因－行为交互作用"模式中将遗传和行为解释联系起来，可能会减轻宿命论的影响。也就是说，进行交流和推动公众对遗传学的理解，特别是理解基因和行为如何交互作用来影响一个人的健康，可能是减轻宿命论的有效方法。

康迪特在遗传学方面的研究表明，外行人倾向于将健康结果归因于基因和行为，尽管根据具体情况，两者的影响程度不同（Bates，Templeton，Achter，Harris，& Condit，2003；Condit et al.，2009；Parrott et al.，2004）。因此，要向公众传达"基因－环境交互作用"的概念可能是相当具有挑战性的（Condit，& Shenin）。注意：在本章中，基因－行为交互作用和基因－环境交互作用这两个术语可以互换使用。

1. 案例研究

为了调查关于基因－环境交互作用的健康信息是否有助于减轻宿命论，康迪特、沈立江、赖特、弗兰纳里和哈里斯（Condit，Shen，Wright，Flannery，& Harris，2010）编辑了4种健康决定因素的信息版本：纯行为信息、纯基因信息、基因－行为相加信息和基因－行为交互信息。根据 Flesch - Kincaid 量表的测量，所有的信息都被写成低于八年级的阅读水平。这些信息在正式实施之前，通过焦点小组和两组认知访谈进行了评估和改进，这是一项基于电话的大型列表目标实验（参见表 11.1）。

表 11.1　关于健康决定因素的音频信息文本

健康决定因素	对应信息文本
纯行为信息	你知道你有患心脏病的风险吗？你是否正在做出能降低风险的选择？你的风险很大程度上来自你可以控制的因素，比如不良饮食和缺乏锻炼。所以，每天锻炼和吃新鲜水果和蔬菜，你可能变得更健康。你可以一次只选择一项健康行为来降低风险
纯基因信息	你知道你有患心脏病的风险吗？你患此类疾病的风险来于你从家人那里继承的基因。如果一个家庭成员患有心脏病，你可能遗传了一种使你处于危险之中的基因。为了更好地了解你自己的风险，你需要了解更多关于你的家族健康史的信息。了解你的基因是保证你健康的关键一步

健康决定因素	对应信息文本
基因－行为相加信息	你知道你有患心脏病的风险吗？你患此类疾病的风险来自不可控制的因素，比如你从家人那里继承的基因。但你的风险也来自你可以控制的因素，如不良饮食和缺乏锻炼。因此，改善你的健康选择可以降低你的风险。基因和你的日常行为都会影响你是否能保持健康
基因－行为交互信息	你知道你有患心脏病的风险吗？你可以通过每天锻炼和吃新鲜水果蔬菜来降低风险。这一点很重要，因为基因和行为是交互作用的。这意味着它们会快速增加彼此的影响。这种交互作用使健康行为的好处成倍增加，但也意味着你的基因会加速不健康行为造成的损害。糟糕的选择会增加你的遗传风险，好的选择会让它们放慢脚步

202　　此次调查使用计算机辅助电话访问（CATI）方法，从佐治亚州 26 000 个列出的电话号码的抽样框架中选择了 646 名参与者，那里的家庭成员是白人或非裔美国人，估计家庭收入不到 35 000 美元。

每个参与者收听以下四种组合之一的两条信息：纯行为信息和纯基因信息、纯行为信息和基因－行为交互信息、纯基因信息和基因－行为交互信息、基因－行为相加信息和基因－行为交互信息。每种组合中的两个消息以交替顺序呈现，导致总体设计为 4（消息组合）×2（消息序列）。参与者被随机分配到八种条件中的一种。在每条信息之后，参与者回答与信息相关的问题，包括宿命论量表（Shen et al.，2009）、基因决定论量表（Parrott et al.，2004）和基因－行为交互量表（Condit, & Shen.，in press）。

宿命论的检测问题包括："我的健康是由比我自己更重要的东西决定的""如果我幸运的话，我会保持健康"以及"我真的没有办法解决我的一些问题"。遗传决定论的项目包括："基因决定一个人的行为如何影响健康""基因是健康最重要的贡献者""基因比自己的行为更重要地决定一个人的健康"。

基因－行为交互作用的检测问题包括："一个人的行为可以增加或减少特定基因的表达""不健康的行为使携带疾病基因的人患病的风险飙升""在不健康的基因上增加不健康的行为就像火上浇油"。

基因－行为交互作用的认知与宿命论之间的联系并不显著，没有证据表明理解基因－行为交互作用可以减轻宿命论。另外的结果显示，一些证据表明，呈现基因－行为交互作用概念的健康信息可能会减少在理解基因－行为交互作用、对自己健康控制、改变的动机和信息的感知效价（积极与消极）等方面的宿命论信念。与其他三种类型的信息组合相比，基因－行为交互信息可以更好地理解基因－行为关系。

信息类型对个人健康的控制感知有显著影响。与纯基因信息相比，其他三种类型的信息（即纯行为信息、相加信息和交互信息）导致了对个人更高水平的健康控制感知，但它们之间没有显著差异。

信息类型对动机的影响边缘性显著：纯行为信息和基因－行为交互信息的激励作用强于其他两种类型的信息，但其他两种类型的信息之间没有显著差异。

信息类型对信息的可感知效价的主要影响略显著：纯行为信息和基因－行为交互信息比纯基因信息和基因－行为相加信息更积极。

2. 案例研究的意义

以上结果表明，关于基因－环境交互作用的健康信息可以有效传达给身为外行人的公众。除了了解健康成因中的基因－环境交互作用关系外，这些信息还增加了对个人健康控制的感知，并激励个人改变自己的行为。基因－行为交互作用的信息也被认为是更积极的。宿命论的维度包括宿命、悲观和运气，结果表明，基因－行为交互信息可以有效解决这些方面的问题（即与决定论的负相关、控制与动机之间的正相关以及与感知效价的正相关）。因此，尽管是以间接的方式，但基因－行为交互作用的信息确实可以减轻宿命论。

应该指出的是，这些结果是一次性接触简短的录音信息的结果，可能需要反复接触多条消息才能产生实质性影响。可视化和更互动的形式可能可以更好地传播基因－环境交互作用决定健康这一信念（Fagerlin，Wang，& Ubel，2005）。

然而，这也有可能说明宿命论并不像人们通常认为的那样，即对使用者来说不是一种因果概念框架（即某种先验的决定因素），而是一种适应压力、不确定性和保全面子的解释性框架（即某种事后的解释）。对基因决定论缺乏差异的影响可能反映了"双轨"过程，这种过程允许个人同时持有基因决定论和行为上乐观的态度。这可能表明，基因－行为交互作用（和其他类型的）信息的有效性可能不是改变宿命论的直接途径，因为信息对宿命论没有主要影响。我们应该更多地关注和了解这些信仰是如何运作的。更广泛地说，目前的案例研究表明，对宿命论的研究才刚刚开始。作为一套信仰，还需要进一步挖掘"宿命论"对那些表达这种信仰的人意味着什么，以及这些信仰可能会如何被修改。

六、结论和建议

综上所述，已经有一些学者努力通过健康信息来应对宿命论问题。在以往的研究中，对宿命论的阐释和可操作性并不一致，这使我们无法比较不同策略的有效性。研究者可能需要进一步解释宿命论的定义并验证其操作性定义，以达成共识，从而为比较应对宿命论的不同信息策略提供基础。

宿命论的衡量标准和用健康信息解决宿命论的研究的一个共同特点是，它们是针对特定疾病的。这是有道理的，因为学术研究和应用往往集中在一种特定的健康风险或健康状况上。但是另一方面，这限制了研究结果的普适性。信息的有效性可能受信息策略和被研究的具体项目共同影响。未来，在多个背景下运用相同信息策略的这类研究将有助于设计出解决宿命论的健康消息。

现有对宿命论的研究已经论证了一些信息的有效性。解决宿命论的最终目标应该是改变行为和生活方式，然而目前的研究一直缺乏对行为层面产生影响的证据。未来的研究应该更多地关注行为结果。现有研究缺乏行为结果的一个原因可能是它们往往是横向研究，所以研究人员可能需要进行纵向研究来评估有关宿命论的健康信息的行为结果。

参考文献

Abraido-Lanza, A., Viladrich, A., Florez, K. R., Céspedes, A., Aguirre, A. N., & De La Cruz, A. A. (2007). Commentary: Fatalismo reconsidered: A cautionary note for health-related research and practice with Latino populations. *Ethnicity & Disease*, *17*, 153–158.

Ajzen, I. (1991). The theory of planned behavior. *Organizational Behavior and Human Decision Process*, *50*, 179–211.

Bates, B. R., Templeton, A., Achter, P. J., Harris, T. M., & Condit, C. M. (2003). What does "A gene for heart disease" mean? A focus group study of public understandings of genetic risk factors. *American Journal of Medical Genetics*, *119A*, 156–161.

Bouchard, C. (2008). Gene-environment interactions in the etiology of obesity: Defining the fundamentals. *Obesity*, *16*, S5–S10.

Chavez, L. R., Hubbell, F. A., Mishra, S. I., & Valdez, R. B. (1997). The influence of fatalism on self-reported use of Papanicolaou smears. *American Journal of Preventive Medicine*, *13*, 418–424.

Classen, C., Koopman, C., Angell, K., & Spiegel, D. (1996). Coping styles associated with psychological adjustment to advanced breast cancer. *Health Psychology*, *15*, 434–437.

Cohen, D., & Nisbett, R. (1998). Are there differences in fatalism between rural

Southerners and Midwesterners? *Journal of Applied Social Psychology*, *28*, 2181 – 2195.

Condit, C. M. , Gronnvoll, M. , Landau, J. , Shen, L. , Wright, L. , & Harris, T. (2009). Believing in both genetic determinism and behavioral action: A materialist framework and implications. *Public Understanding of Science*, *18*, 730 – 746.

Condit, C. M. , & Shen, L. (in press). Public understanding of risks from gene-environment interaction in common diseases: Implications for public communications. *Public Health Genomics.*

Condit, C. M. , Shen, L. , Wright, L. , Flannery, D. , & Harris, T. (2010). *Teaching the concept of gene-environment interaction to the lay public: Challenges, rewards, and limitations.* Retrieved May 12, 2011, from http: //ccondit. myweb. uga. edu/attic/genetics. html.

Conrad, M. E. , Brown, P. , & Conrad, M. G. (1996). Fatalism and breast cancer in Black women. *Annals of Internal Medicine*, *125* (11), 941 – 942.

Cuellar, I. , Arnold, B. , & Gonzalez, G. (1995). Cognitive referents of acculturation: Assessment of cultural constructs in Mexican Americans. *Journal of Community Psychology*, *23*, 339 – 356.

Davison, C. , Frankel, S. , & Smith, G. (1992). The limits of lifestyle: Re-assessing "fatalism" in the popular culture of illness prevention. *Social Science & Medicine*, *34*, 675 – 685.

Egede, L. E. , & Ellis, C. (2010). Development and psychometric properties of the 12-item Diabetes Fatalism Scale. *Journal of Genetics and Internal Medicine*, *25*, 61 – 66.

Emery, J. (2001). Is informed choice in genetic testing a different breed of information decision-making? A discussion paper. *Health Expectations*, *4*, 81 – 86.

Fagerlin, A. , Wang, C. , & Ubel, P. A. (2005). Reducing the influence of anecdotal reasoning on people's health care decisions: Is a picture worth a thousand statistics? *Medical Decision Making*, *25*, 398 – 405.

Keeley, B. , Wright, L. , & Condit, C. (2009). Functions of health fatalism: Fatalistic talk as face saving, uncertainty management, stress relief and sense making. *Sociology of Health and Illness*, *31* (5), 734 – 747.

Kohn, M. L. , & Schooler, C. (1983). *Work and personality: An inquiry into the impact of social stratification.* Norwood, NJ: Ablex.

Mayo, R. , Ureda, J. , & Parker, V. (2001). Importance of fatalism in understanding mammography screening in rural elderly women. *Journal of Women & Aging*, *13*, 57 – 72.

Mechanic, D. (2002). Disadvantage, inequality, and social policy: Major initiatives intended to improve population health may also increase health disparities. *Health Affairs*, *21*, 48 – 59.

Michielutte, R. , Digman, M. , Sharp, P. , Boxley, J. , & Wells, H. B. (1996). Skin cancer prevention and early detection practices in a sample of rural women. *Preventive*

Medicine, 25 (6), 673 – 683.

Morgan, P. D. , Tyler, I. D. , & Fogel, J. (2008). Fatalism revisited. *Seminars in Oncology Nursing, 24*, 237 – 245.

Neff, J. A. , & Hoppe, S. K. (1993). Race/ethnicity, acculturation, and psychological distress: Fatalism and religiosity as cultural resources. *Journal of Community Psychology, 21* (1), 3 – 20.

Niederdeppe, J. , & Levy, A. G. (2007). Fatalistic beliefs about cancer prevention and three preventive behaviors. *Cancer Epidemiology Biomarkers and Prevention, 16*, 998 – 1003.

Parrott, R. , Silk, K. , Weiner, J. , Condit, C. , Harris, T. , & Bernhardt, J. (2004). Deriving lay models of uncertainty about genes' role in illness causation to guide communication about human genetics. *Journal of Communication, 54*, 105 – 122.

Peters, T. (2002). *Playing God? Genetic determinism and human freedom.* New York: Routledge.

Powe, B. D. (1995). Fatalism among elderly African Americans: Effects on colorectal screening. *Cancer Nursing, 18*, 385 – 392.

Powe, B. D. (1997). Cancer fatalism: Spiritual perspectives. *Journal of Religion and Health, 36*, 135 – 144.

Powe, B. D. (2001). Cancer fatalism among elderly African American women: Predictors of the intensity of the perceptions. *Journal of Psychosocial Oncology, 19*, 85 – 96.

Powe, B. D. , Daniels, E. C. , Finnie, R. (2005). Comparing perceptions of cancer fatalism among African American patients. *Journal of the American Academy of Nurse Practitioners, 17*, 318 – 324.

Powe, B. D. , & Finnie, R. (2003). Cancer fatalism: The state of the science. *Cancer Nursing, 26*, 454 – 465.

Powe, B. D. , & Johnson, A. (1995). Fatalism as a barrier to cancer screening among African-Americans: Philosophical perspectives. *Journal of Religion and Health, 34* (2), 119 – 126.

Powe, B. D. , & Weinrich, S. (1999). An intervention to decrease cancer fatalism among rural elders. *Oncology Nursing Forum, 26*, 583 – 588.

Rippetoe, P. A. , & Rogers, R. W. (1987). Effects of components of protection-motivation theory on adaptive and maladaptive coping with a health threat. *Journal of Personality and Social Psychology, 52*, 596 – 604.

207 Rogers, R. W. (1983). Cognitive and physiological processes in fear appeals and attitude change: A revised theory of protection motivation. In J. T. Cacioppo & R. E. Petty (Eds.), *Social psychophysiology: A source book* (pp. 153 – 176). New York: Guilford.

Scheier, M. , & Bridges, M. (1995). Person variables and health: Personality predispositions and acute psychological states as shared determinants for disease. *Psychosomatic Medicine, 57*, 255 – 268.

178

Senior, V., Marteau, T., & Peters, T. J. (1998). Will genetic testing for predisposition for disease result in fatalism? A qualitative study of parents' responses to neonatal screening for familial hypercholesterolaemia. *Social Science & Medicine*, *48*, 1857 – 1860.

Shen, L., Condit, C., & Wright, L. (2009). The psychometric property and validation of a fatalism scale. *Psychology & Health*, *24*, 597 – 613.

Straughan, P. T., & Seow, A. (1998). Fatalism reconceptualized: A concept to predict health screening behavior. *Journal of Gender, Culture, and Health*, *3*, 85 – 100.

Vetter, N., Lewis, P., & Charny, M. (1991). Health, fatalism, and age in relation to lifestyle. *Health Visit*, *64*, 191 – 194.

Visser, A., & Bleiker, E. (1997). Introduction: Genetic education and counseling. *Patient Education and Counseling*, *32*, 1 – 7.

Wade, T. J. (1996). An examination of locus of control/fatalism for Blacks, Whites, boys, and girls over a two year period of adolescence. *Social Behavior and Personality*, *24*, 239 – 248.

Weinstein, N. D. (1982). Unrealistic optimism about susceptibility to health problems. *Journal of Behavioral Medicine*, *5*, 441 – 460.

推荐阅读

Caplan, L. J., & Schooler, C. (2003). The roles of fatalism, self-confidence, and intellectual resources in the disablement process in older adults. *Psychology and Aging*, *18* (3), 551 – 561.

Dettenborn, L., DuHamel, K., Butts, G., Thompson, H., & Jandorf, L. (2004). Cancer fatalism and its demographic correlates among African American and Hispanic women: Effects on adherence to cancer screening. *Journal of Psychosocial Oncology*, *22* (4), 47 – 60.

Lee, C. J., & Niederdeppe, J. (in press). Genre-specific cultivation effects: Lagged associations between overall TV viewing, local TV news viewing, and fatalistic beliefs about cancer prevention. *Communication Research*.

Turkum, A. S. (2006). Are fatalism and optimism an obstacle to developing selfprotecting behaviors? Study with a Turkish sample. *Social Behavior and Personality*, *34* (1), 51 – 58.

理论与实践问题

208

1. 宿命论的潜在原因可能是什么?
2. 有什么额外的信息策略可以用来应对宿命论?
3. 本章讨论的策略可能有哪些替代方案?

第十二章
为不同变化阶段的个体设计信息

赛斯·M. 诺尔 （Seth M. Noar）

斯蒂芬妮·K. 范·斯特伊 （Stephanie K. Van Stee）

　一、引言

在健康运动和干预中，我们嵌入的健康信息通常与个人关于特定行为的信念、态度和规范不一致。例如，戒烟运动通常旨在将吸烟者对吸烟的态度从积极转变为消极，并说服吸烟者他们可以建立戒烟所需的信心。虽然这本身就是一个挑战，但更复杂的是，每个人对吸烟的态度、信念和意图都有很大的不同，包括他们考虑改变这一行为的意向也不同。例如，来自吸烟人群的调查数据长期表明，一些吸烟者不打算戒烟，另一些人正在考虑戒烟，还有一些人正在积极计划戒烟（Velier et al.，1995），这种情况很常见。因此，对于健康信息设计者来说，一个很重要的问题是，如何才能开发出适用于不同类型受众的信息。

本章的目的是分析和讨论阶段变化（stage of change）路径在健康行为改变和信息设计方面的应用。首先，我们阐述了阶段变化路径的理论基础。其次，我们讨论了阶段变化在信息设计中应用的一般原则。第三，我们讨论了阶段变化路径，并在两种健康传播环境中提供了实例——有针对性的干预和量身定做的干预。最后，为那些应用阶段变化路径的人，我们提供了信息设计建议。

二、阶段变化与健康行为改变

虽然早期关于健康行为改变的文献揭示，个人在进行行为改变时可能会经历不同的"阶段"，但直到普罗查斯卡（Prochaska）和迪克拉曼特（DiClemente）对戒烟运动展开开创性研究之后，这个想法才得到了很好的验证。他们1983年的开创性研究将872名吸烟者和从前吸烟的人进行分组。他们的研究不仅发现个体可以被归入不同的组别中，而且在吸烟问题上，不同组中的个体存在不同的认知和行为倾向。例如，一组吸烟者很少思考关于吸烟的信息，几乎不会花时间重新评估自己的吸烟习惯，对吸烟的负面影响很少有情感反应，也没有采取什么行动来改变他们的环境达到戒烟的目的。与此形成对比的是，另一组吸烟者更乐于接受有关吸烟的信息，并花更多的时间来评估他们的吸烟习惯。此外，研究中一组曾经吸烟的人采取了许多行为策略（如改变他们的环境、寻求社会支持），以努力"坚持戒烟"（Proaceka，& DiClemente，1983）。

这项研究的意义是重大的，代表了健康行为改变研究的"范式转变"。最值得注意的是，这项研究表明，行为改变更应该被定义为一个过程，而不是一个事件。因此，这项研究取代了一种简单的观点，即人们的行为要么发生了变化，要么没发生变化；相反，它提出了一种更复杂的观点，即在变化过程中，微妙的（有时是明确的）认知和行为变化在发挥作用。这项研究表明，我们可以对个人在变化过程中所处的位置进行评估。最终，信息和干预措施可以具有针对性，并根据目标对象准备改变健康行为的程度进行量身定制。将信息和干预措施与个人的改变意愿相匹配的观念在当时是相当新颖的。正如普罗查斯卡和迪克拉曼特（1983，p. 394）所观察到的那样，这种观念并不是该领域在那时的普遍做法。也就是说，"与其像大多数基于行为的计划那样，假设所有前来接受治疗的吸烟者都准备好采取行动，不如根据对象所处的阶段为他们进行 *211* 分组"。

这项研究最终导致了跨理论变化模型的发展（transtheoretical model of change）（Proaceka，DiClemente，& Norcross，1992；Proaceka，Redding，& Evers，2008）。这个模型的中心组成部分是阶段变化，即个体改变其行为的准备程度。跨理论变化模型假设有五个阶段的变化。这些阶段包括前考虑阶段（不打算在未来6个月内改变）、考虑阶段（打算在未来6个月内改变）、准备阶段（计划在未来30天内改变）、行动阶段（在过去6个月内已经改变）和维持阶段（已经改变并维持行为改变6个月或更长时间）。跨理论变化模型将变化过程描述为动态的、周期性的和非线性的。进一步的研究表明，在整个阶段变化的过程中，个人通常按照阶段前进、后退、周而复始（Proaceka，Velizer，Guadagnoli，Rossi，& DiClemente，1991）。事实上，故态复萌的不健康行为逐渐被视为改变过程中自然的一部分（Prochaska et al.，1992）。

如上所述，跨理论变化模型还包括个人在不同变化阶段的认知和行为变化过程。在该模型中，这些被称为变化的过程（Proaceka et al.，1992）。在这项研究工作的基础上，包括决策平衡和自我效能在内的其他概念后来被添加到模型中（Prochaska et al.，2008）。虽然跨理论变化模型有时被称为阶段变化模型，但此标签仅指内涵丰富的理论模型中包含的一个概念。

改变的阶段本身（即描述性的阶段）指的是个人准备好改变一种行为的程度。但是，是什么促使一个人以阶段变化的形式朝着健康的行为改变前进呢？在这一点上，跨理论变化模型中的其他变量开始发挥作用。例如，如果个人对健康行为的积极认知增加或对健康行为的负面认知减少（决策平衡），这可能有助于推动个人前进一个或多个阶段。类似地，如果一个人从事这种行为的自我效能感（或自信心）增加，也同样可能推动这个人前进通过各个阶段（Prochaska et al.，2008）。最后，如果一个人开始使用更多的认知或行为改变过程（如下所述），这可能同样会推动他或她前进（Prochaska et al.，1992）。

跨理论变化模型推动了大量使用阶段变化路径的研究。文献表明，它一直是并将继续是被最广泛使用的行为改变理论之一（Glanz，Rmer，& Lewis，2002；Noar，& Zimmerman，2005；Painter，Borba，Hynes，Mays，& Glanz，2008）。

212 此外，它还导致了行为改变的其他阶段理论的产生，包括预先适应过程模型（precaution adoption process model）（Weinstein，Sandman，& Blalock，2008）、态度－社会影响－效能模型（attitude-social influence-efficacy model）（de Vries，& Mudde，1998）、艾滋病风险降低模型（the AIDS risk reduction model）（Catania，& Kegeles，1990）以及社区准备模型（community readiness model）（Edwards，Jumper-thman，Plested，Oet，& Swanson，2000）。虽然跨理论变化模型和其他阶段理论因其直观的吸引力而受到吹捧，但近年来它们也受到了大量批评。批评集中在跨理论变化模型本身的定义上（Brug et al.，2005；Herzog，Abrams，Emmons，Linnan，& Shadel，1999），包括分期算法（Adams，& White，2003；Brug et al.，2005）和理论测试方法（Weinstein，Rothman，& Sutton，1998）在内的方法论问题，以及基于模型的干预措施的有效性（Adams，& White，2005；Bridle et al.，2005）。那些寻求应用跨理论变化模型或阶段变化路径的人应该对这些批评不会感到陌生。

我们将本章中倡导的方法称为阶段变化路径，该方法将个体级别的各个阶段作为信息设计的指南。虽然在本章中我们将使用跨理论变化模型作为我们默认的阶段理论，但是任何阶段理论都可以应用于本章讨论的方法。

三、将阶段变化路径应用于信息设计的原则

第一，阶段变化路径对信息设计提出了几个明确的原则（表12.1）。最值得注意的是，在为健康运动或健康干预设计信息之前，应对受众进行评估，并

随后根据其所处的不同阶段变化对其进行细分。例如，基于人口的戒烟调查发现，通常40%的吸烟者处于前考虑阶段，40%处于考虑阶段，20%处于准备阶段（Velier et al.，1995）。在没有这些数据的情况下，活动设计者可能会假设所有吸烟者都已经准备好戒烟，并可能在准备阶段为个人设计所有的活动信息。事实上，以这样的思维模式开发健康计划并不少见，因为传统上这种"以行动为导向"的方法在许多健康教育背景下都是常态（Prochaska et al.，1992）。然而，根据这些数据，很明显大多数人（80%）还没有准备好立即改变，其中40%的人明确表示不打算改变，40%的人仅仅考虑改变。因此，在阶段维度上评估受众，本身就提供了大量有用的信息，这些信息对细分受众和信息设计具有明确意义。

表 12.1　将阶段变化路径应用于信息设计的原则

原则	应用
针对所研究的每种行为将受众划分为不连续的变化阶段	使用经过验证的阶段性措施和算法对个人进行评估，并将其划分为改变的前考虑阶段、考虑阶段、准备阶段、行动阶段和维护阶段
为处于不同阶段变化的受众推荐不同的活动和行为	为处于改变早期阶段的人推荐认知活动，为处于后期阶段的人推荐行为活动
为处于不同阶段变化的受众设计不同的信息	为处于早期阶段的人设计信息，目标是让他们专注于主题，并鼓励其向前迈进一小步；对于处于后期阶段的人，可以强调明确的改变
认识到处于单个阶段变化中的个体存在异质性；除了阶段变化之外，还可以使用其他模型变量进行信息传递	强调按照理论鼓励受众向前进展的变量。在可能的情况下，在每个变化阶段中，单独定制关于这些中介变量的信息

　　第二，跨理论变化模型和其他阶段理论普遍表明，虽然认知变化过程更有可能应用于早期的阶段变化，但行为过程更有可能被后期的阶段变化应用。例如，对于处于前考虑阶段的人（即没有考虑改变的人）来说，一个重要的目标是寻找信息，因此让这个人简单地思考主题并寻找更多的信息是一个重要的目标。另一方面，正在准备的人可能已经准备好通过行动改变阶段，这可能包括（在吸烟区）设定戒烟日期，告诉朋友和家人他要戒烟，并开始从家里移走烟灰缸。此外，参与这样的过程可能有助于推动个体迈向下一个变化阶段。因此，信息设计者可以利用这些理论知识为每个阶段设计合适的信息。

　　第三，不仅在成瘾阶段，在其他健康行为改变阶段中，戒烟者对健康提议的抵抗和防备也很常见。对于那些处于前考虑阶段的人来说可能尤其如此（Cho，& Salmon，2006）。因此，那些使用阶段变化路径的人可以为早期阶段变化中（如前考虑阶段、考虑阶段）的人仔细设计信息。例如，为那些处于前考虑阶段的人提供的信息可以简单地聚焦于保持个人参与和思考这个话题上。相反，为那些正在准备中的人可以设计更明确的行为改变信息，以及采取具体行动的建议。

第四，也是最后一点，跨理论变化模型和其他阶段理论的效力不仅取决于阶段变化，还取决于假定推动阶段向前移动的中介变量。因此，应该（使用上面建议的原则）使用这些中介变量来设计信息。例如，大多数阶段理论认为，中介变量包括对行为的负面和正面看法，以及参与行为的自我效能感。因此，应该使用强调这些中介变量的信息，并恰当地针对每个阶段的变化。此外，在定制化的干预背景下，如果同一阶段变化中的个体在中介变量的程度上得分不同，他们可能会得到不同的信息。这种定制化的方法避免了对阶段变化的过度依赖，而且可能更适应健康信念和行为的复杂性。

四、在定制化和个性化的干预中使用阶段变化路径

（一） 定制化的干预措施

鉴于健康传播运动是在社区进行的，它们通常针对群体传递信息。事实上，有效的活动设计原则包括受众细分和信息定位，或者将受众划分为同质群体，然后设计针对这些群体的信息（Grunig，1989）。受众可以根据许多不同类型的变量进行细分，包括人口、地理、心理、态度、文化和行为等变量。

一般的细分和目标变量包括：①与所研究的行为相关的变量；②将受众细分成更相似的群体；③对信息设计有明确影响的变量。阶段变化路径显然符合这三个标准。首先，将受众分成处于行为改变的不同阶段的群体很有用，包括不计划改变、思考改变、开始改变、改变和保持行为改变。其次，产生的群体是同质的，因为早期（Proaceka，& DiClemente，1983）和后来（Proaceka et al.，1992）应用这种方法的研究都发现，阶段变化群体具有的相似点（在阶段内）和不同点（跨越阶段）是有意义的。最后，阶段变化路径对信息设计有明确的启示。事实上，很难想到如何设计一个既适合那些前考虑阶段（不希望改变）又适合那些准备阶段（准备改变）的人的信息。

以前的文献已经讨论了如何在理论层面上将阶段变化路径应用于信息设计（Maibach，& Cotton，1995；Slate，1999）。例如，斯莱特（Slate，1999）提

出，阶段变化可以作为几种行为和媒体效果理论的组织框架和整合框架。他建议，不同理论可以为不同阶段的过渡提供指导。例如，关于从前考虑到考虑的宣教运动，与个人注意力、意识、问题识别和社会议程设置的理论是密切相关的。对于从考虑到准备的转变，行为意图的强弱是一个关键因素，理性行为理论可以为此提供指导。最后，斯莱特建议，对于从准备到行动的转变，聚焦于自我效能和技能构建的社会认知理论可能是最相关的。

回顾已有文献，我们发现，阶段变化路径已经应用于健康传播运动中（Noar，2006；Noar，Palmgreen，Chabot，Dobransky，& Zimmerman，2009；Randolph，& Viswanath，2004）。然而，在实践中，文献在如何应用这一方法上有很大不同。疾病控制中心的社区示范项目（CDC AIPS Community Demonstration Project Research Group，1999）就是使用这种方法开展了一个早期且引人注目的社区项目。该艾滋病预防项目采用了社区层面的干预措施，其中包括：①经过训练的志愿者传播的口头信息；②以榜样故事为主题的小型媒体材料（包括小册子、传单和时事通讯）；③避孕套和漂白剂包。该项目的目标是说服 5 个城市的注射吸毒者使用漂白剂消毒针头并一直使用避孕套。

这个项目中的材料包括基于理论的行为榜样故事，这些故事是使用行为理论和阶段变化路径相结合的方式设计的。试验中的每个社区都接受了调查，以了解目标人群处于使用避孕套和漂白剂的哪个阶段。然后，设计与这些阶段相匹配的行为榜样故事。也就是说，如果大多数人被发现处于考虑与临时伴侣一起使用避孕套的阶段变化中，那么大多数行为榜样的故事都是为了促进该行为从考虑阶段到准备阶段的过渡而设计的，从而在每个行为和每个社区中都进行这种有针对性的干预内容设计。此外，阶段变化被用作结果变量，用来评估个人在社区范围内实施健康行为的进展。分析表明，这场安全套和漂白剂使用的健康运动在阶段变化上取得了进展（CDC AIPS Community Demonstration Project Research Group，1999）。

其他已经使用阶段变化路径方法的宣教运动研究密切关注处于前考虑和考虑阶段的人群（Meyer，Roberto，& Atkin，2003；Renger，Steinfelt，& Lazarus，2002）。阶段变化路径提供了关于如何设计信息以鼓励人们走出这些早期阶段的指导。例如，亚利桑那州尤马县在一项旨在促进久坐不动的成年人运动的社区媒体宣教运动中，重点关注了早期的阶段变化（Renger et al.，2002）。考虑到哪些类型的变化过程可以带领个人通过这些阶段，尤马县的健康干预集中在提高个体意识上，主要向人们介绍有关运动的新事实、新想法和新提示。使用公益广告（PSA）、连环画和工作场所海报宣传运动的好处、障碍和自我效能的信息，以促进人们离开早期的阶段变化。结果表明，这项宣传是成功的，其行

185

为效果也比预期的要强。

宣教运动研究还通过阶段变化来为电视宣传活动中的信息排序提供理论指导。例如，当针对健康行为改变的几个不同理论的决定因素开发公益广告时，它们应该以什么顺序播出？阶段变化路径表示，理论上的决定因素，如感知到的威胁和态度，可能对早期运动（如从前考虑到考虑）有用；而决定因素，如自我效能感和技能获得，可能对后期运动（如从准备到行动）更重要。艾滋病预防领域的两项宣教运动研究正是使用了这种方法（Noar，Palmgreen，Zimmerman，& Cupp，2008）。例如，在一项旨在增加年轻人使用安全套的、为期12周的宣教活动中，第1～3周播出的公益广告集中于感知艾滋病毒和性病的威胁；第4～6周集中于这种风险的个性化（如侧重于这种情况可能发生在你身上，而不仅仅是别人的信息）；第7～9周侧重于使用避孕套的好处和不使用的负面后果；第10～12周则集中于自我效能和技能获得。这个排序是一种尝试，试图引导人们完成从预先考虑到行动的各个阶段，以促进人们持续使用避孕套（Palmgreen，Noar，& Zimmerman，2008）。

217 最后，虽然阶段变化路径已经成功应用于信息设计，但如上所述，值得注意的是，最常见的阶段变化对健康运动的影响似乎与评估有关。这可能是因为阶段性措施为评估者提供了一种敏感的工具来衡量改变的进展情况。虽然现有的数据表明，宣教运动可以改变行为，但这种影响通常很小（Noar，2006），在运动评估中加入阶段性措施可以检测到行为改变的"较小变化"。因此，一些研究使用阶段变化作为结果衡量标准来帮助评估健康运动效果（Maddock et al.，2007；Reger et al.，2002；Vaughan，& Rogers，2000；Wellman，Kamp，Kirk - Sanchez，& Johnson，2007）。采取的典型方法是在活动启动之前评估阶段变化，然后在活动结束后再评估阶段变化，以检查活动是否可以取得阶段性进展。

（二）个性化的干预措施

与在社区层面设计和提供的健康运动不同，个性化的干预措施是在个人层面上设计和提供的。个性化设计是指通过评估个人特征为个人定制信息的过程（Kreuter，Strecher，& Glassman，1999）。与定制化类似，个性化可以应用于广泛的变量。事实上，几乎任何可以评估的、在个人层面上变化的变量都可以进行个性化设计。然而，在实践中，个性化设计大多使用源自行为理论的心理社会变量，包括阶段变化（Noar，Benac，& Harris，2007；Noar，Harrington，& Aldrich，2009）。

虽然早期关于个性化的文献主要集中在由计算机生成的印刷材料上，但文献越来越多地侧重于在互联网上生成个性化的内容（Noar，Harrington，& Aldrich，2009）。通过回顾采用个性化印刷品和互联网内容的文献，我们发现阶段变化理论被大量应用于相关研究。例如，一项对 57 个使用个性化印刷品的干预研究的元分析发现，62% 的人单独使用阶段变化理论（或跨理论变化模型），或将其与其他理论结合起来使用（Noar et al.，2007）。同样，一项对网络个性化干预措施系统性的回顾研究发现，40% 的干预采用了这种方法（Lustria，Cortese，Noar，& Glueckauf，2009）。回顾最近的一项针对生活方式的个性化干预研究（通过传递渠道进行）发现，大约 75% 的运动研究、50%（或更多）的吸烟研究以及 50% 的饮食/营养研究使用了阶段变化理论或跨理论变化模型（Noar，Harrington，Van Stee，& Aldrich，2011）。

本文中的阶段变化路径是如何应用的？通常，阶段变化路径被用作干预的核心组织概念。这意味着个人在干预评估的早期就会针对其改变阶段进行评 *218* 估，随后所有的干预信息都会受到个人所处阶段的影响。这一方法已经用于许多研究，包括吸烟（Velizer，Proaceka，& Redding，2006）、饮食（Park et al.，2008）、运动（Marcus et al.，2007）和多重行为改变（Proaceka et al.，2005）研究。例如，在专注于年轻人饮食变化的研究中，帕克（Park et al.，2008，p.290）通过以下方式解释了这种方法：

> 每个特定阶段的子模块都关注了行为改变的关键决定因素，以最大限度地提高内容与受众的相关性。例如，处于改变早期（行动前）阶段的个体倾向于认为改变的障碍大于好处，自我效能感低，不太可能使用特定的措施来进行改变。因此，针对前考虑阶段的个体的互动应该侧重于改善这些特质。

这种方法也将阶段变化理论与其他理论相结合。在这些情况下，阶段变化用作核心的组织概念，其他变量（根据阶段的适当情况）用于信息传递。例如，个性化的干预研究将阶段变化理论与阿耶兹（Ajzen，1991）的计划行为理论（Smeets，Brug，& de Vries，2008）、班杜拉（Bandura，1986）的社会认知理论（Dijkstra，de Vries，& Roijacker，1999）相结合。其他行为理论，如理性行为理论（Fishbein，& Ajzen，1975）和健康信念模型（Janz，& Becker，1984），也被应用于与阶段变化理论相结合的定制化干预（Ezendam，Oenema， van de Looij-Jansen，& Brug，2007）。

1. 来自 TIPSS 项目的信息示例

为了阐释使用阶段变化路径而设计的一项个性化干预中的具体信息，我们将首先讨论作者最初的个性化研究。该项目开发的程序被称为安全性行为个性化信息程序或 TIPSS（Noar，Webb et al.，2011）。这是一种由电脑生成的、个性化的干预措施，旨在促进异性恋美国黑人正确使用避孕套并养成习惯。这项研究在美国一个东南部城市的一家大型公立的传播感染诊所内开展。

TIPSS 程序是在态度 - 社会影响 - 效能模型（de Vries，& Mudde，1998）

表 12.2　来自 TIPSS 项目的阶段变化反馈信息示例

改变阶段	定义	反馈
前考虑阶段	在接下来的 6 个月内不打算持续使用避孕套	你告诉我们你和你的主要性伴侣做爱时从不使用避孕套。你的回答还表明，你还没有准备好在每次与你的主要性伴侣发生关系时都使用避孕套。这很常见，因为和主要性伴侣一起使用避孕套可能很困难。当涉及和主要性伴侣一起使用避孕套时，这个项目会给你一些启发
考虑阶段	考虑在未来 6 个月内开始持续使用避孕套	你告诉我们，当你和你的主要性伴侣做爱时，你有时会使用避孕套。你的回答还表明，每次你和你的主要性伴侣做爱时，你都在考虑使用避孕套。你正在考虑这件事，这是一个好兆头。这个项目将教你如何更频繁地和你的主要性伴侣一起使用避孕套
准备阶段	在接下来的 30 天内坚持使用避孕套（目前几乎每次都使用避孕套）	你告诉我们，当你和你的主要性伴侣做爱时，你几乎总是使用避孕套。你的回答还表明，你计划在每次与你的主要性伴侣发生性关系时开始使用避孕套。这是个好消息！这个项目将教你每次和你的主要性伴侣一起使用避孕套的方法
行动阶段	目前持续使用避孕套（不足 6 个月）	你告诉我们你和你的主要性伴侣做爱时总是使用避孕套。这是个好消息！这个项目将帮助你在每次与你的主要性伴侣发生关系时继续使用避孕套

改变阶段	定义	反馈
维持阶段	目前持续使用避孕套（6 个月或以上）	你告诉我们，当你和你的主要性伴侣做爱时，你总是使用避孕套，而且你这样做已经有一段时间了。这是个好消息！这个项目将帮助你在每次与你的主要性伴侣发生性关系时继续使用避孕套

的基础上发展起来的，该模型是行为变化的一个阶段理论，非常适用于当前的 *220* 环境（Noar, Crosby, Benac, Snow, & Troutman, 2011）。该模型表明，态度、社会影响和自我效能感这三组相近的因素是健康行为改变的关键决定因素。这些近端因素被认为会影响阶段变化的进展，并最终在理论上影响行为和行为改变。因此，本研究的理论基础与上面提到的将阶段变化与计划行为理论相结合的个性化研究大体一致（Noar, Crosby, Benac, Snow, & Troutman, 2011, p. 219）。

阶段变化被用作干预的核心组织概念。因此，该项目对避孕套使用的不同阶段个体进行评估，这一分类将影响所有的干预反馈。在该项目的介绍中，有一条信息告诉参与者，他们收到的所有信息都是根据他们提供的答案进行独特定制的。在该计划的早期，对个人进行阶段变化的评估（对于主要/稳定的性伴侣和临时的性伴侣），参与者将收到关于他们准备阶段变化的反馈（表12.2）。每个人都会依据他们不同类型的性伴侣进行单独评估，因为他们与不同类型的性伴侣经常处于不同的改变阶段。此反馈遵循表12.1中概述的许多原则，包括与处于不同阶段的人进行不同的谈话，并提到为处于不同阶段的人推荐不同活动（认知或行为）。

此外，他们在随后关于对避孕套的态度、规范和自我效能的部分收到的反馈不仅与他们所处的阶段有关，还与他们在这些量表上的得分有关。这将允许对消息进行更复杂（但可能是现实的）的个性化定制，因为同一改变阶段中的个人有时在特定理论概念上的得分可能十分不同。研究者设置了临界值，使得那些在一个定义（如避孕套自我效能）上得分低的人得到一种类型的反馈，而那些得分高的人会得到另一种类型的反馈。表12.3阐释了与主要性伴侣处于前考虑阶段和行动阶段的个体接收到的一些信息。这些缺点（障碍）信息表明，这种个性化定制的方法不仅对应于他们所处的阶段，而且还对应于他们在特定概念上的得分情况。因为在缺点这一概念上得分的方向与其他概念上的相反（得分高是负面的），低于临界值的反馈是积极的，高于临界值的反馈是消极的。因此，那些得分低的人会得到赞扬，而且只会得到较短的反馈，因为他们不需要太多的干预。与此形成对比的是，那些得分高的人会得到更详细的反馈，包括"点击了解更多"功能，参与者可以在一定程度上选择更详细地查看哪些内容。类似作法在这些反馈信息中也很明显，处于前考虑阶段的人被要求简单地阅读和思考正在呈现的内容，而那些处于行动阶段的人被告知要考虑实际使用。

表 12.3　来自 TIPSS 项目的缺点（障碍）反馈信息示例

阶段	反馈
前考虑阶段——高于分界点	你告诉我们，你认为和你的主要性伴侣一起使用避孕套有一些障碍。在日常生活中，我们都会遇到障碍，但有一些方法可以克服障碍。只要花一分钟时间，想一想使用避孕套的以下障碍。 点击其中之一了解更多信息： 1. 你的性伴侣反对使用避孕套； 2. 使用避孕套的性生活不那么愉快
行动阶段——高于分界点	你告诉我们，你认为和你的主要性伴侣一起使用避孕套有一些障碍。即使你每次都使用避孕套，你仍然意识到避孕套也有一些缺点。 点击其中之一了解更多信息： 1. 你的性伴侣反对使用避孕套； 2. 使用避孕套的性生活不那么愉快
前考虑阶段——低于分界点	你告诉我们，你认为和你的主要性伴侣使用避孕套没有太多障碍。太好了！ 如果你确实遇到了障碍，这里有一些你可以使用的策略：[TIPSS 程序然后讨论策略]
行动阶段——低于分界点	你告诉我们，你认为和你的主要性伴侣使用避孕套没有太多障碍。太好了！ 当你每次都继续使用避孕套时，这里有一些你可以使用的策略：[TIPSS 程序然后讨论策略]

注意：因为在缺点概念上得分高是负面的，高于分界点的反馈更详细，低于分界点的反馈更简短且侧重于强化行为。

五、应用阶段变化路径：信息设计指南

如果信息设计者想使用阶段变化路径，他们应该怎么做？一个方法是选择一个特定的理论或模型，如跨理论变化模型或预先适应过程模型，并使用所选的理论来指导信息到底该关注哪些理论。这些理论勾勒出了要关注什么，以及在整个阶段过程中何时强调特定的理论决定因素。然而，正如本章中的例子所表明的那样，另一种（通常使用的）方法是将阶段变化理论与其他和环境相关的行为理论相结合。在这种情况下，人们可以在理论和实证上检查在变化的不同阶段中哪些因素是重要的，然后根据这些概念来设计信息。

为了帮助信息设计者应用阶段变化路径，本文给出了一个综合的理论分析（表12.4）。表12.4总结了不同行为理论中的关键理论机制，详细说明了在应

表12.4　通过阶段变化路径鼓励进步的理论信息设计指南

理论概念	前考虑阶段到考虑阶段	考虑阶段到准备阶段	准备阶段到行动阶段	行动阶段到维持阶段
感知的易感性和严重性[①]	提高对危险行为易感性和严重性的认识；风险个性化	—	—	—
态度/信念（利益和障碍[①]，行为信念，[②③]结果预期[④]，决策平衡[⑤]	鼓励思考推荐行为的积极面和克服推荐行为的消极面（例如障碍）的方法；鼓励重新评估积极和消极方面	强调推荐行为的积极面和克服推荐行为的消极面的方法（例如障碍）	加强推荐行为的积极面和克服推荐行为的消极面的方法（例如障碍）	加强推荐行为的积极面和克服推荐行为的消极面的方法（例如障碍）
自我效能[④]感知行为控制[③]示范[④]	开始建立个人能够实施行为的信心	继续建立个人能够实施行为的信心；鼓励行为的尝试	继续建立个人能够执行行为的信心；树立执行行为所需的模范技能	增强行为的自我效能感；树立榜样并强化技能，特别是那些与复发相关的技能
社会规范[②③]	—	增加对行为规范性的感知	增加对行为规范性和社会支持的感知	加强对行为规范性和社会支持的感知

续表

理论概念	前考虑阶段到考虑阶段	考虑阶段到准备阶段	准备阶段到行动阶段	行动阶段到维持阶段
变化的过程⑤	鼓励寻找信息，强调行为信息的新颖性；鼓励个人体验和表达行为感受；强调行为对物理环境的影响	刺激重新评估与行为相关的自我态度和感觉	鼓励对行为改变的承诺和目标设定	为健康行为提供奖励；为改变获得社会支持；寻找替代行为；改变环境以避免触发消极行为，并促进积极行为的产生

注：理论构造来源：①健康信念模型；②理性行动理论；③计划行为理论；④社会认知理论；⑤跨理论变化模型。

用阶段变化路径时，每个概念对信息设计的重要性。这种整合借鉴了许多写过
224 阶段变化路径的作者们的建议（Maibach, & Cotton, 1995；Proaceka et al.,
1992；Slate, 1999），它强调了阶段变化在概念层面上的意义。也就是说，对
于那些处于早期阶段的人，目标是改变他们对行为的想法，鼓励其朝着行为迈
出一小步；对于那些处于后期阶段的人，目标是强化这种新的思考行为的方
式，帮助他们培养技能，并更有力地鼓励他们采取行动。这种综合的理论分析
超越了那些不包括感知到的威胁或社会规范等理论因素的个体理论（如跨理论
变化模型），从而为研究做出了贡献。这一分析表明，在阶段的整体过程中，
这些因素对鼓励受众行动可能是重要的。当然，健康传播宣教运动和个性化干
预措施的设计者总被要求在开发信息之前测试他们的理论模型。这些数据是极
其重要的，因为在投入大量资源开发基于这种模型的信息之前，这些数据就为
理论模型的检验提供了特定的测试。

六、结论

本章讨论了阶段变化路径在信息设计中的应用。首先，我们讨论了这种方
法的原则，并概述了它如何应用于健康传播运动和通过计算机生成个性化的干
预措施，以及关于将这种方法应用于信息设计的具体指导。在各种宣教运动和
干预背景下，阶段变化路径为设计有效的健康信息提供了理论指导，为信息设

计提供了很大的帮助。要注意，这种方法强调行为改变是一个复杂和循序渐进的过程。在面对特定的干预或活动信息时，改变可能不会立即发生。因此，许多作者发现阶段变化理论不仅为宣教运动和干预提供理论指导，而且在评估这些努力的影响方面也十分有用。

参考文献

Adams, J., & White, M. (2003). Are activity promotion interventions based on the transtheoretical model effective? A critical review. *British Journal of Sports Medicine*, *37* (2), 106 – 114.

Adams, J., & White, M. (2005). Why don't stage-based activity promotion interventions work? *Health Education Research*, *20* (2), 237 – 243.

Ajzen, I. (1991). The theory of planned behavior. *Organizational Behavior and Human Decision Processes*, *50* (2), 179 – 211.

Bandura, A. (1986). *Social foundations of thought and action: A social cognitive theory.* Englewood Cliffs, NJ: Prentice Hall.

Bridle, C., Riemsma, R. P., Pattenden, J., Sowden, A. J., Mather, L., Watt, I. S., et al. (2005). Systematic review of the effectiveness of health behavior interventions based on the transtheoretical model. *Psychology & Health*, *20* (3), 283 – 301.

Brug, J., Conner, M., Harre, N., Kremers, S., McKellar, S., & Whitelaw, S. (2005). The transtheoretical model and stages of change: A critique: Observations by fivcommentators on the paper by Adams, J. and White, M. (2004) Why don't stage-based activity promotion interventions work? *Health Education Research*, *20* (2), 244 – 258.

Catania, J. A., & Kegeles, S. M. (1990). Towards an understanding of risk behavior: An AIDS risk reduction model (ARRM). *Health Education Quarterly*, *17* (2), 53.

CDC AIDS Community Demonstration Projects Research Group. (1999). Community-level HIV intervention in 5 cities: Final outcome data from the CDC AIDS Community Demonstration Projects. *American Journal of Public Health*, *89* (3), 336 – 345.

Cho, H., & Salmon, C. T. (2006). Fear appeals for individuals in different stages of change: Intended and unintended effects and implications on public health campaigns. *Health Communication*, *20* (1), 91 – 99.

de Vries, H., & Mudde, A. N. (1998). Predicting stage transitions for smoking cessation applying the attitude-social influence-efficacy model. *Psychology and Health*, *13*, 369 – 385.

Dijkstra, A., De Vries, H., & Roijackers, J. (1999). Targeting smokers with low readiness to change with tailored and nontailored self-help materials. *Preventive Medicine*, *28* (2), 203 – 211.

Edwards, R. W., Jumper-Thurman, P., Plested, B. A., Oetting, E. R., & Swanson, L. (2000). Community readiness: Research to practice. *Journal of Community Psychology*,

28 (3), 291 – 307.

Ezendam, N. P. M. , Oenema, A. , van de Looij-Jansen, P. M. , & Brug, J. (2007). Design and evaluation protocol of " FATaintPHAT," a computer-tailored intervention to prevent excessive weight gain in adolescents. *BMC Public Health*, 7, 324.

Fishbein, M. , & Ajzen, I. (1975). *Belief, attitude, intention, and behavior: An introduction to theory and research.* Reading, MA: Addison-Wesley.

Glanz, K. , Rimer, B. K. , & Lewis, F. M. (2002). *Health behavior and health education: Theory, research, and practice* (3rd ed.). San Francisco: Jossey-Bass.

Grunig, J. (1989). Publics, audiences, and market segments: Segmentation principles for campaigns. In C. T. Salmon (Ed.), *Information campaigns: Balancing social values and social change* (pp. 199 – 228). Newbury Park, CA: Sage.

Herzog, T. A. , Abrams, D. B. , Emmons, K. M. , Linnan, L. A. , & Shadel, W. G. (1999). Do processes of change predict smoking stage movements? A prospective analysis of the transtheoretical model. *Health Psychology*, 18 (4), 369 – 375.

Janz, N. K. , & Becker, M. H. (1984). The health belief model: A decade later. *Health Education Quarterly*, 11 (1), 1 – 47.

Kreuter, M. W. , Strecher, V. J. , & Glassman, B. (1999). One size does not fit all: The case for tailoring print materials. *Annals of Behavioral Medicine*, 21 (4), 276 – 283.

Lustria, M. L. , Cortese, J. , Noar, S. M. , & Glueckauf, R. L. (2009). Computer-tailored health interventions delivered over the web: Review and analysis of key components. *Patient Education & Counseling*, 74, 156 – 173.

Maddock, J. , Maglione, C. , Barnett, J. D. , Cabot, C. , Jackson, S. , & Reger-Nash, B. (2007). Statewide implementation of the 1% or Less Campaign. *Health Education & Behavior*, 34 (6), 953 – 963.

Maibach, E. W. , & Cotton, D. (1995). Moving people to behavior change: A staged soial cognitive approach to message design. In E. Maibach & R. L. Parrot (Eds.), *Designing health messages: Approaches from communication theory and public health practice* (pp. 41 – 64). Thousand Oaks, CA: Sage.

Marcus, B. H. , Napolitano, M. A. , King, A. C. , Lewis, B. A. , Whiteley, J. A. , Albrecht, A. , et al. (2007). Telephone versus print delivery of an individualized motivationally tailored physical activity intervention: Project STRIDE. *Health Psychology*, 26 (4), 401 – 409.

Meyer, G. , Roberto, A. J. , & Atkin, C. K. (2003). A radio-based approach to promoting gun safety: Process and outcome evaluation implications and insights. *Health Communication*, 15 (3), 299 – 318.

Noar, S. M. (2006). A 10-year retrospective of research in health mass media campaigns: Where do we go from here? *Journal of Health Communication*, 11 (1), 21 – 42.

Noar, S. M. , Benac, C. N. , & Harris, M. S. (2007). Does tailoring matter? Metaanalytic review of tailored print health behavior change interventions. *Psychological Bulletin*, *133* (4), 673 – 693.

Noar, S. M., Crosby, R., Benac, C., Snow, G., & Troutman, A. (2011). Application of the attitude-social influence-efficacy (ASE) model to condom use among African-American STD clinic patients: Implications for tailored health communication. *AIDS & Behavior*, *15*, 1045 – 1057.

Noar, S. M., Harrington, N. G., & Aldrich, R. S. (2009). The role of message tailoring in the development of persuasive health communication messages. *Communication Yearbook*, *33*, 72 – 133.

Noar, S. M., Harrington, N. G., Van Stee, S. K., & Aldrich, R. S. (2011). Tailored health communication to change lifestyle behaviors. *American Journal of Lifestyle Medicine*, *5*, 112 – 122.

Noar, S. M., Palmgreen, P., Chabot, M., Dobransky, N., & Zimmerman, R. S. (2009). A 10-year systematic review of HIV/AIDS mass communication campaigns: Have we made progress? *Journal of Health Communication*, *14* (1), 15 – 42.

Noar, S. M., Palmgreen, P. C., Zimmerman, R. S., & Cupp, P. K. (2008). Formative research and HIV/AIDS mass media campaigns: Applications and insights from the field. In M. U. D'Silva, J. L. Hart, & K. L. Walker (Eds.), *HIV/AIDS: Prevention and health communication* (pp. 10 – 25). Newcastle upon Tyne, UK: Cambridge Scholars.

Noar, S. M., Webb, E., Van Stee, S., Redding, C., Feist-Price, S., Crosby, R., et al. (2011). Using computer technology for HIV prevention among African Americans: Development of a tailored information program for safer sex (TIPSS). *Health Education Research*, *26*, 393 – 406.

Noar, S. M., & Zimmerman, R. S. (2005). Health behavior theory and cumulative knowledge regarding health behaviors: Are we moving in the right direction? *Health Education Research*, *20* (3), 275 – 290.

Painter, J. E., Borba, C. P. C., Hynes, M., Mays, D., & Glanz, K. (2008). The use of theory in health behavior research from 2000 to 2005: A systematic review. *Annals of Behavioral Medicine*, *35* (3), 358 – 362.

Palmgreen, P., Noar, S. M., & Zimmerman, R. S. (2008). Mass media campaigns as a tool for HIV prevention. In T. Edgar, S. M. Noar, & V. S. Freimuth (Eds.), *Communication perspectives on HIV/AIDS for the 21st century* (pp. 221 – 252). New York: Lawrence Erlbaum.

Park, A., Nitzke, S., Kritsch, K., Kattelmann, K., White, A., Boeckner, L., et al. (2008). Internet-based interventions have potential to affect short-term mediators and indicators of dietary behavior of young adults. *Journal of Nutrition Education and Behavior*, *40* (5), 288 – 297.

Prochaska, J. O., & DiClemente, C. C. (1983). Stages and processes of self-change of smoking: Toward an integrative model of change. *Journal of Consulting and Clinical Psychology*, *51* (3), 390 – 395.

Prochaska, J. O., DiClemente, C. C., & Norcross, J. C. (1992). In search of how people change: Applications to addictive behaviors. *American Psychologist*, *47* (9), 1102 – 1114.

228 Prochaska, J. O., Redding, C. A., & Evers, K. (2008). The transtheoretical model and stages of change. In K. Glanz, B. K. Rimer, & K. V. Viswanath (Eds.), *Health behavior and health education: Theory, research, and practice* (4th ed., pp. 170 – 222). San Francisco: Jossey-Bass.

Prochaska, J. O., Velicer, W. F., Guadagnoli, E., Rossi, J. S., & DiClemente, C. C. (1991). Patterns of change: Dynamic typology applied to smoking cessation. *Multivariate Behavioral Research*, *26* (1), 83.

Prochaska, J. O., Velicer, W. F., Redding, C., Rossi, J. S., Goldstein, M., DePue, J., et al. (2005). Stage-based expert systems to guide a population of primary care patients to quit smoking, eat healthier, prevent skin cancer, and receive regular mammograms. *Preventive Medicine*, *41* (2), 406 – 416.

Randolph, W., & Viswanath, K. (2004). Lessons learned from public health mass media campaigns: Marketing health in a crowded media world. *Annual Review of Public Health*, *25*, 419 – 437.

Reger, B., Cooper, L., Booth-Butterfield, S., Smith, H., Bauman, A., Wootan, M., et al. (2002). Wheeling Walks: A community campaign using paid media to encourage walking among sedentary older adults. *Preventive Medicine*, *35* (3), 285.

Renger, R., Steinfelt, V., & Lazarus, S. (2002). Assessing the effectiveness of a community-based media campaign targeting physical inactivity. *Family & Community Health*, *25* (3), 18 – 30.

Slater, M. D. (1999). Integrating application of media effects, persuasion, and behavior change theories to communication campaigns: A stages-of-change framework. *Health Communication*, *11* (4B), 335.

Smeets, T., Brug, J., & de Vries, H. (2008). Effects of tailoring health messages on physical activity. *Health Education Research*, *23* (3), 402 – 413.

Vaughan, P. W., & Rogers, E. M. (2000). A staged model of communication effects: Evidence from an entertainment-education radio soap opera in Tanzania. *Journal of Health Communication*, *5* (3), 203 – 227.

Velicer, W. F., Fava, J. L., Prochaska, J. O., Abrams, D. B., Emmons, K. M., & Pierce, J. P. (1995). Distribution of smokers by stage in three representative samples. *Preventive Medicine*, *24* (4), 401 – 411.

Velicer, W. F., Prochaska, J. O., & Redding, C. A. (2006). Tailored communications for smoking cessation: Past successes and future directions. *Drug & Alcohol Review*, *25* (1), 49 – 57.

Weinstein, N. D., Rothman, A. J., & Sutton, S. R. (1998). Stage theories of health behavior: Conceptual and methodological issues. *Health Psychology*, *17* (3), 290 – 299.

Weinstein, N. D., Sandman, P. M., & Blalock, S. J. (2008). The precaution adoption process model. In K. Glanz, B. K. Rimer, & K. Viswanath (Eds.), *Health behavior and health education: Theory, research, and practice* (4th ed., pp. 123 – 147). San Francisco: Jossey-Bass.

Wellman, N. S., Kamp, B., Kirk-Sanchez, N. J., & Johnson, P. M. (2007). Eat Better *229* & Move More: A community-based program designed to improve diets and increase physical activity among older Americans. *American Journal of Public Health*, *97* (4), 710 – 717.

推荐阅读

Joseph, J., Breslin, C., & Skinner, H. (1999). Critical perspectives on the transtheoretical model and stages of change. In J. A. Tucker, D. M. Donovan, & G. A. Marlatt (Eds.), *Changing addictive behavior: Bridging clinical and public health strategies*. (pp. 160 – 190). New York: Guilford Press.

Krebs, P., Prochaska, J. O., & Rossi, J. S. (2010). A meta-analysis of computer-tailored interventions for health behavior change. *Preventive Medicine*, *51* (3/4), 214 – 221.

Murray-Johnson, L., & Witte, K. (2003). Looking toward the future: Health message design strategies. In T. L. Thompson, A. M. Dorsey, K. I. Miller, & R. Parrott (Eds.), *Handbook of health communication* (pp. 473 – 496). Mahwah, NJ: Lawrence Erlbaum.

Prochaska, J. O., Johnson, S., & Lee, P. (2009). The transtheoretical model of behavior change. In S. A. Shumaker, J. K. Ockene, & K. A. Riekert (Eds.), *The handbook of health behavior change* (3rd ed., pp. 59 – 83). New York: Springer.

Weinstein, N. D., & Sandman, P. M. (2002). The precaution adoption process model and its application. In R. J. DiClemente, R. A. Crosby, & M. C. Kegler (Eds.), *Emerging theories in health promotion practice and research: Strategies for improving public health* (pp. 16 – 39). San Francisco: Jossey-Bass.

理论与实践问题

1. 基于跨理论变化模型的干预更可能应用于哪些行为和问题领域？
2. 阶段变化路径可能在哪些新行为上成功应用？
3. 表12.4所示的综合理论分析还可以纳入哪些其他理论和概念？
4. 阶段变化路径对于哪些类型的信息诉求最有效？
5. 阶段变化路径对信息设计有哪些局限？

第十三章
为追求感官刺激的受众设计高感官价值的信息

苏珊·E. 摩根 （Susan E. Morgan）

一、引言

健康传播研究人员和实践者通常关注的是威胁公众生命安全和福祉的危险行为，但不是每个人都会做出这样的行为。因此我们通常聚焦于那些最有可能做出危险行为的人，如非法吸毒、进行危险的性行为、吸烟和过度饮酒。幸运的是，研究人员已经找出了许多实施这种行为的人，特别是青少年的一个共有特征——追求感官刺激。在本章中，将探讨追求感官刺激（有时也称为"感官刺激需要"）及其与冒险行为的关系。接下来，我们将回顾一些研究，探讨触达高感官刺激追求型的青少年的有效方法。最后，将为开展形成性研究和为高感官刺激追求型的青少年设计有效信息提供具体的指导。

二、追求感官刺激

在 20 世纪 80 年代播出的这则广告也许可以算得上是最著名的、最常被引用的反毒品公共服务公告（PSA）：一个人举着一个鸡蛋说："这是你的大脑。"接着他把鸡蛋打碎，扔进一个嘶嘶作响的滚烫的平底锅里，"这是你吸毒时的 大脑，怎么样？"作为一个天生的追求高度感官刺激和喜欢隐喻的孩子，我当时被这个广告迷住了。几年后，我有幸与菲尔·帕姆格林（Phil Palmgreen）和路易斯·多诺休（Lewis Donohew）合作参与一个由美国国家药物滥用研究所（NIDA）资助的项目。在这个项目中，我可以接触到之前播出的数百份禁毒公益广告。看到这些公益广告，我可以肯定在场几乎所有人都体会到一件事——大多数公益广告都很糟糕，但我注意到其中一些看起来相当不错。我不禁要问，究竟是什么原因令一些公益广告有效，而另一些却是在浪费资源呢？同时，我的一些同事在哪些公益广告好、哪些不好的问题上与我意见不一。这让我感到十分困惑，是什么造成了不同？是公益广告的特点还是评判它们的人？事实证明，答案是两者兼而有之。讽刺的是，我在这个项目上的大多数同事（包括研究助理）并非都追求感官刺激，他们很可能从来没有理解过药物滥用的吸引力。他们在公益广告中看到的具有说服力的内容，对那些高度追求感官刺激的人来说，并不具有说服力。

感官刺激追求是近几十年来研究人员一直感兴趣的现象。扎克尔曼（Zuckerman，1979，1983，1990，1994）的开创性研究，确立了感官刺激需求和许多危险行为之间的联系，包括吸毒、酗酒、吸烟、高危性行为和高危驾驶。超过 10 亿美元的公共资金被用来尝试遏制这些问题，其中包括毒品管制政策办公室在过去 10 ～ 15 年间发动的"毒品战争"。随着对解决青少年吸毒问题的紧迫性的增加，为高感官刺激追求型人群探索有效的健康运动策略的投入资金也增加了。

总体来说，感官刺激追求使我们对新奇、不同寻常和强烈的体验充满兴趣。这一性格因子包括无聊易感性、寻求新鲜感、摆脱抑制和寻求冒险，总分越高，风险行为的可能性越大。一项针对 10 ～ 14 岁青少年的多年追踪研究显示，如果儿童在追求感官刺激方面得分较高，他们更有可能酗酒（坐着喝 5 杯或更多）和吸烟（一生中 100 支以上）（Sargent，Tanski，Stool-Miller，& Hanewinkel，2010）。此外，高感官刺激追求者不仅比低感官刺激追求者更有可能吸毒，而且可能在更早的年纪就开始吸毒，并且比低感官刺激追求者使用更高剂量、更多种类的毒品（Barnea，Teichman，& Rahav，1992；Clayton，Cattarello，& Walden，1991；Huba，Newcomb，& Bentler，1981；Newcomb，& McGee，1991；Zuckerman，1994）。

生物医学和社会科学研究人员非常感兴趣的问题是，为什么一些人对感官刺激的需求更高。感官刺激追求似乎在很大程度上是一种遗传特征，它遵循着发育趋势，在青春期达到顶峰，在成年后逐渐减少（Zuckerman，1994）。从生物学上讲，感官刺激追求者的血小板单胺氧化酶水平较低，而睾酮水平较高（Fowler，von Knorring，& Oland，1980；von Knorring，Oland，& Winblad，1984）。在 D4DR 基因的多态外显子Ⅲ重复序列的长等位基因上已经发现了与感官刺激追求相关的遗传变异（Benjamin et al.，1996；Ebstein et al.，1996）。

正如感官刺激追求只是导致吸毒的一系列危险因素之一，感官刺激追求的影响可以被各种"保护因素"减轻，包括父母的参与、宗教信仰、自我接纳、在学校的表现以及个人认为自己的同伴中有多少人吸毒（Huba，Wingard，& Bentler，1980；Newcomb，& Felix-Ortiz，1992；Huba，Wingard，& Bentler，1980；Newcomb，& Felix-Ortiz，1992；Huba，Wingard，& Bentler，1980；

Newcomb，& Felix-Ortiz，1992）。尽管如此，感官刺激追求和危险行为之间的联系仍然牢固，足以说明我们有理由将其视为目标变量。换句话说，想要减少青少年中毒品、酒精和烟草使用等行为，明智的做法是瞄准高感官刺激追求的受众。要做到这一点，我们必须将信息与受众相匹配。这要求我们考虑高感官刺激追求者更有可能关注、编码、评估和记忆的信息类型，并做出相当大的努力将这些信息放在高感官刺激追求者可能遇到的情境中。换句话说，如果感官刺激追求者追求新奇、刺激和兴奋，那么信息和传播信息的渠道就应该是新奇、刺激和令人兴奋的。

三、信息的感官价值

设计吸引高感官刺激追求者的信息是一个挑战。帕姆格林及其同事为高感官刺激追求者设计宣传活动的 SENTAR 方法（森塔尔法）规定，除了将感官刺激追求作为主要目标变量并在这一人群中进行前测，还必须开发具有高感官价值的预防信息，并且必须将这些信息置于高感官价值环境中（D'Silva，& Palmgreen，2007）。然而，确定高感官价值的信息由什么构成比想象中要困难得多。

安妮·朗（Annie Lang）和她的同事们进行了许多研究，这些研究集中展示了可能会增加普通受众的注意力、喜好、生理、情感唤醒以及回忆的信息结构特征类型。这些特征包括屏幕大小、进度（剪切和编辑次数）、场景变化、特定类型的图像（例如视频图形或图形图像）以及音轨的特定特征（Bolls，Muehling，& Yoon，2003；Geiger，& Reeves，1993；Lang，Bolls，Potter，& Kawahara，1999；Lang，Chung，Lee，& Zhao，2005；Lang，Geiger，Strickwerda，& Sumner，1993；Lang，Newhagen，& Reeves，1996；Potter，& Callison，2000；Yoon，Bolls，& Muehling，1999）。然而，问题仍然是这些特征如何对高感官刺激和低感官刺激追求者产生不同的影响，以及它们如何有助于创建更有说服力的预防性宣教运动的信息。

多诺休和帕姆格林及其同事的早期研究指出，这样的信息应该是新颖、快节奏和令人兴奋的（Lorch et al.，1994；Palmgreen，Donohew，Lorch，Hoyle，& Stephenson，2001；Stephenson，1999；Stephenson，& Palmgreen，2001）。但是，最终通过让青少年焦点小组或研究参与者自己对公益广告的感官价值进行评级来衡量"信息感官价值"，得分高的被称为高信息感官价值。摩根、帕姆格林、斯蒂芬逊、霍伊尔和洛奇（Morgan，Palmgreen，Stephenson，Hoyle，& Lorch，2003）后来将感知的信息感官价值与由禁毒公益广告的结构特征产生的、经过更客观方法验证后得到的信息感官价值区分开来（不幸的是，文献中这两者仍然有混在一起的情况）。因此，信息感官包括"正式的……和基于视频的、由消息创建者创建或操纵的信息的结构特征。信息感官价值是信息的一个属性，而感知到的信息感官价值是对这些信息特征的感觉、情感和唤醒反应"（Morgan et al.，2003，p. 515）。

在摩根和他的同事最初的研究中，研究者检验了禁毒公益广告的信息感官价值，找到可以通过编码识别出来的音频、视觉和范式特征，这些特征对感官刺激追求得分较高的观众产生了积极影响。具体而言，这些广告包括了使用强烈的图像、饱和的声音、意想不到的范式、公益广告意外或反转的结局，以及展示出来的吸毒的后果（Morgan et al.，2003）。无效的公益广告通常使用"叙述者"来告诉观众毒品的危害，或者警告他们应该对毒品"说不"。例如，研究中，在信息感官价值得分最低的广告中，当时的总统老布什坐在白宫告诉公众，毒品是"每个人的问题"，并称赞"在任何地方都对毒品说不的人"。没有镜头剪辑，没有背景音乐，只有缓慢的变焦来放大总统的笑脸。其他信息感官价值得分较低的广告以青少年为主角，哀叹他们过去吸毒以及毒品（如大麻）如何导致他们成绩不佳或让父母失望。

相较于这些低信息感官价值的广告，高分的广告——"实验室老鼠"，是用黑白拍摄的，描绘了一只在笼子里跑来跑去的白鼠，疯狂地喝着掺有毒品（可能是可卡因）的液体。快速剪辑、可怕的尖叫声和对老鼠最终死亡的真实描绘创造了极高的感官刺激强度。另一则信息感官价值程度很高的广告——"家庭主妇"，有20秒钟什么内容也没有，只有一个中年家庭主妇绕着她的房子步行；而背景中，她的电视机上正在播放一部肥皂剧。当她在靠近房子尽头的地方吸食可卡因时，一个男性的声音低沉地说："每五个尝试可卡因的人中就有一个上瘾了。但那与你无关……或者，与你有关？"在公益广告的最后时刻，这名女子驾驶一辆校车，在一个孩子刚上车后砰地关上车门。公益广告变成了黑色，无论是字面上的还是比喻的，都以一声巨响结束了。结局的巨响既体现了一种出人意料的禁毒公益广告形式，也体现了一个令人惊讶或反转的结局。显然，观众无法从广告的前三分之二预测公益广告的结局。

其他研究人员已经将这种编码方案（及其修正版）应用于许多其他类型的广告宣教运动，以促进健康行为改善，包括戒烟甚至癌症宣传（Stephenson，& Southwell，2006）以及禁毒活动，而在提高公益广告在增加注意力、使受众更喜欢广告、更能记住广告、能回忆更多广告内容以及行为意图等方面有效性的特征类型的研究结果是非常一致的。令人惊讶或反转的结局、声音饱和、高强度的负面信息、更多的剪辑次数、背景声音的使用以及表现出吸毒后果，已经

235

成为针对高危受众的有效公益广告的最重要特征（Barmada，2008；Fishbein，Hall-Jamieson，Zimmer，von Haeften，& Nabi，2002；Kang，Cappella，& Fishbein，2006；Niederdeppe，2005；Niederdeppe，Davis，Farreldeppe，2002；Kang，Cappella，& Fishbein，2006；Niederdeppe，Davis，Farreldeppe，2005）。在确定了五个特别重要的信息特征（更多的编辑/剪辑、强烈的图像、声音饱和、表演、下半场重击）之后，尼德戴普和他的同事（Niederdeppe et al.，2007）发现，如果预防吸烟的广告包含所有这五个特征，38% 的高感官刺激追求青年和30% 的低感官刺激追求青年会回忆起这些广告。相比之下，只有大约 15% 的孩子会回忆起没有这些特征的广告。

然而，最明确的共识是，有效的公益广告的两个最重要的特征是对危险行为负面后果的高强度影像，以及在现实生活中逼真地展示出这些后果的故事或视觉效果。最有效的广告展示了吸毒带来的更令人震惊或更严重的后果，这些广告并不是简单地描绘分数或一场糟糕的足球比赛，而是兄弟之死、朋友溺水、支持恐怖主义、儿童被车压死等（Barmada，2008，p. 45）。因此，广告应该通过对疾病和痛苦的真实描述（Biener，Wakefield，Shiner，& Siegel，2008）来唤起人们的负面情绪，特别是愤怒和悲伤（Kang，& Cappella，2008）。尽管许多健康传播文献仍在争论在健康促进和疾病预防信息中使用统计或故事的相对优势，但研究人员似乎都同意故事对预防药物滥用最有效（Kang，& Cappella，2008；Shen，Monahan，Rhodes，& Roskos-Ewoldsen，2009；Stephenson，2003）。相较于以危害的相对频率呈现证据，饱含情感的叙事能让青少年观众更好地思考、处理信息，并强化了警告的效果（Shen et al.，p. 109）。事实上，与人们看到信息的次数相比，高强度的负面情绪内容可以使人们更好地回忆起禁烟广告的内容（Biener et al.，2008）。这一发现值得特别关注，因为它指出了这样一个事实，即仅仅拥有充足的财政资源来开展一场昂贵的电视宣教活动的效果远不如一条精心构建的信息。再回忆一下前面描述的公益广告——"实验室老鼠"和"家庭主妇"：两者都讲述了一个故事，两者都通过表现出吸毒的可怕后果来唤起负面情绪，研究参与者对这些信息感官价值较高的公益广告的反应比政府机构和他们的广告公司合作伙伴经常提供的标准广告要好得多的原因就显而易见了。

制作一个信息感官价值较高的广告并不能保证它对高感官刺激追求者有效，甚至不能保证它能接触到这些高危人群。可见，除了具有高制作质量和引人入胜的剧本之外，信息感官价值较高的广告还必须被置于高感官刺激追求青少年最有可能观看到的环境中。德席尔瓦和帕姆格林（D'Silva，& Palmgreen，2007）发现，高感官刺激追求者对公益广告的回忆是通过公益广告是否被放在特定的节目类型中来预测的，这些节目类型包括体育节目、新闻节目、动作节目、情景喜剧节目和单口相声/喜剧频道节目。大多数电视转播的体育节目（人们可能会认为不包括高尔夫）和动作节目的快节奏和高强度特征，使得人们之所以选择这些频道的原因不言而喻。许多喜剧频道节目的成人内容也符合高感官刺激追求者的喜好。另一方面，新闻节目受欢迎这一情况乍看起来并不合理，但那句古老的谚语"不流血，就不领先"提供了一些线索，即以谋杀、车祸、火灾、抢劫和其他可能致命的剧情为主题的快速、简短的新闻剪辑会吸引感官刺激追求者。早年的一项研究（Everett, & Palmgreen, 1995）证明，相比起将信息感官价值较高的公益广告放在针对更普通的成年观众的音乐视频中，将其置于快速、具有攻击性内容的音乐视频中更有价值。在这项研究中，高感官刺激追求者在观看高感官价值的广告 30 天后，记住的广告内容更多，测试出的吸毒意图更低。斯蒂芬逊等（Stephenson et al., 2001）再次证实在适当的情境下放置公益广告的价值。他们的研究还发现，感官刺激追求者对在高感官价值节目的背景下播出的健康宣教公益广告有更深的记忆。

偶尔会出现这样的问题：为所有青少年设计宣教活动是否有价值，无论他们追求感官刺激的水平如何。如果在低风险人群中产生回旋镖效应并且产生预期外的效果，我们能否超越低感官刺激追求受众的最佳激发程度？虽然肯定有个别例外，但大量公益广告的实证研究结果似乎表明答案是否定的（Morgan et al., 2003；Niederdeppe et al., 2005；Niederdeppe et al., 2007；Palmgreen et al., 2001）。分配给典型公益广告的短短 30 秒内，很容易造成对高感官刺激追求者的刺激不足，但我们不太可能包含如此多的信息要素或者创建足够高的强度来过度刺激低感官刺激追求者。

四、认知加工与信息感官价值

当我还是一名研究生时，我协助进行了一项关于青少年在公共场所和半公共场所"闲逛"活动的民族志研究（Harrison, & Morgan, 2005）。很自然，青少年在与朋友闲逛时会做出一些不那么合法的行为，比如吸毒。该项目的一位合作者是一位极度聪明、高感官刺激追求的年轻人，他以自己的智商为荣，但喜欢与朋友一起吸毒（以及进行一些其他的危险活动）。有趣的是，他并不担心上瘾或损害健康，他唯一担心的是毒品可能最终会影响他的认知能力。当聪明的、高感官刺激需求的年轻人（简言之，他们喜欢"为思考而思考"）处于吸毒或已经吸毒的危险中时，我们能指望仅仅依靠信息的感官价值达到说服的目的吗？研究者试图通过考察信息感官价值、认知需要/说服强度与高感官刺激和低感官刺激追求者处理公益广告信息内容的能力之间的交互作用来解决这个问题。

如果信息感官价值程度较高的公益广告以牺牲受众分析广告的核心论点为代价，来吸引人们对信息特征的注意，可能会适得其反，这是研究人员十分担心的一点（Barmada，2008；Lang et al.，2005）。认知加工的有限容量模型（Lang，2000）预测，认知超负荷是由于感官刺激输入过多造成的。太多的剪辑和编辑、声音和视觉效果、高强度画像很可能会占用个人编码和回忆实际信息内容所需的认知能力。另一方面，根据信息接触的激活模型（Donohew，Lorch，& Palmgreen，1998），高感官刺激追求者更有可能寻找并关注高感官价值的媒体和信息，以此作为获得和保持最佳激发的一种方式（D'Silva，& Palmgreen，2007）。换句话说，高感官刺激追求者通常反对信息感官价值程度较高的信息中包含的"花哨形式"（Stephenson，& Southwell，2006）超过了他们大脑的负荷能力，因此他们对信息内容的认知处理能力相对不变。

尽管一些研究支持这样的假设，即信息感官价值程度较高的信息以牺牲一般公众的认知能力为代价来增加注意力（Lang et al.，2005），但其他研究并不支持这一假设（Niederdeppe，2005），这些研究甚至证明信息的感官价值提高了高感官刺激追求者和低感官刺激追求者的注意力和记忆力（Niederdeppe et al.，2007）。正如信息接触的激活模型预测的那样，研究表明，比起信息感官价值程度较低的信息，高感官刺激追求者更关注信息感官价值程度较高的信息，并能更好地记住这些信息（Niederdeppe et al.，2007）。这进一步表明，当创建针对高感官刺激追求者的宣教活动时，认知处理不太可能因为使用信息感官价值程度较高的广告而受到影响。

研究人员还推测，尽管一些信息感官价值程度较高的广告可能会分散观众对内容的注意力，但在某些情况下，这一功能可能有一个重要的优势：

> "与低风险青少年相比，更有可能使用大麻的青少年倾向于更多地参与这一主题，并更多地了解大麻使用。因此，他们可能会有更强烈的动机来处理反大麻信息，从而更多地关注该信息"（Kang et al.，2006，p. 352）。

这导致，在面临反对吸毒的具体论证时，会出现更多的反驳。尽管康等人（Kang et al.，2006）发现信息感官价值的程度和说服强度之间存在交互作用，因为对高危青少年而言，较高说服强度的信息会降低信息感官价值程度较高的公益广告的有效性，他们承认说服强度可能会被信息的某些语言特征所混淆。高说服强度的信息几乎总是以"请勿"开头，这一指令几乎肯定会在对吸毒持正面态度的受众成员中造成逆反心理。避免在高感官刺激追求的青少年中产生逆反心理是十分必要的（Quick，& Stephenson，2008），但又是非常困难的，因为他们渴望的刺激往往与社会规范背道而驰（例如，寻求解除抑制的整体感觉，即人们感到需要从社会习俗中"挣脱"。告诉处于高度抑制接触状态的人群他们应该减少抑制作用的药物的使用，这会使他们感到丧失自由）。此外，在操作上可能存在问题，要求青少年评估说服力强度和感知到的有效性的问题——包括公益广告是否令人信服，是否会帮助他们远离大麻，往往是重叠的。

在尝试复制康等人（Kang et al.，2006）的研究的过程中，韦博、韦斯科特－贝克、芬克和安德森（Weber，Westcott-Baker，Funk，& Anderson，in press，p. 21）发现，信息感官价值的程度和说服强度的交互方式是，高感官刺激追求的观众对说服力低但信息感官价值程度高的广告反应最好：

> "低风险参与者在评估他们接收到的广告时可能会采用相对客观的中心信息处理路径。高风险参与者可能会因其先前的经验和知识而产生偏见。无论说服强度或信息感官价值的水平如何，在带有偏见的处理过程中（参与者对信息进行积极而仔细的思考，但对内容并不公正）更有可能发生排斥，导致低程度的（或反向）说服"

因此，目标为高危青少年的受众是否在认知需要上程度更高（即更有可能采用中心信息处理路径）并不重要，他们的态度和经历将使他们驳回大多数反对滥用药物的"合乎逻辑的"或"强烈的"论点。

总而言之，当受众的认知需求程度高、且追求感官刺激的程度也很高（就像前面描述的民族志中的年轻人）时，他们未来继续滥用药物的风险更大，对药物滥用有更明显的积极态度，更有可能带有偏见地处理反药物滥用信息，更会反驳信息内容。当一条信息的感官价值程度很高时，尤其是它使用叙事模式（或"讲故事"）并表现出负面后果时（Stephenson，2003），它可能会缩短反驳的过程（Stephenson，& Southwell，2006）。防止高风险受众以防御性方式处理公益广告是信息有效性的前提（Barmada，2008；Kang et al.，2006；Shen et al.，2009）。所以，信息不应夸大问题或后果。最终，出现的情况是高认知需求、高感官刺激追求的青少年（"思考"的感官刺激追求者）不一定是采用中心信息处理路径的目标人群（参见 Petty，& Cacioppo，1984，关于详尽可能性模型的完整解释，该模型详细说明了信息处理的路径的条件）。相反，信息内容应该通过聚焦于描述药物滥用的现实后果使其"听起来像是真实的"故事，来避免受众的反驳。但在反大麻广告中可能很难做到这一点，因为这类广告通常会显示极端的场景，即吸食大麻的人因为吸毒而被毁掉了生活（要么是通过消磨他们的野心，导致他们在父母的地下室里生活到中年，要么是通过导致他们沉迷于更难对付的毒品）。青少年与毒品的经历，他们的朋友、同龄人甚至家人的经历，让这些信息成为谎言，破坏了这些公益广告的可信度。

五、有效预防药物滥用的宣教运动的形成性研究

我们依靠许多信息变量来开展有效的健康宣教运动，最终的效果只有目标受众才能证实。例如，一条信息是否真的传达了一种恐惧诉求，只能由潜在的受众来判定。这条信息真的会让观众感到恐惧吗？我们可能认为我们知道答案，但我们经常判断错误。因此，没有什么比扎实的形成性研究更能为健康宣教运动提供精良的信息了。

如果不能识别和接触到目标受众，任何有效的形成性研究都无法进行。在预防或停止青少年滥用药物的研究中，与高感官刺激追求的孩子交谈（使用访谈、焦点小组和/或民族志方法）非常重要，因为他们对毒品、酒精或烟草往往持积极态度。此外，可能会产生效果的一项工作是识别三类青少年——使用或滥用药物的、抵制使用药物的、成功停止使用药物的（Cho，& Boster，2008）。这三组都将提供有价值的信息。首先，理解一种药物滥用所起的作用至关重要。在一项对 487 个反烟草广告的研究中，研究人员确定，没有一个广告涉及烟草使用的益处，包括减肥、压力管理和控制负面情绪（Rhodes，Roskos-Ewoldsen，Eno，& Monahan，2009，p. 659）。正如作者们指出的那样，与这一结果相应的假说指出，"如果一条信息阐述了一种行为或态度对一个人所起的作用，那么它比那些没有这么做的信息能更有效地改变一个人的态度和行为"。理解当前用户为什么不愿意或无法停止这种行为也同样重要。因此，

241 了解滥用特定类型药物的受众所经历的功能和障碍是确定信息主题的第一步。同样，了解为什么一些青少年虽然处于滥用药物较高程度的风险中，却成功地抵制住了这一诱惑，甚至已经停止使用药物了，并了解他们能够做到这一点的方法，可以为目标受众提供真实的语言、理由和特定的故事，从而增加活动信息的效能价值。

在通过形成性研究了解到广告的信息内容（以及高感官刺激追求者的首选渠道）之后，就可以着手实际的信息设计了。假设我们的目标是开发电视公益广告（考虑到这里回顾的所有研究都与这类信息相关），那么聘请愿意通过加入关键信息功能来创造高信息感官价值的广告制作专家便很重要。如前所述，这些信息功能包括：

（1）高保真的叙述或故事，对追求高感官刺激的孩子来说"听起来是真的"故事；

（2）生动、强烈的图像描述或表现出使用目标物质的后果（腐烂的牙齿、患病的器官、药物戒断发作、死亡）而不夸张；

（3）声音饱和/音效；

（4）快节奏（在30秒的广告中大约有10个片段或更多剪辑）；

（5）一个公益广告脚本，它创造了一个令人惊讶或反转的结局，一个从广告开始就无法预测的结局；

（6）会引起负面情绪（悲伤、愤怒）的煽动性内容和结构特征。

在创建公益广告（甚至多个公益广告故事板）之后，再次接触高危青少年目标受众以评估所设计的健康信息的有效性是很重要的。通常用来评估信息有效性的测量工具包括广告喜好、感知有效性、对信息的记忆/回忆、对论据和信息的情绪反应的评估（Moore，2007）、使用该物质的意向（通常在接下来的30天内），甚至包括对叙事、感官和情感分析处理的测量（Palmgreen，Stephenson，Everett，Base-Heart，& Frances，2002）。值得强调的是，让非目标受众的个体参与这个评估过程是毫无意义的（更不用说浪费稀缺的资金了）。例如，高强度唤起负面情绪的信息可能会使低感官刺激追求者失去兴趣，甚至 *242* 不知所措。不过这些反应没有什么后果，因为这些人使用或滥用目标物质的风险本身就很低。

除了未来使用药物的意向外，上面建议的形成性评估标准通常不用于评估最终项目宣传的效果。大多数情况下，结果评估的形式是对目标受众（以及任何控制组）（Niederdeppe et al.，2007）进行大规模调查，或对目标受众随机抽样，进行深入访谈（Palmgreen，Lorch，Stephenson，Hoyle，& Donohew，2007）。

六、结论

高感官刺激追求是一个重要的、对受众进行细分的变量，可以用来更有效地针对最有可能使用或滥用药物和进行其他危险行为的青少年。设计使这一高危群体关注、记住并被说服的信息是一项特别的挑战，引起了大量研究人员的兴趣。除了将高质量信息与各种有效的信息设计和活动实践的原则（其中许多在本书的其他地方出现）融合在一起之外，创建高信息感官价值的广告并将这些信息置于高感官价值的语境中也被证明是有效的重要策略。

加入反对滥用药物的有力论据不太可能增加对追求高感官刺激青少年的说服力。尽管这一研究发现似乎有违直觉，但值得记住的是，详细的可能性模型

（Petty，& Cacioppo，1984）预测，在高相关性和高态度显著的条件下，观众将更仔细地思考呈现给他们的信息。抵制态度信息，包括大多数针对高危青年药物使用的防范信息，都会受到带有偏见的处理，并可能被反驳而直接遭到拒绝。然而，靠真实的（至少是现实的）叙事或图像展现关于药物使用的可信后果，有可能使反驳不再发生。总而言之，高刺激性的并引发强烈负面影响的信息（Barmada，2008）最有可能说服高危青少年人群避免使用或滥用药物。

243 参考文献

Barmada, C. H. (2008). *The influence of individual and message characteristics on antidrug ad evaluations*. Unpublished doctoral dissertation, University of Pennsylvania, Philadelphia, PA.

Barnea, Z., Teichman, M., & Rahav, G. (1992). Personality, cognitive, and interpersonal factors in adolescent substance use: A longitudinal test of an integrative model. *Journal of Youth and Adolescence*, *21*, 187 – 201.

Benjamin, J., Greenberg, B., Murphy, D. L., Lin, L., Patterson, C., & Hamer, D. H. (1996). Population and familial association between the D4 dopamine receptor gene and measures of novelty seeking. *Nature Genetics*, *12*, 81 – 84.

Biener, L., Wakefield, M., Shiner, C. M., & Siegel, M. (2008). How broadcast volume and emotional content affect youth recall of anti-tobacco advertising. *American Journal of Preventive Medicine*, *35*, 14 – 19.

Bolls, D., Muehling, D. D., & Yoon, K. (2003). The effects of television commercial pacing on viewers' attention and memory. *Journal of Marketing Communications*, *9*, 17 – 28.

Cho, H., & Boster, F. J. (2008). First and third person perceptions on anti-drug ads among adolescents. *Communication Research*, *35*, 169 – 189.

Clayton, R. R., Cattarello, A., & Walden, K. P. (1991). Sensation seeking as a potential mediating variable for school-based prevention intervention: A two-year follow up of DARE. *Health Communication*, *3*, 229 – 239.

D'Silva, M. V., & Palmgreen, P. (2007). Individual differences and context: Factors mediating recall of anti-drug public service announcements. *Health Communication*, *21*, 65 – 71.

Donohew, L., Lorch, E. P., & Palmgreen, P. (1998). Applications of a theoretic model of information exposure to health interventions. *Human Communication Research*, *24*, 454 – 468.

Ebstein, R. P., Novick, O., Umansky, R., Priel, B., Osher, Y., Blaine, D., et al. (1996). Dopamine D4 receptor (D4DR) exon III polymorphism associated with the human personality trait of novelty seeking. *Nature Genetics*, *12*, 78 – 80.

Everett, M. W., & Palmgreen, P. (1995). Influences of sensation seeking, message sensation value, and program content on effectiveness of anticocaine public service announcements.

Health Communication, 7, 225 – 248.

Fishbein, M., Hall-Jamieson, K., Zimmer, E., von Haeften, I., & Nabi, R. (2002). Avoiding the boomerang: Testing the relative effectiveness of antidrug public service announcements before a national campaign. *American Journal of Public Health*, 92, 238 – 245.

Fowler, C. J., von Knorring, L., & Oreland, L. (1980). Platelet monoamine oxidase activity in sensation seekers. *Psychiatric Research*, 3, 273 – 279.

Geiger, S., & Reeves, B. (1993). The effects of scene changes and semantic relatedness on attention to television. *Communication Research*, 20, 155 – 175.

Harrison, T. R., & Morgan, S. E. (2005). Hanging out among teenagers: Resistance, gender, and personal relationships. In C. Morrill, D. A. Snow, & C. H. White (Eds.), *Together alone: Personal relationships in public spaces* (pp. 93 – 110). Berkeley: University of California Press.

Huba, G. J., Newcomb, M. D., & Bentler, P. M. (1981). Comparison of canonical correlation and interbattery factor analysis on sensation seeking and drug use domains. *Applied Psychological Measurement*, 5, 291 – 306.

Huba, G. J., Wingard, J. A., & Bentler, P. M. (1980). The role of peer and adult models for drug taking at different stages of adolescence. *Journal of Youth and Adolescence*, 9, 449 – 465.

Kang, Y., & Cappella, J. N. (2008). Emotional reactions to and perceived effectiveness of media messages: Appraisal and message sensation value. *Western Journal of Communication*, 72, 40 – 61.

Kang, Y., Cappella, J., & Fishbein, M. (2006). The attentional mechanism of message sensation value: Interaction between message sensation value and argument quality on message effectiveness. *Communication Monographs*, 73, 351 – 378.

Lang, A. (2000). The limited capacity model of mediated message processing. *Journal of Communication*, 50, 46 – 70.

Lang, A., Bolls, P., Potter, R. F., & Kawahara, K. (1999). Effects of production pacing and arousing content on the information processing of television messages. *Journal of Broadcasting & Electronic Media*, 43, 451 – 475.

Lang, A., Chung, Y., Lee, S., & Zhao, Z. (2005). It's the product: Do risky products compel attention and elicit arousal in media users? *Health Communication*, 17, 283 – 300.

Lang, A., Geiger, S., Strickwerda, M., & Sumner, J. (1993). The effects of related and unrelated cuts on television viewers' attention, processing capacity, and memory. *Communication Research*, 20, 4 – 29.

Lang, A., Newhagen, J., & Reeves, B. (1996). Negative video as structure: Emotion, attention, capacity, and memory. *Journal of Broadcasting & Electronic Media*, 40, 460 – 477.

Lorch, E. P., Palmgreen, P., Donohew, L., Helm, D., Baer, S. A., & D'Silva,

M. V. (1994). Program context, sensation seeking, and attention to televised anti-drug public service announcements. *Human Communication Research*, *20*, 390 – 412.

Moore, J. J. (2007). *Examining the effects of blame versus attack anti-tobacco messages using the limited capacity model of motivatedmessage processing.* Unpublished doctoral dissertation, University of Missouri—Columbia.

Morgan, S. E., Palmgreen, P., Stephenson, M. T., Hoyle, R. H., & Lorch, E. P. (2003). Associations between message features and subjective evaluations of the sensation value of antidrug public service announcements. *Journal of Communication*, *53*, 512 – 526.

Newcomb, M. D., & Felix-Ortiz, M. (1992). Multiple protective and risk factors for drug use and abuse: Cross-sectional and prospective findings. *Journal of Personality and Social Psycholoy*, *61*, 614 – 628.

Newcomb, M. D., & McGee, L. (1991). The influence of sensation seeking on general and specific problem behaviors from adolescence to young adulthood. *Journal of Personality and Social Psychology*, *61*, 614 – 621.

Niederdeppe, J. D. (2005). Syntactic indeterminacy, perceived message sensation value features, and message processing in the context of anti-tobacco advertisements. *Communication Monographs*, *72*, 324 – 344.

Niederdeppe, J. D., Davis, K. C., Farrelly, M. C., & Yarsevich, J. (2007). Stylistic features, need for sensation and confirmed recall of national smoking prevention advertisements. *Journal of Communication*, *57*, 272 – 292.

Palmgreen, P., Donohew, L., Lorch, E. P., Hoyle, R. H., & Stephenson, M. T. (2001). Television campaigns and sensation seeking targeting of adolescent marijuana use: A controlled time-series approach. In R. Hornik (Ed.), *Public health com-munication: Evidence for behavior change* (pp. 292 – 296). Mahwah, NJ: Lawrence Erlbaum.

Palmgreen, P., Lorch, E. P., Stephenson, M. T., Hoyle, R. H., & Donohew, L. (2007). Effects of the National Drug Control Policy's marijuana initiative campaign on high-sensation-seeking adolescents. *American Journal of Public Health*, *97*, 1644 – 1649.

Palmgreen, P., Stephenson, M. T., Everett, M. W., Baseheart, J. R., & Francies, R. (2002). Perceived message sensation value (PMSV) and the dimensions and validation of a PMSV scale. *Health Communication*, *14*, 403 – 428.

Pechman, C., & Riebling, E. T. (2006). Antismoking advertisement for youths: An independent evaluation of health, counter-industry, and industry approaches. *American Journal of Public Health*, *96*, 906 – 913.

Petty, R. E., & Cacioppo, J. T. (1984). The effects of involvement on responses to argument quantity and quality: Central and peripheral routes to persuasion. *Journal of Personality and Social Psychology*, *46*, 69 – 81.

Potter, R. F., & Callison, C. (2000). Sounds exciting! The effects of auditory complexity on

210

listeners' attitudes and memory for radio promotional announcements. *Journal of Radio Studies*, *7*, 29 – 51.

Quick, B. L. , & Stephenson, M. T. (2008). Examining the role of trait reactance and sensation seeking on perceived threat, state reactance, and reactance restoration. *Human Communication Research*, *34*, 448 – 476.

Rhodes, N. , Roskos-Ewoldsen, D. , Eno, C. A. , & Monahan, J. L. (2009). The content of cigarette counter-advertising: Are perceived functions of smoking addressed? *Journal of Health Communication*, *14*, 658 – 673.

Sargent, J. D. , Tanski, S. , Stoolmiller, M. , & Hanewinkel, R. (2010). Using sensation seeking to target adolescents for substance use interventions. *Addiction*, *105*, 506 – 514.

Shen, L. , Monahan, J. L. , Rhodes, N. , & Roskos-Ewoldsen, D. R. (2009). The impact of attitude accessibility and decision style on adolescents' biased processing of health-related PSAs. *Communication Research*, *36*, 104 – 128.

Stephenson, M. T. (1999). Using formative research to conceptualize and develop a marketing plan for student health services. *Journal of American College Health*, *47*, 237 – 239.

Stephenson, M. T. (2003). Mass media strategies targeting high sensation seekers: What works and why. *American Journal of Health Behavior*, *27*, S233 – S238.

Stephenson, M. T. , Morgan, S. E. , Lorch, E. P. , Palmgreen, P. , Donohew, L. , & Hoyle, R. H. (2001). Predictors of message exposure from an anti-marijuana media campaign: Outcome research assessing the impact of targeting high sensation seekers. *Health Communication*, *14*, 23 – 43.

Stephenson, M. T. , & Palmgreen, P. (2001). Sensation seeking, message sensation value, personal involvement, and processing of anti-drug PSAs. *Communication Monographs*, *68*, 49 – 71.

Stephenson, M. T. , & Southwell, B. (2006). Sensation seeking, the activation model, and mass media health campaigns: Current findings and future directions for cancer communication. *Journal of Communication*, *56*, S38 – S56.

Terry-McElrath, Y. , Wakefield, M. , Ruel, E. , Balch, G. I. , Emery, S. , Szczypka, G. , et al. (2005). The effect of antismoking advertisement executional characteristics on youth comprehension, appraisal, recall, and engagement. *Journal of Health Communication*, *10*, 127 – 143.

von Knorring, L. , Oreland, L. , & Winblad, B. (1984). Personality traits related to monoamine oxidase activity in platelets. *Psychiatric Research*, *12*, 11 – 26.

Weber, R. , Westcott-Baker, A. , Funk, C. , & Anderson, G. (in press). The effectiveness of anti-marijuana public service announcements: A multi-level replication study. *Journal of Health Communication*.

Yoon, K. , Bolls, P. , & Muehling, D. D. (1999). The effect of involvement, arousal, and pace on claim and non-claim components of attitude toward the ad. *Media Psychology*, *1*, 331 – 352.

Zuckerman, M. (1979). *Sensation seeking*: *Beyond the optimal level of arousal*. Hillsdale, NJ: Lawrence Erlbaum.

Zuckerman, M. (1983). A biological theory of sensation seeking. In M. Zuckerman (Ed.), *Biological bases of sensation seeking*, *impulsivity and anxiety* (pp. 37 – 76). Hillsdale, NJ: Lawrence Erlbaum.

Zuckerman, M. (1990). The psychophysiology of sensation seeking. *Journal of Personality*, *58*, 313 – 345.

Zuckerman, M. (1994). *Behavioral expressions and biosocial bases of sensation seeking*. New York: Cambridge University Press.

247 推荐阅读

Areni, C. S. (2002). The proposition-probability model of argument structure and message acceptance. *Journal of Consumer Research*, *29*, 168 – 187.

Petty, R. E. , & Cacioppo, J. T. (1986). *Communication and persuasion*: *Central and peripheral routes to attitude change*. New York: Springer-Verlag.

Zuckerman, M. (2007). *Sensation seeking and risky behavior*. Washington, DC: American Psychological Association.

Zuckerman, M. (2010, June 12). Interview with Marvin Zuckerman. *Big Think*. Retrieved May 22, 2011, from http: //bigthink. com/marvinzuckerman.

理论与实践问题

1. 高感官价值信息不太可能适用于所有健康问题。哪些健康问题会从使用高感官价值信息的传播活动中受益？

2. 情感与高信息感官价值有什么关系？你认为哪些信息特征与哪些情绪关系最密切？

3. 你认为高信息感官价值与说服强度之间有什么关系？观众的感官刺激追求水平如何影响信息感官价值程度与说服强度之间的关系？

词汇表

文化适应（acculturation）：出生于一种文化但目前正居住于另一种文化中的人对其 *249*
来源地的文化和新文化的认同程度。通常表现为：对两种文化都认同，或对一种文化认同，或对两者都不认同。

愤怒诉求（anger appeal）：一种故意向受众传达愤怒，旨在改变他们的态度或行为的说服策略。愤怒诉求通常会向受众传达另一方故意造成的不公正。

评估范式（appraisal paradigm）：关于解释人类情绪产生的一系列理论。评估范式认为，人们对自己所处的环境进行评估，这种评估会导致相对独立的情绪。

回旋镖效应（boomerang effect）：一条信息产生与所需效果相反的效果的现象。

强化信息（booster message）：如同医学增强剂能增强对疾病的抵抗力并延长药效，强化信息可以增强人们抵御态度和行为压力的能力，并延长抵御的时间。

公共身份（communal identity）：群体构建身份的框架。群体成员分享共同的、超越了个人的、并产生了共同身份的特征、历史和集体记忆。

身份传播理论（communication theory of identity）：该理论认为，身份的形成与管理是一个持续的、多层次的、与自我和他人沟通的过程，而不是简单的沟通产品或产生沟通的基础。

社区健康顾问（community health advisor）：在特定健康问题上接受专门培训并有资质与同龄人分享健康信息/教育的非专业人士。

语境特异性（contextual specificity）：在特定情境中，语境线索对身份从属或文化属性对个人的重要性的影响程度。

文化属性（cultural attributes）：构成个人主观文化的特定信仰、规范、价值观和行为。

文化敏感性（cultural sensitivity）：当开发、传递和评估健康促进信息时，信息设计者在多大程度上将目标受众的信仰和价值观以及历史、社会和环境因素融入了信息中。

文化差异框架（cultural variance framework）：该模型揭示了文化如何影响健康行为，文化变量在个体层面上如何变化，以及如何使用定制化的健康信息来解决这种差异。

文化（culture）：一组共同的假设、信仰、价值观和行为，通过社会互动而形成，并为个人行为和解释事件提供指南。

决策平衡（decisional balance）：个人对行为改变的利弊权衡。 *250*

效能（efficacy）：效能是一种控制感知，是一种因人而异、随时间而变化的个体认知。在医学上，效能指的是一种治疗的有效性。自我效能是对自我能够执行某一特定行为的认知。反应效能是一种认为某一特定行为实际上是有效的感知。

表现身份（enacted identity）：身份的一种表现形式，即通过信息在交流中表现出来的一种身份形式。这一层身份将身份定义为一种表现，是一种被表达的东西。

执行力（executive functioning）：朝着特定目标引导行为所需的一系列能力。

宿命论（fatalism）：一种信念，认为一个人的健康/生活不是由自己控制的，而是依靠运气或命运；当疾病出现时，负面后果甚至死亡是不可避免的。

恐惧（fear）：恐惧是一种痛苦的人类情绪体验，通常是由感知到的威胁引起的。这种情绪为人们所体验，并随着人和时间的不同而变化。心理学家认为恐惧与快乐、悲伤和愤怒一样，都属于与生俱来的情绪。恐惧通常是对外部威胁的反应，而焦虑通常是在没有任何外部威胁的情况下发生的。

收益框架诉求（gain-framed appeal）：在信息中强调如果实施传播者所推荐的行为会产生什么好处（参见损失框架诉求）。

基因－环境交互作用（gene-environment interaction）：认为对环境因素、行为或行为改变的反应或适应取决于个体基因类型的情况。

内疚诉求（guilty appeal）：一种故意向观众传达内疚感，旨在改变他们的态度或行为的说服策略。内疚诉求常通过强化人们的道德价值观和他们的实际行为之间的差异来达成说服目标。

健康素养（health literacy）：获得、处理和理解基本健康信息和服务并能够据此做出适当健康决定的能力。

幽默诉求（humor appeal）：一种有意将幽默传达给观众，旨在改变他们的态度或行为的说服策略。幽默诉求的形式多种多样，从讽刺到闹剧不一而足。

身份（identity）：个人和群体在社交中构建自我的方式，通常包括多种层次。

身份从属（identity affiliations）：个人认同的主观文化，当人们在践行信仰、行为、规范、角色、价值观和预设时，同样会借鉴这种主观文化。

身份差距（identity gap）：当身份的不同层次之间存在不一致时，就会出现身份差距。

预防接种（inoculation）：一种抵制影响的双面策略——既提供威胁到既定的态度或行为的反驳，又提示针对这些反驳可以如何进行驳斥；由此让人们认识到自己态度或行为的脆弱，激励人们支持有利于既定态度或行为的论点。

行为预测综合模型（integrative model of behavioral prediction）：该理论沿袭了行为解释和改变的理性行为传统。该理论认为，当一个人拥有必要的技能并且不存在环境障碍时，个人意图会导致行为，而意图取决于一个人对行为的态度、感知到的社会压力和自我效能。执行这些变量背后的行为的信念是健康信息的内容组成部分。

身份的相互渗透（interpenetration of identity）："四层身份的重叠性"。身份层可以单独标识，但它们一起构成一个整体。

251　　损失框架诉求（loss-framed appeal）：强调如果不采取传播者推荐的行动会产生什么坏处的一种诉求或呼吁（参见收益框架诉求）。

信息感官价值（message sensation value）：信息的音频、视觉和范式特征，包括使用强烈的图像、声音饱和、意想不到的格式、信息的意外或反转结尾，以及从对健康有负面影响的行为后果中采取行动。

叙事/叙述性传播（Narrative/narrative communication）：叙事被广泛定义为一种通过人类语言传达经验和意义的描述。叙述性传播（即对话、故事、书面文字等）将它所处的文化编织成一套信仰、规范和价值观。

个人身份（personal identity）：个人建构自我的框架。这一身份层次类似于一个人的自我概念、自我形象、自我认知、对自我或自尊的感觉和精神上的存在感。

改变过程（process of change）：人们在行为改变的各个阶段为取得进步而进行的活动，这些活动或隐蔽或公开。

心理阻抗（psychological reactance）：一种令人厌恶的动机状态，会激发人们为了强调自主权而重塑失去或可能失去的自由。

关系身份（relational identity）：人们在社会关系中建构身份。在这里，身份被视为一种公共产物，通过交流在关系中协商并相互形成。

宗教信仰（religiosity）：有组织地参与或涉及对更高力量的崇拜。

抵抗（resistance）：一种与改变的压力进行竞争甚至反抗这种压力的动机。

显著信念（salient beliefs）：与执行特定行为联系在一起的信念。虽然可能有很多信念是较为突出的，但当人们决定是否执行一项行为时，他们只会重点考虑某些信念。根据行为预测综合模型，这一显著信念的子集将在健康信息中得到处理。

自我效能（self-efficacy）：个体对自我能在多大程度上有效实施该行为的判断。

追求感官刺激（sensation seeking）：追求新奇、不同寻常和强烈体验的驱动力。

精神信仰（spirituality）：涉及对生活中的意义和目的的探索，并可能涉及宗教（但也可能不涉及宗教）。

阶段变化（stage of change）：个体改变其行为的准备程度。

阶段变化路径（stages of change approach）：一种行为改变的方法；按照这种方法，我们将根据个人是否准备好改变自己的行为去设计健康信息。

个性化（tailoring）：使用个人的数据为个体定制健康信息。

定制化（targeting）：使用群体数据为特定受众、群体或细分市场定制健康信息，这些人群在特定健康结果的决定因素上是相对同质的。

威胁（threat）：危险的陈述或迹象。它是一种传播的属性，或是语言或是视觉。威胁必会被人们所解读，而解读可能会导致恐惧。

威胁（预防接种引发的）[threat（inoculation-induced）]：认识到一种态度或行为可能容易受到说服性的挑战。

迁移（transportation）：被叙事"带走"的经历。这种体验包括对叙事及其信息组成部分的关注、专注和情感的投入。

主题索引

（本索引所标页码为英文版页码，参见中译本边码）

作者简介

一、主编简介

曹贤伊（Hyunyi Cho），密歇根州立大学博士，普渡大学传播学系副教授。研究兴趣包括健康信息对不同受众的影响、媒体对健康相关信念和行为的影响，以及健康干预的开发和评估中的理论和方法问题。

二、投稿人简介

迈克尔·贝西尔（Michael Basil），斯坦福大学博士，加拿大莱斯布里奇大学市场营销学教授。其研究主要是考察人们的决定和行为，特别是关于健康的决定和行为；研究成果发表在传播学、营销学、心理学和公共卫生领域的期刊上。

崔慧贞（HyeJeong Choi），密歇根州立大学硕士，宾夕法尼亚州立大学文理传播系在读博士。研究兴趣包括跨文化和跨文化交流、青少年药物滥用预防、社会影响以及研究方法和统计。

塞莱斯特·M. 康迪特（Celeste M. Condit），爱荷华大学博士，佐治亚大学传播学系教授。目前正在探索人类经验和人类社会结构产生过程中人类的生物学和符号学方面的关系。

雷切尔·E. 戴维斯（Rachel E. Davis），密歇根大学公共卫生学院人类营养项目研究助理教授。研究重点是探索文化对健康调查数据获取的影响，以及为不同人群开发文化定制的干预措施。

迈克尔·L. 赫克特（Michael L. Hecht），伊利诺伊大学博士，传播艺术与科学系特级教授。作为健康和跨文化传播的研究人员，参与许多基于社区的研究计划和合作，为联邦资助的药物滥用和治疗项目、预防犯罪组织和精神健康机构进行研究。

艾米·L. 希尔（Amy L. Hill），斯坦福大学硕士，非营利性数字叙事中心（www. silencespeaks. org）"沉默之声"主任。其研究融合了口述历史、参与式媒体制作和研讨会中的大众教育，支持叙事和公开分享、记录不公正的个人故事，并致力于促进性别平等、妇女健康和人权。

谢丽尔·L. 霍尔特（Cheryl L. Holt），圣路易斯大学博士，马里兰大学公共卫生学院行为和社区健康系副教授。研究兴趣包括健康传播，特别是以信仰为基础的环境中的癌症传播，以及宗教/精神信仰在非裔美国男性和女性中与癌症相关的认知、行为和结果中的作用。

博比·伊万诺夫（Bobi Ivanov），俄克拉荷马大学博士，肯塔基大学新闻与电信学院助理教授。研究兴趣包括：接种、抵抗、社会影响和说服；态度强度、变化、结构和功能；信息效果、设计、加工、接收和储存；认知和情感过程。

雅各布·D. 詹森（Jakob D. Jensen），伊利诺伊大学博士，犹他大学助理教授，任职于传播系和健康促进与教育系。其研究考察了低技能群体的能力和沟通需求，以及为他们的消费而设计的健康信息的内容和效果。

琳达·K. 拉基（Linda K. Larkey），亚利桑那州立大学博士，亚利桑那州立大学护理与健康创新学院斯考茨化尔卫生健康特聘教授。研究兴趣是测试向多元文化人群传达癌症预防和筛查信息的基于理论的方法，以及检查缓解癌症幸存者持续性疲劳和其他症状的身心方法。

苏珊·E. 摩根（Susan E. Morgan），亚利桑那大学博士，普渡大学传播系教授。研究兴趣主要集中在设计和评估器官捐赠、药物滥用预防和二级癌症预防领域的多媒体健康干预措施。

赛斯·M. 诺尔（Seth M. Noar），罗德岛大学博士，北卡罗来纳大学教堂山分校新闻与大众传播学院副教授，北卡罗来纳大学教堂山分校莱恩伯格综合癌症中心成员。研究兴趣包括健康行为理论、信息设计和大众媒体活动、交互式健康传播，以及包括元分析和评估在内的方法论主题。

丹尼尔·J. 奥基夫（Daniel J. O'Keefe），伊利诺伊大学厄巴纳－香槟分校博士，西北大学传播学系 Owen L. Coon 教授。其研究集中在关于说服性信息效果的研究综述上。

肯·雷斯尼科（Ken Resnicow），阿尔伯特·爱因斯坦医学院和费尔考夫心理研究生院博士，密歇根大学公共卫生学院健康行为和健康教育系 Irwin M. Rosenstock 特聘教授。研究兴趣包括：设计和评估健康促进计划，特别是针对少数民族的计划；定制化的健康传播；励志型访谈。

沈立江（Lijiang Shen），威斯康星大学麦迪逊分校博士，佐治亚大学传播学系副教授。其研究领域主要为信息特征和受众特征在健康传播、信息处理和说服过程中的影响，以及定量的研究方法。

莫妮克·米切尔·特纳（Monique Mitchell Turner），密歇根州立大学博士，乔治·华盛顿大学预防和社区健康系副教授。研究兴趣包括各种不同的情绪和认知对风险和健康认知的影响、情感诉求的影响，以及情感和信息搜寻之间的关系。

斯蒂芬妮·K. 范·斯特伊（Stephanie K. Van Stee），肯塔基大学硕士，肯塔基大学传播系博士生、助教和助研。研究兴趣包括健康信息设计、研究方法以及健康运动和干预。

金·威特（Kim Witte），加州大学欧文分校博士，密歇根州立大学退休教授，为约翰·霍普金斯大学传播项目中心在非洲和印度管理研究项目五年。

马可·伊泽（Marco Yzer），格罗宁根大学博士，明尼苏达大学新闻与大众传播学院副教授，明尼苏达大学公共卫生学院兼职副教授。其研究聚焦于激励过程，这些过程解释了大众媒介和人际沟通是如何促进或抑制健康行为的。